中医古籍医案辑成·学术流派医案系列

汇通学派医案
（三）

祝味菊　陆渊雷

主　编　李成文

中国中医药出版社
·北　京·

图书在版编目（CIP）数据

汇通学派医案（三）/李成文主编 . —北京：中国
中医药出版社，2015.8

（中医古籍医案辑成·学术流派医案系列）

ISBN 978-7-5132-2272-3

Ⅰ . ①汇⋯　Ⅱ . ①李⋯　Ⅲ . ①医案—汇编—中国
Ⅳ . ① R249.1

中国版本图书馆 CIP 数据核字（2015）第 021268 号

中 国 中 医 药 出 版 社 出 版
北京市朝阳区北三环东路 28 号易亨大厦 16 层
邮政编码　100013
传真　010 64405750
三河鑫金马印刷有限公司印刷
各地新华书店经销
*
开本 880×1230　1/32　印张 13.75　字数 314 千字
2015 年 8 月第 1 版　2015 年 8 月第 1 次印刷
书号　ISBN 978-7-5132-2272-3
*
定价　45.00 元
网址　www.cptcm.com

中医古籍医案辑成

九七叟朱良春书题

国医大师朱良春题字

《中医古籍医案辑成》编委会

《汇通学派医案（三）》编委会

主　编　李成文

副主编　杨枝青　招萼华　王　芬

编　委　（按姓氏笔画排序）

王　芬　刘　非　杨枝青

李成文　招萼华

内容提要

祝味菊，别号傲霜轩主。我国近代著名医家。曾执教于上海中医专门学校及中国医学院，后受聘担任上海新中国医学院研究院院长。祝氏治病重视阳气，临证多用温热剂，擅用附子，人称"祝附子"。

陆渊雷，名彭年。我国近代著名医家。早岁曾问学于章炳麟先生，并从名医恽铁樵探究医学。深得两名家之教益。陆氏在学术上主张将远西的理法和中土的方术糅合为一。

本套丛书将祝味菊、陆渊雷医案收录于"汇通学派医案"中，并收录了陆氏摘录他人医案。按照内科、妇科、儿科、外科、五官科的顺序进行重新归类整理，使之更加符合当代读者的阅读习惯，适合中医临床医生、研究人员、医学生及中医爱好者阅读。

前　言

　　医案揭示了历代医家在临证过程中的辨病辨证思路、经验体会和用药特色，浓缩并涵盖了中医基础理论、临床、本草、针灸推拿等多学科内容，理法方药俱备，临病措方，变化随心，对学习借鉴名医经验、临证思路，指导用药，提高临床疗效，继承发展中医学具有重要的意义，因而备受历代医家青睐。

　　明代医家李延昰在《脉诀汇辨》中指出："医之有案，如弈者之谱，可按而覆也。然使失之晦与冗，则胡取乎？家先生之医案等身矣，语简而意明，洵足以尽脉之变。谨取数十则殿之，由此以窥轩岐之诊法焉，千百世犹旦暮也。"孙一奎在《孙氏医案》中指出："医案者何？盖诊治有成效，剂有成法，固纪之于册，俾人人可据而用之。如老吏断狱，爰书一定，而不可移易也。"清代医家周学海强调说："宋以后医书，惟医案最好看，不似注释古书之多穿凿也。每部医案中，必有一生最得力处，潜心研究，最能汲取众家之所长。"俞震在《古今医案按》中说："闻之名医能审一病之变与数病之变，而曲折以赴之，操纵于规矩之中，神明于规矩

1

之外，靡不随手而应，始信法有尽，而用法者之巧无尽也。成案甚多，医之法在是，法之巧亦在是，尽可揣摩。"方耕霞指出："医之有方案，犹名法家之有例案，文章家之有试牍。"余景和在《外证医案汇编》中说："医书虽众，不出二义。经文、本草、经方，为学术规矩之宗；经验、方案、笔记，为灵悟变通之用。二者皆并传不朽。"章太炎指出："中医之成绩，医案最著。欲求前人之经验心得，医案最有线索可寻，循此钻研，事半功倍。"恽铁樵在给《宋元明清名医类案》作序时强调："我国汗牛充栋之医书，其真实价值不在议论而在方药，议论多空谈，药效乃事实，故选刻医案乃现在切要之图。"姚若琴在阐述编辑《宋元明清名医类案》大意时指出："宋后医书，多偏玄理，惟医案具事实精核可读，名家工巧，悉萃于是。"张山雷在《古今医案评议》中说："医书论证，但纪其常，而兼证之纷淆，病源之递嬗，则万不能条分缕析，反致杂乱无章，惟医案则恒随见症为迁移，活泼无方，具有万变无穷之妙，俨如病人在侧，謦咳亲闻。所以多读医案，绝胜于随侍名师，直不啻聚古今之良医而相与晤对一堂，上下议论，何快如之。"秦伯未说："合病理、治疗于一，而融会贯通，卓然成一家言。为后世法者，厥惟医案。""余之教人也，先以《内》《难》《本经》，次以各家学说，终以诸家医案。"程门雪认为："一个中医临床医生，没有扎实的理论基础，就会缺乏指导临床实践的有力武器，而如无各家医案作借鉴，那么同样会陷入见浅识寡，遇到困难束手无策的境地。"俞长荣认为："医案是中医交流和传授学术经验的传统形式之一。它既体现了中医辨证论治的共同特点，又反映了中医不同学派在诊疗方法方面的独特风格。读者从医案中可以体会到怎样用理论来指导实践，并怎样通过实践来证实理论；怎样适当地运用成法和常方，并怎样有创造性地权宜应变。因此，医案不仅在交流临床经验、传播中医学术方面具有现实意义，同时对继承老中医学术经验也起了积极的推进作用。"

　　医案始于先秦，奠基于宋金元，兴盛于明清。晋代王叔和的《脉经》内附医案。唐代孙思邈《备急千金要方》记录有久服石散而导致消渴的医案，陈藏器《本草拾遗》药后附案。北宋钱乙首次在《小儿药证直诀》中设置医案专篇，寇宗奭《本草衍义》药后附案。南宋许叔微首撰医案专著《伤寒九十论》，其《普济本事方》与王璆《是斋百一选方》方后附案，张杲《医说》记录了许多医案。金代张从正撰《儒门事亲》，李杲撰《脾胃论》《兰室秘藏》《东垣试效方》，王好古撰《阴证略例》，罗天益撰《卫生宝鉴》，以及元代朱震亨撰《格致余论》等综合性医著中论后均附案。自宋金元以后，学习医案、应用医案、撰写医案蔚然成风，医案专著纷纷涌现，如《内科摘要》《外科枢要》《保婴撮要》《女科撮要》《孙氏医案》《寓意草》《里中医案》《临证指南医案》《洄溪医案》《吴鞠通医案》《杏轩医案》《回春录》《经方实验录》等。明代著名医家韩懋、吴昆及明末清初的喻昌还对撰写医案提出了详细要求。而从明代就开始对前人的医案进行整理挖掘并加以研究利用，代不乏人，代表作有《名医类案》《续名医类案》《宋元明清名医类案》《清代名医医案精华》《清宫医案》《二续名医类案》《中国古今医案类编》《古今医案按》《历代儿科医案集成》《王孟英温热医案类编》《易水四大家医案类编》《张锡纯医案》《〈本草纲目〉医案类编》等。由于中医古籍汗牛充栋，浩如烟海。但是，受多方面因素的影响及条件制约，已有的医案类著作所收医案不够全面，参考中医古籍有限，分类整理方法简单局限，难以满足日益增长的不同读者群及临床、教学与科研的需求。因此，从3200多种中医古籍包括医案专著中系统收集整理其中的医案日益迫切。这可以充分发挥、利用中医古籍的文献学术价值，对研究中医证候特点与证型规律，提高临床疗效，具有重要的支撑价值。

本套丛书收录1949年以前历代医家编纂的3200余种中医古籍文献中的医案，分为学术流派医案、著名医家医案、常见疾病医案、名方小方医案四大系列。本书在建立专用数据库基础上，根据临床实际需要，结合现代阅读习惯，参考中医院校教材，对所有医案进行全面分类，以利于了解、学习和掌握历代名医治疗疾病的具体方法、应用方药技巧，为总结辨治规律，提高临床疗效提供更好的借鉴。其中,《学术流派医案系列》以学派为纲，医家为目，分为伤寒学派医案、河间学派医案、易水学派医案、温病学派医案、汇通学派医案;《著名医家医案系列》以医家为纲，以病为目，选取学术成就大、影响广、医案丰富的著名医家的医案;《常见疾病医案系列》以科为纲，以病为目，选取临床常见病和多发病医案;《名方小方医案系列》以方为纲，以病为目，选取临床常用的经方、名方、小方所治医案。

　　本丛书编纂过程中得到中华中医药学会名医学术思想研究分会的大力支持，年届97岁的首届国医大师朱良春先生特为本书题写书名，中国工程院院士王永炎教授担任主审，在此一并表示衷心的感谢。

　　由于条件所限，加之中医古籍众多，医案收录过程中难免遗漏，或分类不尽如人意，敬请读者提出宝贵意见，以便再版时修订提高。

《中医古籍医案辑成》编委会

2015 年 6 月

凡　例

　　《中医古籍医案辑成·学术流派医案系列》依据贴近临床、同类合并、参考中医教材教学大纲、利于编排、方便查阅的原则对医案进行分类与编排。

　　内科医案按肺系、心系、脾胃、肝胆、肾系、气血津液、肢体经络等排列。

　　妇科医案按月经病、带下病、妊娠病、生产与产后病、乳房疾病、妇科杂病等排列，并将传统外科疾病中与妇科相关的乳痈、乳癖、乳核、乳岩等医案调整到妇科，以满足临床需要。

　　儿科医案按内科、外科、妇科、五官科、骨伤科顺序排列。年龄限定在十四岁以下，包括十四岁；对于部分医案中"一小儿"的提法则视医案出处的具体情况确定。

　　外科医案按皮肤病、性传播疾病、肛门直肠疾病、男性疾病等排列。

　　五官科医案按眼、耳、鼻、口齿、咽喉顺序排列。

　　对难以用病名或主症分类，而仅有病因、病机、舌脉等的描述者，归入其他医案。

《学术流派医案系列》为全面反映各学术流派的学术成就，其著作中所摘录或引用其他人的部分医案采用"附"的形式也予以摘录。医案中的方药及剂量原文照录，不加注解。对于古今疾病或病名不一致的医案，按照相关或相类的原则，或根据病因病机，或根据临床症状，或根据治法和方剂进行归类。同一医案有很多临床症状者，一般根据主症特征确定疾病名称。

对因刊刻疑误或理解易有歧义之处，用括号加"编者注"的形式注明本书作者的观点。原书有脱文，或模糊不清难以辨认者，以虚阙号"□"按所脱字数一一补入，不出校。

原书中的异体字、古字、俗字，统一以简化字律齐，不出注。

原书中的药物异名，予以保留，不出注。原书中的药名使用音同、音近字者，如朱砂作珠砂、僵虫作姜虫、菟丝子作兔丝子等，若不影响释名，不影响使用习惯，以规范药名律齐，不出注。

本书采用横排、简体、现代标点。版式变更造成的文字含义变化，今依现代排版予以改正，如"右药"改"右"为"上"，不出注。

每个医案尽量标明出处，以助方便快捷查找医案原文，避免误读或错引。

对部分医案或承上启下，或附于医论，或附于方剂，或附于本草，或案中只有方剂名称而无组成和剂量，采用附录的形式，将原书中的疾病名称、病机分析、方剂组成、方义分析、药物用法等用原文解释，以便于更好地理解和掌握。附录中的方剂组成，是根据该医案作者的著作中所述该方剂而引用的，包括经方或名方。

汇通学派概论

中医学术流派研究是研究中医学术发展沿革的重要方法之一，其便于理清中医学术发展的思想脉络，深入研究历代名医学术思想与临床经验，分清哪些是对前人的继承，哪些是继承中的发展，哪些是个人的创新见解与经验，为中医学进一步发展提供借鉴。学术流派或体系是后人依据著名医家们的师承关系、学术主张或学术倾向、学术影响而划分的。由于中医学术流派形成发展过程中的融合、交叉、分化，学派之间存在千丝万缕的联系，故划分学派的标准不一，有按学科分类，有按著名医家分类，有按学术研究方向分类，有按著作分类，有按地域分类，因而划分出外感学派、内伤学派、热病学派、杂病学派、刘河间学派、李东垣学派、张景岳学派、薛立斋（薛己）学派、赵献可学派、李士材学派、医经学派、经方学派、伤寒学派、河间学派、易水学派、温病学派、汇通学派、攻邪学派、丹溪学派、温补学派、正宗学派、全生学派、金鉴学派、心得学派、寒凉学派、蔺氏学派、经穴学派、穴法学派、重灸学派、重针学派、骨伤推拿学派、指压推拿学派、一指禅推拿学派、经穴推拿学派、腹诊推拿学派、儿科推拿学派、五轮学派、八廓学派、内外障学派、少林学派、武当学派、新安学派等，这对中医学术的发展起到了积极作用。然而，学派研究目前也存在不少问题，主要在于学术流派形成年代、学派划分标准、学派研究学术价值等方面。争论的焦点是基础医学及临床领域中的医经学派、经方学派、汇通学派是否存在，攻邪学派、丹溪学派、温补学派能否另立门户，学派之间的渗透与交叉重复如何界定等；另外，每一学派的代表医家虽然在师承或学术上一脉相承，但其学术理论、临证辨病思路、处方用药方面或相差甚远，这些医学大家大多数是全才，如以学派分类，难免以偏概全；加之以往学术流派研究偏重理论，忽略临床，因此，以派为纲研究著名医家也有其不利的一面。为弥补学术流派研究轻临床的不足，拓展学派研究的内涵与外延，收集学术流派相关医家的涵盖中医基础理论和临床经验的医案已成为当务之急。因为这些医案不仅是著名医家学术思想的直接鉴证，也是研究学术流派源流的最重要的参考依据。

汇通学派是主张中医学与西医学应进行汇聚沟通以求得中医学发展的医学流派，简称汇通派。19世纪中叶以后，西方医学传入中国，中医学面临着严峻的挑战和生存危机。中医将何去何从？中医界具有改革精神的医家，认识到中西医各有所长，试图取长补短加以汇通，从理论到临床提出了一系列见解并进行了中西医汇通尝试。汇通学派以张锡纯、恽树珏（恽铁樵）等为代表，在近代中医药发展史上起到了承前启后，引导现代中西医结合发展趋势的积极作用。

张锡纯，字寿甫，清末民初人，著《医学衷中参西录》。其治学主张沟通中西，取长补短，重视实践；并深入研究中药药性，亲尝中药，体验药物的毒性反应、用量和功效等。张氏认为，汇通应以中医为主体，沟通中西医，从理论到临床，从生理到病理，从诊断到用药，进行全面尝试；并深入研究大气理论，对大气生理，大气下陷的病因病机、临床表现、证候鉴别诊断和治疗进行了深入系统的阐发；创制升陷汤、回阳升陷汤、理郁升陷汤、醒脾升陷汤、镇肝熄风汤、起痿汤、活络效灵丹；重视药对，善用小方与生药，尤其是擅长中西药联合应用，标本兼顾，取西药之长补中医之不足。强调西医用药在局部，是重在病之标；中医用药求原因，是重在病之本。《医学衷中参西录》记载医案多达上千例，包括摘录先贤医案、其子张荫潮医案、门人弟子医案、亲戚朋友医案、地方名医医案、他人应用张锡纯方药医案等，这些医案或附于论后，或附于方后，或附于药后，部分医案可同时见于论后、方后、药后，但详略有度，侧重点不同，便于互参。医案治疗过程完整，部分医案分为病因、证候、诊断、处方、效果五部分进行描述，病机分析深入，临证用药思路清晰，容易效仿，故倍受后世医家青睐，成为学医必读之书。

恽树珏，字铁樵，清末民初人，著《群经见智录》《见智录续篇》《伤寒论研究》《温病明理》《生理新语》《脉学发微》《病理各论》《临证笔记》《临证演讲录》《金匮翼方选按》《风劳臌病论》《保赤新书》《妇科大略》《论药集》《梅疮见恒录》《十二经穴病候撮要》《药盒医案全集》等。恽氏主张中西汇通以中医为主，兼采西医之长，且中医不能囿于《内经》，必须超越古人，才能继续发展。因为中西医是两个基础不同的医学体系，"西医之生理以解剖，《内经》之生理以气化"。认为重视生理、细菌、病理、局部病灶固然重要，但不知四时五行变化对人体疾病的影响是不行的。恽氏从维护中医的角度倡导中西医汇通，有其积极意义。《药盦医案全集》为医案专著，医案治疗过程比较完整，病机分析与治则俱备，所用药物均有剂量及炮制煎服方法。复诊记录详细，有多达二十诊者。

祝味菊，著《病理发挥》《诊断提纲》《伤寒新义》《伤寒方解》等。今人招萼华编纂《祝味菊医案经验集》，内有许多医案。祝氏在上海与西医梅卓生合作开办了中西医结合诊所。祝氏主张中西医汇通，提倡学术革新，"发皇古义，必须融会新知"，"术无中西，真理是尚"。首创以八纲论杂病、以五段论伤寒的辨证方法，倡导重阳理论，提出"因无寒邪、温邪之分，邪有无机与有机之别"。并从西医病理学角度论述了中医卫、气、营、血功能障碍时机体发生的病理改变。临证善用温热药，尤其是附子，人称"祝附子"。常常重用附子、麻黄、桂枝等温阳药救治伤寒危证，名噪沪上。祝氏医案中对患者姓氏、就诊时间、病名、症状、病理、治法、处方及用药剂量、复诊等记录详细，用药颇具特色。

陆彭年，字渊雷，清末民初人，著《伤寒论今释》《伤寒论概要》《金匮要略今释》《现代文章研究》《中医新论汇编》《生理补正》《陆氏论医集》等。陆氏主张中医科学化，强调以现代医学知识为主体，以阐发中医学术；认为能以西医解释者则以西医代替之，不能解释者，则据现代医学以否定之。陆氏医案散见于《伤寒论今释》《金匮要略今释》《现代文章研究》等书中。今人编有《陆渊雷医案》，医案症状叙述明确，并分析病机，复诊记录完整，多交代临床疗效。另外，还有引用日本人撰写的《生生堂医谈》《医事小言》《成绩录》《建殊录》《续建殊录》《险症百问》《橘窗书影》《方伎杂志》《漫游杂记》《古方便览》等书中的医案，对了解日本人用中药治病情况有一定的参考。

施今墨，字奖生，著《施今墨医案》《施今墨临床经验集》《施今墨对药》（均为门人弟子整理）等。施氏的治学主张一是沟通中西医学，革新中医，强调中医与西医二者应取长补短，互相结合。提出"学术无国界而各有所长""诊断以西法为精密，处方以中药为完善""无论中医西医，其理论正确，治疗有效者，皆信任之；反之，摒弃不可用也"。二是重视中医教育，创办华北国医学院，开设课程以中医理论为主，包括《内经》《伤寒论》《金匮要略》《温病条辨》《难经》等，兼顾生理、病理、药理、解剖等西医课程，培养了大量中医人才。三是提倡中西医病名统一，率先使用西医病名诊断书写脉案，并结合己见而创新说，指导临床遣方用药；临证常参考西医的辅助检查和化验结果，还经常与西医专家共同研讨治疗方法，不断探索中西医结合的治疗途径。四是提倡"中医现代化，中药工业化"，提出十纲辨证理论，擅用对药，使其同类相从、异类相使、寒温并用、补泻兼施、开阖相济、升降合用，更好地发挥疗效。医案中患者性别、年龄、症状、舌苔、脉象、辨证立法、处方、复诊、用药剂量及特殊煎煮方法均记载详细。

总之，中西医汇通，有接受西说以充实中医者，有以中西医相比附以汇通者，有主张中医科学化者，有临床上中西药并用者。鉴于当时的历史条件和医学发展水平，汇而不通是必然的。但是，中西医汇通学派的思想，对中医学术研究还是起到了积极的推动作用。近六十年来，中西医结合研究方兴未艾，虽不能与汇通学派相提并论，但保持中医优势，中西医融汇贯通，是未来医学发展的方向。

目　录

祝味菊

陆渊雷

附　陆渊雷摘录他人医案

附　陆渊雷摘录国外医案

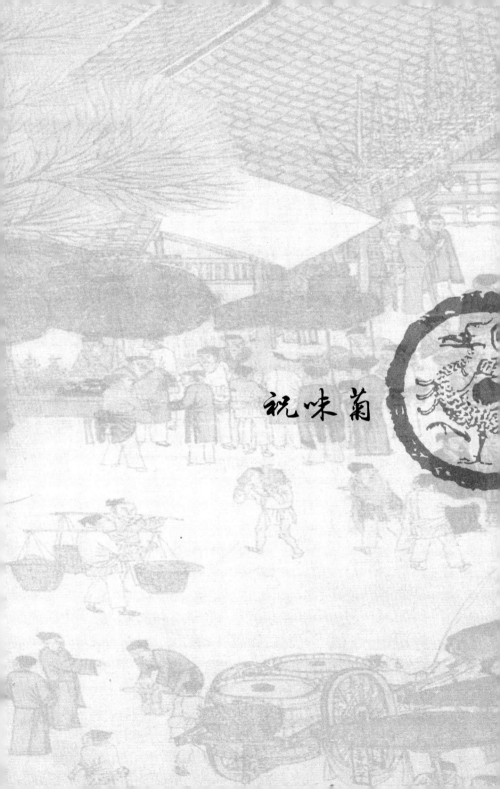

祝味菊

内科医案

◆ 伤寒

樊先生

一诊：1939 年 8 月 1 日。

症状：病经月余，肌热复炽，神衰语乱，筋惕肉瞤，腹硬满，脉微欲绝。

病理：伤寒正虚邪恋，心力衰惫已呈虚脱之象。

病名：伤寒坏症。

治法：姑予潜阳强心。

处方：黄附片 24g（先煎），别直参 12g，上安桂 3g（研冲），炮姜炭 6g，生龙齿 30g（先煎），灵磁石 60g（先煎），酸枣仁 45g，朱茯神 18g，甘枸杞 15g，龙眼肉 15g。

二诊：8 月 2 日。

症状：筋惕稍瘥，已得寐，大便舒，腹部略软，脉息虚细而略缓。

病理：心力稍佳，腑气已行。

治法：再予前法损益。

处方：上方别直参改用 9g，加紫贝齿 45g，仙半夏 15g，鸡子黄 1 枚（打冲）。（《祝味菊医案经验集·医案》）

洪先生，鲁班路蒲柏坊。

一诊：1 月 21 日。

症状：病经五日，汗出肌热，起伏不解，咳呛胸腹引痛，苔腻头痛、肢冷，脉浮缓。

病理：寒邪外来，营卫不和。

病因：素禀下虚，阳浮。

病名：伤寒太阳病。

治法：与温阳辛解。

处方：水炙麻黄4.5g，川桂枝6g，灵磁石60g（先煎），生紫菀12g，白芍9g（炒），黄附片15g（先煎），白杏仁12g，朱茯神15g，仙半夏15g，生茅术15g，大腹皮12g，远志4.5g，生姜9g。

二诊：2月2日。

症状：肌热略浅，咳仍未爽，苔腻，脉缓。

治法：再与温潜辛开。

处方：灵磁石60g，朱茯神18g，白芍9g（炒），紫贝齿30g（先煎），酸枣仁24g，仙半夏18g，蜜炙麻黄4.5g，川桂枝6g，生紫菀12g，黄附片15g（先煎），白杏仁12g，蒸百部9g，远志4.5g，生姜9g。

三诊：2月4日。

症状：肌热渐平，咳减而仍不爽，苔腻，口臭，脉缓。

病理：表气较和，肺气未肃，肺胃不和。

治法：再与和中肃肺。

处方：灵磁石60g（先煎），蜜炙麻黄3g，炙细辛3g，紫贝齿45g（先煎），朱茯神18g，北五味3g，生牡蛎30g，酸枣仁30g，淡干姜4.5g，姜半夏15g，白杏仁9g，附片15g（先煎），茅术12g。

四诊：2月6日。

症状：肌热起伏，咳仍不爽，苔腻，脉弦。

病理：新感寒邪。

治法：再与辛开温摄。

处方：灵磁石60g（先煎），蒸百部9g，朱茯神18g，生牡蛎45g（先煎），蜜炙麻黄4.5g，酸枣仁30g，生紫菀12g，白杏仁12g，姜半夏15g，大腹皮12g，茅术15g（炒），附片15g（先煎），生姜9g，黑锡丹12g（先煎）。

五诊：2月8日。

症状：肌热已平，咳较爽，苔化，脉略缓。

治法：再与摄肾肃肺。

处方：灵磁石60g（先煎），朱茯神18g，姜半夏15g，生牡蛎45g（先煎），酸枣仁30g，炙苏子9g，黄附片15g（先煎），茅术15g（炒），蒸百部9g，白杏仁12g，生紫菀12g，大腹皮12g，黑锡丹12g（先煎），生姜9g。（《祝味菊医案经验集·医案》）

刘老，七十有四，禀赋素强，身体健康。

一日突患伤寒发热，医投辛温之药，病不少减，而反增重。壮热烦渴，六脉洪实，谵妄无度，不可终日。举家惊慌，于是再请一医生为其诊治。医曰："此为温病，虑其病入心包，有痉厥之变。"处方则银翘散之类，自夸轻可去实。服药2帖，毫无效果。病者不安，更为狂妄，于是又换一医诊治曰："病者年高病重，慎防撮脱之变。"予潜阳之品，亦无效果。闻祝师之名，请其出诊。祝诊之曰："病者禀赋素强，服桂枝汤而转入阳明，可用白虎汤法，如体质虚弱者，可加人参，即人参白虎汤。今迁延日久，所幸正气未虚，可以大剂速抑病邪。"

处方：生地30g，石膏30g，知母12g。

家属睹其方颇以为异。认为祝医生以用温药而传远近，今此病用此大凉之药，患者年老，是否有碍？祝曰："余之常用温药者，因近人阳虚者多，刘君禀赋强，热度高，宜及时清热抑邪，可放心服之。"

果然一剂热减，二剂热退神清，三剂能下床行走矣。(《祝味菊医案经验集·医案》)

刘女士，蒲柏坊。

一诊：

症状：头痛，肌热，恶寒，体酸，胸闷，苔腻，无汗，脉息浮弦。

病理：寒湿交阻，营卫不和，三焦失化遏阻，心力亦感不足。

病名：伤寒。

治法：当与辛温淡化。

处方：灵磁石60g（先煎），黄附片18g（先煎），生薏仁18g，朱茯神15g，生茅术15g，川桂枝9g，姜夏18g，水炙麻黄4.5g，大腹皮12g，藿梗9g，黄郁金9g，生姜9g。

二诊：

症状：头痛稍瘥，恶寒已罢，苔腻，胸闷，体酸，汗出不彻，脉浮弦。

治法：再与温潜辛开。

处方：灵磁石60g（先煎），黄附片18g（先煎），制川朴6g，云茯神15g，水炙麻黄4.5g，生茅术15g，酸枣仁24g，川桂枝9g，姜夏24g，白杏仁12g，黄郁金9g，藿梗9g，生姜9g。

三诊：

症状：汗出热解，咳呛痰多，苔腻，脉息细缓。

病理：表和，中温尚盛。

治法：再与温潜淡化。

处方：生牡蛎45g，白杏仁12g（打），生茅术15g，黄附片18g（先煎），白芥子6g，朱茯神18g，炙苏子9g，姜夏15g，酸

枣仁 24g（打，先煎），蒸百部 9g，大腹皮 12g，远志 4.5g，生姜9g。（《祝味菊医案经验集·医案》）

毛先生，重庆路。

一诊：1 月 12 日。

症状：肌热一周已过，头痛，体酸无汗，咳呛不爽，胸痞，苔白，脉息弦大。

病理：阳虚中湿，风邪外干，营卫失调，三焦阻遏。

病名：伤寒。

治法：当与温阳辛化。

处方：水炙麻黄 6g，明天麻 9g，仙半夏 15g，川桂枝 9g，生薏仁 18g，灵磁石 45g，川羌活 6g，白杏仁 9g，黄附片 15g，生紫菀 12g，黄郁金 9g，制川朴 4.5g，生姜 9g。

三诊：1 月 15 日（出诊）。

症状：肌热稍减，体酸已瘥，咳呛不爽，口腻，脉浮大。

病理：表气较和，肺失清肃。

治法：再与温潜辛化。

处方：灵磁石 60g，白杏仁 12g，黄郁金 9g，生龙齿 30g，生紫菀 12g，川桂枝 9g，水炙麻黄 4.5g，生薏仁 18g，仙半夏 15g，白芥子 6g，黄附片 15g（先煎），枳壳 6g，生姜 9g。

四诊：1 月 16 日。

症状：肌热渐平，头痛亦瘥，咳爽，脉息转缓。

病理：表气渐和。

治法：再与前法损益。

处方：灵磁石 60g（先煎），生白芍 9g，仙半夏 15g，生龙齿 30g（先煎），蜜炙麻黄 4.5g，酸枣仁 18g，川桂枝 9g，云茯神 15g，黄郁金 9g，生紫菀 12g，黄附片 15g（先煎），生薏仁 9g，大腹皮 12g。

五诊：1 月 17 日。

症状：肌热平，咳呛渐瘥，脉息缓大，腹泻溲短。

病理：表解里犹未和。

治法：再与扶阳和中。

处方：灵磁石 30g（先煎），茅术 15g，川桂枝 9g，黄附片 18g（先煎），姜半夏 18g，大腹皮 12g，朱茯神 24g，泽泻 9g，炙苏子 9g，生紫菀 12g，煨粉葛 6g，带皮砂仁 9g，生姜 9g。

八诊：

症状：纳呆便闭，寐不安，苔腻，脉沉缓。

病理：表解肠胃未和。

治法：再与潜阳和中。

处方：灵磁石 60g（先煎），姜半夏 24g，生白芍 12g，生龙齿 30g（先煎），茅术 15g，川桂枝 6g，黄附片 15g（先煎），朱茯神 18g，大腹皮 12g，麦芽 15g，六曲 9g，生姜 9g。（《祝味菊医案经验集·医案》）

密夫人，九江路 75 号。

一诊：12 月 25 日。

症状：肌热三日起伏，无汗，头胀，肌酸，胸闷，苔腻，脉息浮弦。

病理：湿蕴于中，寒风干表，营卫失调，三焦不化。

病名：伤寒。

治法：当与温潜辛化。

处方：灵磁石 45g（先煎），生茅术 15g，黄郁金 9g，川桂枝 9g（后入），姜半夏 15g，藿梗 9g，水炙麻黄 4.5g（后入），大腹皮 12g，桑枝 15g，黄厚附片 15g（先煎），生姜 9g。

二诊：12 月 27 日。

症状：肌热平，纳呆，苔化，脉息虚缓。

病理：表和，中阳不足，阴阳失交。

治法：再与温阳和中。

处方：灵磁石 45g（先煎），酸枣仁 18g（先煎），炒茅术 15g，生牡蛎 30g，黄厚附片 15g（先煎），川桂枝 9g，云茯神 15g，姜半夏 15g，生白芍 9g，生谷芽 15g，藿梗 9g，陈皮 6g。

三诊：12 月 29 日。

症状：便秘，溲少，苔腻，寐不安，自汗，脉虚缓。

病理：脾胃未和，虚阳上浮。

治法：再与潜阳和营。

处方：灵磁石 45g（先煎），酸枣仁 18g（打，先煎），白杏仁 12g（打），紫石英 30g，川桂枝 6g，炒茅术 15g，云茯神 15g，生白芍 12g，姜半夏 15g，大腹皮 12g，炒麦芽 15g，陈皮 9g，生姜 9g。

四诊：12 月 31 日。

症状：寒热间日时作，苔黑润，脉细缓。

病理：阳虚中寒，三焦失化，营卫犹未能调节。

治法：再与温潜辛化。

处方：灵磁石 45g（先煎），北柴胡 9g，淡干姜 6g，生牡蛎 30g（先煎），姜半夏 15g，大腹皮 12g，川桂枝 9g，炒茅术 15g，酒炒当归 9g，草果壳 6g，藿梗 9g，陈皮 6g，桑寄生 12g。

五诊：1931 年 1 月 2 日。

症状：肌热平，黑苔已化，胃纳亦醒，脉息虚细而缓。

病理：营卫已调，中阳渐化，正气未复。

治法：再与温潜养心脾为主。

处方：灵磁石 45g（先煎），川桂枝 9g，酒炒当归 9g，云茯神 18g，酒炒白芍 9g，炒茅术 12g，酸枣仁 24g（打，先煎），姜半夏 18g，淡干姜 6g，大腹皮 12g，桑寄生 15g，生谷芽 15g，西砂壳 9g。

六诊：1 月 4 日。

症状：苔化，纳醒，力乏，自汗，脉虚缓。

病理：中气未复，气血不足。

治法：再与温养心脾，佐以和营之品。

处方：生西芪 9g，云茯神 15g，炒茅术 15g，黄厚附片 15g（先煎），生白芍 15g，淡干姜 6g，酸枣仁 24g（打，先煎），火麻仁 15g，大腹皮 12g，巴戟天 15g，川桂枝 6g，炒谷芽 15g，西砂壳 9g。

七诊：1 月 7 日。

症状：胃纳醒，大便行，自汗已差，脉虚缓。

病理：气虚中寒，心肾不足。

治法：再与温养三阴为主。

处方：生西芪 12g，酸枣仁 18g（打，先煎），制首乌 15g，黄厚附片 15g（先煎），姜半夏 15g，巴戟天 18g，云茯神 15g，炒茅术 15g，仙灵脾 12g，灵磁石 30g（先煎），炒麦芽 15g，淡干姜 6g，陈皮 9g。

八诊：1 月 10 日。

症状：眠食俱安，二便亦调，神乏体倦，脉息虚缓。

病理：正气未复，中阳不足。

治法：再与温养为主。

处方：灵磁石 30g（先煎），生西芪 15g，巴戟天 12g，云茯神 15g，秦归身 9g（土炒），仙灵脾 15g，酸枣仁 18g（打，先煎），

9

甘枸杞 12g，炒苍术 15g，姜半夏 15g，淡干姜 6g，龙眼肉 12g，生谷芽 15g。（《祝味菊医案经验集·医案》）

民国十一年，余悬壶成都。有府街刘老者，已古稀之令矣，卒病伤寒，壮热烦渴，六脉洪实，谵妄无度，不可终日。医皆虑高年气衰，不敢任用峻剂。余重与玉女煎，去牛膝加犀羚各 9g，一剂知，再剂已，数日而痊。

阅十余载犹见其独步街头，腰脚弥健，计已耋耄之年矣。若斯禀赋，实为稀有者也，有是体，始用是药，吾非不用寒凉也。特以今人体质浇薄，宜温者多，可清者少，温其所当温，不足为病。浅薄之流，讥吾有偏，非知我者也，吾何患焉。（《祝味菊医案经验集·医话》）

上海国医学院学生徐某之弟，病伤寒甚剧，请医束手。祝师当时在该院执教，徐某信仰其理论，征得父亲同意，邀祝诊治。徐弟高热两旬不退，神昏谵妄，前医金谓热入心包，主用清宫。祝诊之，不能苟同。

处方：附片 12g（先煎），活磁石 30g（先煎），麻黄 6g，桂枝 9g，生姜 9g，朱茯神 12g，苏梗 6g，郁金 9g，姜半夏 9g，生龙齿 30g（先煎），酸枣仁 15g。

服后诸恙依然，翌晨又为处方如前。徐父慌乱之余，又延名医会诊，皆认为热药之误。一医且笔之于方案，谓邪入心包，误投温燥，法在不救。家中人更慌，皆出怨言。徐乃见祝师，祝问前方服后厥恙好转否？徐曰：未也。然则能变否？答曰：亦未也。祝曰：不好不变，药力未及也，何用惊为。徐以实告：名医某某等皆谓服师药已无求矣。祝遂与徐同往，其父蹙额相迎。祝问前方服否？徐父有难色曰：顷间名医会诊，以为非是，未敢服也。言下唏嘘不已。祝曰：有斯哉！病以吾药而剧，吾不得辞其咎，然吾知此病不即死也。吾使人来侍病者五日，前所服之药过五日其药性当已消矣，其不及五日而亡者，药之过也，可毁我招牌，并鸣之于报端，为庸医杀人之戒。苟过五日不死者，非吾之罪也，任令更医诊治。徐父用此而谢曰：吾固深信夫子者，医生有割股之心，先生既知其不死，幸始终拯救之。于是出纸笔，促之处方。祝曰：无更只字，连服两帖，不分昼夜续进，明日不需延请，自来诊视。次晨祝破扉而入，急问昨宵病人有变否？徐氏谢曰：小子服夫子药，汗出热减神静而得安寐矣，夫子真神人也。复出纸笔请处方。祝曰：无更只字，再服两帖。次日仍照原方又服两帖，诸恙大愈。因谓徐父曰：向者一纸热药，即被断为杀人，今连服六剂而热退神清，是非明矣。徐父谢曰：倘非夫子真知灼见，小子其病毙矣，今而后始知名医之所以为名医也。(《祝味菊医案经验集·医案》)

书家天台山农之女，病伤寒，朱少坡治之两旬馀，热不减无汗，略有谵妄，少坡数见余之治绩，因邀去会诊。视其处方，大致蒿佩栀芩之属，其后又参用大黄，服已仍无动静。时余意气方盛，认为不合，改予麻桂葛根，与夫温中之药，如茅夏砂腹之类，言服此当令汗，汗出热当减，次宵忽暴下凝血而亡。少坡因劝余改变作风，余言事理无差，变出意外，宁愿受谤，良心不可改也。嗣后又遇相类之事数则，不胜怅然。因推思其故，大凡中寒之人，频服清凉之药，肠胃活力日削，渐次麻痹，由肠充血而肠郁血，因于郁瘀栓塞，循环障碍，引起肠坏死，轻凉薄寒之药，其性缓和，故所害不显，旦旦服之，譬如雪上加霜，层层堆砌，麻痹既深，反应沉寂，只是衰弱，痛苦反稀。一旦处服温峻之剂，郁阳暴伸，肠胃蠕动转烈，溃疡腐肉，剥离下注，譬如日照冰山，豁然崩裂，倾注下泻，一发而不可收拾。夫温热之药，多涩大便，服茅夏砂腹等固肠之药，而不免于滑泻者，寒凉蓄积之量大，温热之药，反成催促推动之原也，以此招谤，百口莫辩，代人受过，又何辞乎。（《祝味菊医案经验集·医话》）

小女厚初夹食伤寒，下之不通。

伤寒病灶未敛，绝对不可下，孺子未明伤寒之解剖之理也。伤寒之肠，炎肿扩张，孔道缩小，（大凡急性炎症，组织多充血而形肿，内脏炎肿之情形，不可目睹，试观眼膜发炎者，眼睑焮肿，其目眶缩小，如成一线，难于睁大，可以为证。）病灶以上之固体积滞，因炎肿之处，孔隙狭小，不得遽下，遂逗留蕴郁，而为痞满。此时而欲强下之，则刺激其病灶，徒增懊憹而已。小女厚初，病夹食伤寒，壮热胸闷，苔垢嗳腐，数日不更衣。以为可下，下之终不可通，恍然知肠道壅肿而窄小，新停之积，不易通过也。

遂与藿朴夏陈鸡金枳壳之类，以减少其酵腐之机，迨夫炎肿渐消，宿滞顺流而下，毫无阻碍，容量之多，数倍往时，绝食既久，骤得如许积粪，自有骇怪之者矣。

用下法以抑制亢奋，不得应用于伤寒者，下药必经肠道，肠道不耐峻攻时，则有所顾虑也。昔仲景有慎下之文，反复叮咛，岂无谓哉。（《祝味菊医案经验集·医话》）

徐某，20 岁。

患伤寒，高热不退，渐至谵语，神志昏迷，名医皆用清宫汤合紫雪丹治之，罔效。

邀请祝氏诊治，经望、闻、问、切四诊合参，谓：神已衰矣，不能作热入心包之治法。遂以温潜法拟方：

附子、活磁石、生龙齿、川桂枝、生白芍、酸枣仁、茯神、石菖蒲、仙半夏、远志等药，逐渐治愈。（《祝味菊医案经验集·医话》）

　　有西医叶翰臣者，中国药学界之老博士也，早岁曾罹伤寒之病，热匝月始退，体力困惫，久久不复。民国二十九年，又病伤寒，反复检验，费氏反应甚浓，白细胞显著减少。时叶氏已五十余岁，私心忧急，度难久持。会同居有护士缪小姐者，屡在大华医院，为余看护伤寒病人，前后多次，深知中医治迹之佳，乃竭力介绍于叶氏。博士固以深研国药著称于时者，然未尝信中医也，惊于事实之传说，遂相延诊视。曰：吾所患者，何病也，须几旬可愈？余为之诊询一过，答曰：此伤寒病也，依吾法治疗之，十日可衰也。博士将信将疑，缪小姐力为证明所说不虚，于是改服中药，依法调护，所得效果，悉如所料，八日退净。留一方为之调理，不数日而体力复苏。乃大诧异，复来邀诊，余意其为食复也。至则博士蹀躞室内，欢然相迎曰：今日之请，非求诊也，愿得一谈如何？余颔之。博士曰：此番伤寒病程缩短，超过预料，体力恢复之快，出乎意外，余甚感谢，今所欲问者，阁下前后所用之药，余在中央研究院，大都已作精密之研究，对于伤寒，既无杀菌之力，又无特效可寻，然而阁下能如期愈病者，何所为而然耶？余因问之曰：西医用血清疗病者，胡为哉？博士曰：此不过增强人体之抗力而已。惟其然，中医之能奏愈病之功者，亦犹是耳。夫愈伤寒者，伤寒抗体也，抗体之产生，由于整个体力之合作，吾人协调抗病之趋势，使其符合自然疗能，在此优良之环境下，抗体之滋生甚速，故病可速愈，非药物直接有愈病之能也。中医疗法之原理，不过如是而已。博士击节赞叹曰：果如是，中医疗病之原理，诚有其卓然之立场矣，我人个别研究中药，而不了解整个医者，虽冥索百年，亦无所得也。嗣后叶氏眷属，及其亲友凡有病伤寒者，无不推诚介绍，亦无不应手而效，此八年前事也。〔本案在《祝味菊医案经验集·医案·内科疾病·伤寒》中也有记载。祝氏处方：黄厚附片12g（先煎），人参9g（先煎），黄芪15g，川桂枝9g，炒白芍9g，活磁石30g（先煎），生龙齿30g（先煎），朱茯神9g，酸枣仁12g，姜半夏9g，陈皮9g，淮山药12g，炒麦芽12g。编者注]（《祝味菊医案经验集·医话》）

又治一伤寒病人，发热多日不退，神衰脉数。诊为并发心脏衰弱。

于麻黄、桂枝等中药，复加附子、酸枣仁、磁石、龙齿以强心安神，终于获效。（《祝味菊医案经验集·医案》）

程先生，卜邻里14号。

一诊：2月25日。

症状：肌热，汗出及颈，肢体酸楚，苔腻胸闷，气短，腹膨，溲浊而少，脉息虚数。

病理：湿蕴于中，寒风外束，营卫不和，三焦滞壅，肺络损伤。

病名：伤寒兼湿。

治法：当与温潜辛化。

处方：灵磁石60g（先煎），水炙麻黄4.5g，白杏仁12g，川羌活9g，朱茯神18g，仙半夏12g，川桂枝9g，生薏仁24g，大腹皮12g，炙苏子9g，生紫菀9g，附片15g（先煎），生姜9g，桑枝15g。

二诊：2月26日。

症状：汗出仍未爽，体痛稍瘥，脉息虚而略缓。

病理：表犹未和。

治法：再与前法损益。

处方：灵磁石60g（先煎），川桂枝9g（后入），炒苍术15g，黄附片15g（先煎），川羌活9g，姜半夏18g，水炙麻黄4.5g，北茵陈 15g，生紫菀 12g，蒸百部 9g，炙苏子 9g，朱茯神 18g，生姜 9g，桑枝 15g。

三诊：2 月 27 日。

症状：肌热稍减，体痛渐瘥，便溏溲少，脉转虚缓。

病理：表气较和，中湿尚盛。

治法：再与温潜辛化。

处方：灵磁石 60g（先煎），川羌活 9g，蒸百部 9g，朱茯神 15g，川桂枝 9g，北茵陈 15g，酸枣仁 18g，生紫菀 12g，泽泻 9g（炒），炒茅术 15g，炙苏子 9g，黄附片 15g（先煎），大腹皮 12g，姜半夏 24g，生姜 12g。

28 日改方，去枣仁，加龙齿。

四诊：2 月 2 日。

症状：肌热平，咳呛减，苔腻，溲浊便溏，脉息虚缓。

病理：表和中湿尚盛，三焦遏阻。

治法：再与扶阳化湿。

处方：灵磁石 60g（先煎），酸枣仁 24g（打，先煎），茅术 15g（炒），生牡蛎 45g（先煎），川桂木 9g，泽泻 9g（炒），朱茯神 24g，黄附片 15g（先煎），姜半夏 18g，淡干姜 6g，炙苏子 9g，蒸百部 9g。

五诊：3 月 3 日。

症状：咳呛未已，苔腻，溲少而浊，不思饮，脉虚缓。

病理：心脾肾三阳俱衰，湿邪遏阻，分泌不良。

治法：再与温化三焦为主。

处方：灵磁石 45g（先煎），带皮苓 24g，茅术 18g（炒），牡蛎 45g（先煎），上安桂 6g，北茵陈 15g，枣仁 24g，黄附片 15g（先煎），仙灵脾 12g，西砂壳 9g，大腹皮 12g，淡干姜 9g，姜夏 18g，远志 4.5g。

桂枝改作肉桂，为了化气行湿。(《祝味菊医案经验集·医案》)

李先生，四明医院。

一诊：2月28日。

症状：肌热，汗出不解，神昏，苔腻，唇烂，目开不得寐，溲秘，脉息浮大。

病理：寒邪外干，中湿遏阻，营卫不和，心力已衰，阳浮不潜，三焦失化。

病名：伤寒。

治法：当与温潜辛化。

处方：蜜炙麻黄 4.5g，生龙齿 45g（先煎），茅术 15g（炒），川桂枝 6g，黄郁金 9g，仙半夏 18g，灵磁石 60g（先煎），白芍 6g（炒），生紫菀 12g，黄附片 15g（先煎），生姜 9g，酒连 5g（泡冲），朱茯神 24g，白杏仁 12g，远志 4.5g。

二诊：2月29日。

症状：神清得寐，溲行，便秘，肌热已平，脉息缓大。

病理：表和浮阳已敛，腑气未行。

治法：再与前法损益。

处方：灵磁石 60g（先煎），黄附片 18g，（先煎）茅术 15g（炒），生龙齿 30g（先煎），薏仁 18g（炒），白杏仁 15g（打），云茯神 24g，姜半夏 18g，大腹皮 12g，川桂木 6g，生紫菀 9g，远志 4.5g，生姜 9g。

三诊：3月2日。

症状：寐已安，胃纳醒，大便不行，脉息缓。

病理：腑气未通。

治法：再与前法损益。

处方：灵磁石60g（先煎），炒茅术15g，大腹皮12g，生牡蛎30g（先煎），黄附片18g（先煎），麦芽12g（炒），朱茯神18g，仙半夏15g，白杏仁12g（打），炙苏子9g，生紫菀12g，黄郁金9g，生姜9g。（《祝味菊医案经验集·医案》）

梁先生，忆定盘路大新村。

一诊：

症状：肌热经旬，汗出疹透，体酸头痛，腹满便溏，脉息略紧。

病理：寒邪外来，营卫不和，三焦遏阻，阳浮于上。

病名：伤寒。

治法：当与温潜辛解。

处方：灵磁石60g（先煎），酸枣仁24g（打，先煎），粉葛根6g，生龙齿30g（先煎），水炙麻黄4.5g，仙夏15g，朱茯神18g，川桂枝9g，炒茅术15g，黄郁金9g，大腹皮12g，黄附片15g（先煎），生姜9g。

二诊：

症状：头痛稍瘥，肢酸，便溏，肌热起伏，脉息转缓。

病理：营卫未调，三焦遏阻。

治法：再与温潜辛解。

处方：灵磁石60g（先煎），生牡蛎30g（先煎），水炙麻黄6g，云茯神18g，黄附片18g（先煎），川羌活6g，酸枣仁24g，川桂枝9g，仙半夏15g，生茅术15g，大腹皮12g，桑寄生15g，藿梗9g。

三诊：

症状：头痛体酸俱瘥，肌热渐平，苔白，脉缓。

病理：正盛邪衰，营卫渐调。

处方：灵磁石60g（先煎），黄附片18g（先煎），姜半夏18g，酸枣仁24g（打，先煎），桂枝9g，炒茅术15g，藿梗6g，大腹皮9g，白杏仁12g，茯神18g，川羌活9g，大腹子12g，陈皮9g，生姜9g。

四诊：

症状：肌热已平，寐已安，二便俱郁，苔腻纳少，脉虚缓。

病理：邪去正虚，中湿尚盛。

治法：再与前法损益。

处方：灵磁石60g（先煎），川桂枝9g，姜夏18g，云茯神18g，炒白芍9g，大腹皮12g，酸枣仁24g，炒茅术15g，黄附片18g（先煎），藿梗9g，西砂壳9g，淡干姜6g，炒麦芽15g。（《祝味菊医案经验集·医案》）

于少灵，蒲柏坊。

一诊：3月17日。

症状：肌热一周已过，胸闷，腹胀痛，苔白脉浮，红疹遍布，小腹焮肿。

病理：寒邪外来，营卫失调。

病名：伤寒。

治法：当与温潜辛解。

处方：水炙麻黄4.5g（后下），仙半夏24g，黄郁金6g，粉葛根6g，生茅术12g，藿梗6g，川桂枝6g（后下），大腹皮12g，灵磁石30g（先煎），黄附片12g（先煎），白杏仁9g，生姜6g。

二诊：3月18日。

症状：肌热稍减，腹痛亦瘥，脉浮缓。

治法：再与温潜辛散。

处方：上方加生苡仁 15g，生紫菀 9g；改附片 4.5g，郁金 9g，仙半夏 15g，生姜 6g。

19 日改方加赤苓 12g，葛根减 4.5g。

三诊：3 月 20 日。

症状：肌热渐平，腹痛已瘥，苔化脉缓。

治法：再与潜阳和表。

处方：灵磁石 30g（先煎），白芍 18g，白杏仁 9g，炒茅术 12g，黄附片 15g（先煎），水炙麻黄 3g，朱茯神 12g，黄郁金 9g，川桂枝 6g，仙半夏 15g，酸枣仁 15g，大腹皮 9g，生姜 9g，粉葛根 4.5g。（《祝味菊医案经验集·医案》）

翁先生。

一诊：1941 年 3 月 9 日。

症状：肌热一周未解，无汗，寐不安，苔腻，脉浮缓。

病理：寒邪外束，中湿遏阻，营卫不和，三焦失化。

病名：伤寒湿阻。

治法：当予温潜辛化。

处方：灵磁石 30g（先煎），水炙麻黄 6g，紫石英 10g，姜半夏 12g，苏梗 6g，大腹皮 9g，云茯神 12g，川桂枝 6g，黄附片 12g（先煎），生茅术 12g，黄郁金 6g，白杏仁 9g，生姜 9g。

二诊：3 月 10 日。

症状：汗犹未彻，苔腻，泛呕，脉浮缓。

治法：再予温潜辛化。

处方：灵磁石 45g（先煎），云茯神 12g，水炙麻黄 4.5g，酸枣仁 15g，大腹皮 9g，黄郁金 6g，乌附块 12g（先煎），姜半夏 18g，川桂枝 6g，生茅术 12g，苏梗 6g，白蔻仁 6g，生姜 9g。

三诊：3 月 12 日。

症状：肌热平，苔腻，作呕，脉息沉缓。

病理：表和中阳未化，食物阻滞。

治法：再予温潜淡化。

处方：上方去麻黄、郁金、白豆蔻，加焦枳实9g，淡干姜6g，炒白芍6g，炒麦芽12g。

四诊：3月14日。

症状：热平，苔化，纳呆，便秘，脉息虚缓。

病理：病去正虚，心脾不足。

治法：再予潜阳益脾。

处方：灵磁石30g（先煎），酸枣仁15g，炒茅术12g，云茯神12g，带皮砂仁6g，炒麦芽12g，乌附块15g（先煎），苏梗6g。

按：热平，苔化，病去正虚，麻桂均去，乌附加重。（《祝味菊医案经验集·医案》）

徐夫人，愚园路。

一诊：11月29日。

症状：肌热二周，无汗而炽，神衰，不得寐，苔白，脉息虚数。

病理：气阳素虚，心力不足，寒邪外干，营卫不调，虚阳上浮。

病名：伤寒。

治法：当与扶阳强心，兼调营卫。

处方：灵磁石60g（先煎），酸枣仁30g（打，先煎），川桂枝6g（后下），青龙齿30g（先煎），黄厚附片18g（先煎），姜半夏18g，朱茯神18g，水炙麻黄4.5g，生茅术15g，藿梗9g，大腹皮12g，干姜6g，黄郁金9g。

二诊：11月30日。

症状：汗出热减，胸闷泛恶，苔腻，脉息虚而略缓。

病理：营卫较和，中阳未化。

治法：再与强心和营，兼理三焦。

处方：酸枣仁30g（打，先煎），灵磁石60g（先煎），川桂枝6g（后入），青龙齿30g（先煎），朱茯神15g，姜半夏24g，黄厚附片18g（先煎），川朴花4.5g，生茅术15g，水炙麻黄4.5g（后入），黄郁金9g，白蔻仁6g（后入），淡干姜6g。(《祝味菊医案经验集·医案》)

茵先生，29岁。

一诊：3月19日。

症状：肌热二周未解，汗出齐颈，苔白，胃痞，便溏，脉缓大。

病理：寒风干表，营卫失调，中阳不足，表邪留恋。

病名：伤寒症。

治法：当与温潜辛解。

处方：灵磁石45g（先煎），姜半夏15g，水炙麻黄4.5g，朱茯神18g，炒茅术15g，大腹皮9g，酸枣仁24g，川桂枝6g，黄郁金9g，藿梗9g，粉葛根4.5g，生姜9g，白芍6g（炒）。(《祝味菊医案经验集·医案》)

张先生，打浦路

一诊：2月11日。

症状：肌热一周，汗出不解，咳呛胸痞，气短耳鸣，苔白便溏，脉息虚大。

病理：寒邪外来，肺卫不和，中阳被伤，心力衰惫，已呈虚脱之象。

病名：伤寒太少合病。

治法：与潜阳强心，兼调肺卫。

处方：川桂枝 9g，酸枣仁 30g（先煎），蜜炙麻黄 3g，姜半夏 15g，生白芍 9g，灵磁石 60g（先煎），炙苏子 6g，黄郁金 9g，朱茯神 18g，黄附片 18g（先煎），远志 4.5g，大腹皮 12g，生姜 9g。（《祝味菊医案经验集·医案》）

王先生。

一诊：

症状：自汗气促，鼻煽，脉息虚缓，舌润无苔。

病理：伤寒已达二候，心肾水虚，真阳泄越。

病名：伤寒阳越。

治法：与摄肾潜阳为主。

处方：乌附块 15g（先煎），朱茯神 15g，仙半夏 12g，生龙齿 30g（先煎），炒白术 12g，鸡子黄 1 枚，生牡蛎 30g（先煎），炮姜 9g，黑锡丹 15g（先煎）。

二诊：

症状：自汗气促稍瘥，脉息仍虚缓。

病理：真阳已见潜藏之势，气衰。

治法：仍当摄阳益肾为主。

处方：乌附块 15g（先煎），朱茯神 15g，破故纸 15g，生牡蛎 30g（先煎），生龙齿 30g（先煎），覆盆子 9g，黑锡丹 15g（先煎），巴戟天 18g，仙半夏 15g，炮姜 6g。

三诊：

症状：脉象缓而敛。

病理：连进益阳补肾，吸气亦深，肾之摄纳渐复。

治法：再与前意出入。

处方：乌附块 15g（先煎），朱茯神 15g，破故纸 18g，灵磁石

30g（先煎），巴戟天 18g，炮姜 9g，制川朴 6g，生龙齿 30g（先煎），炒白术 12g，仙半夏 15g。

四诊：

症状：脉缓而虚，耳聋眠少。

病理；邪去正虚，肾气不固。

治法：再与益肾潜阳为治。

处方：乌附块 15g（先煎），大熟地 18g，生龙齿 30g（先煎），破故纸 18g，生谷芽 15g，朱茯神 15g，灵磁石 30g（先煎），仙半夏 18g，炮姜 16g，炒於术 16g。（《祝味菊医案经验集·医案》）

张先生，外滩。

一诊：2 月 23 日。

症状：胸痞，纳呆，下利，脉细紧。

病理：中阳不足，寒邪阻遏。

病名：结胸。

治法：当与泻心汤法。

处方：姜半夏 18g，川桂皮 9g，粉葛根 9g，酒连 2.4g，瓜蒌壳 12g，生姜 12g，淡干姜 6g，黄附片 18g（先煎）。（《祝味菊医案经验集·医案》）

治徐伯远肠伤寒奇验

民国十五年，余自成都移壶来申，囊办景和医科大学。朱君少坡，引小圃长子伯远来，从余学医，其明年。伯远以病告，视之，正伤寒也，与麻桂辛温宣发之方。小圃惧其峻，扬言已服，诊数日，仍无应手之象，心窃疑之，旦旦临诊，而病势日重，百般思维，不得其解。一日又往诊视，适小圃外出，余徘徊室内，苦索其药病不应之理，忽见案头置有药方一纸，睨视之，则泻心之类也，于是恍然大悟，遂即引退。

　　当晚小圃来电道歉，因问之曰：案头药方，是伯远所服与？曰：是众道友评议之方也。余曰：此方不妥，阁下其审慎之。小圃谢曰：今已服矣，尚无不合。余又曰：慎之，郁极必扬，今宵或有猝变欤。翌晨竟无消息，午后再往访视，则诸医皆在，济济一堂，僮仆栖遑，客有愁容。西医谭以礼等亦与焉，小圃神色沮丧，惘然若失，见余至，整额而迎曰：伯远昨晚发厥，至今未醒，顷又增搐搦，如之何其可也？言已，唏嘘不止。未几看护出，告小圃曰：顷间予服紫雪丹，数下不得入，客皆同声嗟叹。小圃悲从中来，亦潸然泪下。余曰：药未入口，如此亦佳。众咸愕然。

　　少坡走辞，余起送之，小圃曰：兄亦去乎？余曰：否，吾将少待。小圃遂携余入一小室，愀然而悲曰：伯远尚有望乎？余曰：不惧吾药，非无望也。小圃悚然动容，长揖而谢曰：伯远是吾子，亦阁下之徒也，可以为父师而坐视不救乎？虽毒药不敢辞，惟阁下图之。因为处强心扶阳诸药，倍增其量而与之，曰：速为配就，吾将督煎也。煎次，即嘱看护如法顿服。旋进晚膳有顷，余问小圃曰：药已服否，药后动静如何？答曰：犹未也，顷间众医会商，佥谓用药太峻，安危存乎一线，且缓待之，明晨再议可乎？余曰：此何时耶？病笃若斯，岂可耽延！小圃曰：家人怯，不敢服也。余滋不怿，质之曰：家必有主，君之家主为谁？君固方寸已乱，然吾不能坐视吾徒之枉死于病也。伯远服师药而亡，吾不复言医矣。于是径命看护灌药，亲视其咽服。初服吐不纳，再服下少许，三服则未吐。余曰：此犹未足，再煎一服。尽二剂犹无动静。余恐药力未到，心力先溃，因请于谭医，即予注射强心。谭医辞曰：高热如此，昏愦如此，脉微如此，强心注射，恐非宜也。余曰：但注小量，愿负全责。于是召诸看护，告以调护之法，即令肃清病房，摈退杂人，虽其生母亦不留。由是戚党哗然，卿卿私詈曰：

何来野郎中，不近人情若斯。

小圃欲备车送余归，余曰：夜已深，今宵不复行矣。小圃局促不安曰：然则当为备榻。余曰：且小坐待之。小圃假寐，夜半看护忽忽来速小圃去，小圃矍然惊愕而起，余固睨及，因亦不语。未几小圃入，见余未醒，则亦默坐。少顷余佯作伸欠，问小圃曰：何如？小圃捧拳而谢曰：顷伯远已醒，顾看护曰：吾欲见阿父。余趋视之，彼便咽悲诉于吾曰：儿苦甚，许多褴褛无赖，曳我入井，吾虽挣扎，力不胜也。忽来大胖子，力驱群只，拯我出井。我今遍身疼痛，如受鞭笞云。余笑曰：何物群丑，困人若斯。大胖子者，大附子欤，邪机出表，安得不痛？因再处方而归。

次日终朝未厥，搐搦亦平，汗未出，热未降，再予前法出入进服，汗出热减，身痛乃解，三日神志尽复。自言左胁下作痛，家人延西医牛惠霖诊之，云是肋膜炎，且已成脓，非开刀不可。余入语小圃，牛言恐有未确，因顾谭医曰：此项胁痛，当是汗出局部受寒之故，即有炎症，亦未必化脓也，牛医何时来，余当面询之，不然则先行抽水化验，以昭郑重。谭然之，翌日再往，则牛医已去，且已割开表皮，言脓在内膜，必须剖肋，最好住院，今因病重，姑与内服，令脓下泄。余询谭医曰：肋膜之内，即是胸腔，胸腔之脓，循何道而可下泄，愿请教焉。谭医谢曰：此牛医敷衍之语耳，不意遭遇阁下，遂有失言之窘也。余返与小圃曰：伯远今已厥回神清，渡过危机，今而后余不复问讯矣。小圃惶惶相谢，大悴主持割治者，即命其东宅夫人担任监护之责，以坚信任。于是继续服药七日，热退痛消，调理月馀始痊。

小圃原为时方论者，经斯认识，于是一反过往作风，得心应手，遂有祝派之称，其后次子仲才，亦从学焉，盖体认有得也。一代名医，行道数十年，犹能从善若流，亦足多已。（祝味菊门人

王云锋在《祝味菊名医类案回忆录之四》中也录有本案并载有处方。编者注）（《祝味菊医案经验集·医话》）

　　苏生（指祝味菊门人陈苏生，编者注）家境清寒，幼年就丧了父母，由嫁给朱家的姨母带在身边，供养上学。自从学医成业之后，机会还不差，偶然看好几个病，自己以为了不起，因为人缘还好，口碑也还好，因此我很自负。那年姨丈朱季安罹了伤寒病，我照例先与辛散宣解，汗出热不减，照我的经验，知道此病不易速痊，为了慎重起见，就延聘了某名医来诊治。他认为姨丈是阴虚者，汗多伤阴，邪热反炽，所以主张滋清。大家因为他是个名家，据说他有断生断死的本领，脉案相当漂亮，所以我也很赞同他的措施。可是一天一天的诊治，病况一天一天的恶化，从烦躁到谵语到昏迷，他说这是一个历程，他还预测以后应当恶化到如何程度，然后可以逆转为安。大家信任他，我也信任他。在病的第十天，病态不大妙，神志晦涩，呼吸浅表，时时有发厥之象。我打电话问他，他说这是"转"，一转就有希望的。我们邀他拨号出诊，他晌午才来，这时姨丈已经奄奄一息。他匆匆一看，对我说，这是"转"，叫他们不要慌张。他匆匆地去了，他还没出大门，里面已经凄声嚎淘，素称强健无病的老人家，就此与世长逝了。（《祝味菊医案经验集·医话》）

　　大表兄朱仲荪，又病倒了。病倒却在南汇故里，乡间无名医，当然又是我挡了一个头阵，两贴药不灵，样子又是伤寒，而且症状和姨丈是一个路子。他们慌了，和我商议，我当时主张，不宜再请那些赫赫有名的时医，我们应当找寻一个素有学识的医家，比较妥善些。他们同意我的主张，但是茫茫医界，究竟谁是学者呢？在那时某报的顾问某先生，常常有著作在报端发表，问病答方，说来头头是道。我与他素昧生平，然而心仪已久，于是决定推荐了他，病家也很满意，因为"行交行"，总比较靠得住的。他们就重金敦请这位先生专车下乡，他主张下夺，他说：非此不足肃清陈莝。三贴药之后，病情照样变了，我自作主张来给他一贴滋阴开窍，乡下的医生又加上一付清宫牛黄，病情没转机，格外地糟了。他们怪到墙门的风水不好，延了和尚道士，七敲八敲，把病人敲上了西天！（《祝味菊医案经验集·医话》）

一九四一年冬天，第二个表兄朱仰山又病了，病了又是伤寒。开始就是伤寒专家看的，七八天不见效，烦躁得很厉害，又找我去看。我根据过去经验，自以为很有把握，足能控制病情，所以不再对一般名家专家有所依赖，这番很经意地负起治疗的全权。为了特别审慎，同时又会同一位西医老搭挡，实行中西会诊，针药并进，从谵语昏糊许多不利条件下，居然把病人拖上了四五个星期，虽然神志还是不甚了了，可是热度总算退了。我很自得，以为这番立了大功，足以拉回前两次扫去的面子，哪里知道病人口腔起了白糜，蔓延到喉头，病情显然又起了恶化。他们背地里又请许多专家，许多第一流，他们对我的治法，很有指责，我那时也是方法用尽，只得见机而退。经过他们几次的清火败毒，到一九四二年旧历元旦，终于撇下了成群的儿女，与世长辞了。（《祝味菊医案经验集·医话》）

吾弟（指祝味菊的弟弟祝敬铭，编者注）素体壮实，及冠求学于成都，严冬衣单，运动受寒，即晚起高热。深宵不及服药，黎明其生母速余往诊，至则敬铭躁怒发狂，破窗逾垣，袒裼纳凉于屋脊。余命壮者数人，执之下，测其热，则105°F，虽有汗而不畅，知是阳明亢热也，与仲景白虎汤，重加水炙麻黄，一剂汗大出，霍然而愈。此二十五年前事也，自此以后，吾弟壮健逾恒，二十年来，未尝患病。方期纯阳之体，可享遐龄之寿，孰料天道难测，遽膺磨蝎之灾。客秋弟媳来函，言铭弟卒病于成都，一病即烦乱如狂，詈人击人，不避亲疏，弟媳凤崇新法，率尔纳之于疯人院，镇静，麻醉，攻下，七日躁狂益烈，又延他医诊治，始知因高热而致狂乱者，卒不及治而逝。呜呼！此亦阳明亢热也，辛凉解表，当立愈，奈何失治若斯，而卒至于不起耶！川中一别，竟成永诀，回忆当年治迹，不禁感慨系之矣。

苏生曰：纯阳之体，机构健全，气血滑利，感邪不重，每能自愈，正盛则邪却，何故竟成不治之症？

师曰：过犹不及，抵抗而不能适度者，皆病也。大凡感邪太深，爆发太骤，神用偏亢反应过疾者，皆能造成阳明。吾弟以精壮之年，而患重阳之病，邪壅不达，气盛不宣，于是奋张而为热，怫怒而为狂。医者不为开门逐贼之计，徒为闭户擒盗之谋，表愈闭则热愈高，热愈高则狂愈甚，病在表而攻其里，是为诛伐无辜，不宣其末梢之壅，而从事麻醉其中枢，是为隔靴抓痒。夫汗发在表，受命于中枢，中枢麻痹，则末梢之机能，亦随之而疲惫，安望其能自为调节耶？吾弟之病，不入疯人院则不死，任之不治，听其自然，亦未必死，召时医而与叶王之法，则应手而效矣。言念及此，岂不痛心者哉。（《祝味菊医案经验集·医话》）

◆ **温病**

一患儿，湿温两旬，白痦密布，身热有汗，起伏不解，神倦，纳少，眼肿，舌白，脉濡数。治以疏和，防其变迁。

药用：川桂枝、白芍、银柴胡、青蒿梗、白薇、活磁石、仙半夏、茯神、橘络、竹茹。（《祝味菊医案经验集·医话》）

单先生。

一诊：1941 年 9 月 13 日。

症状：肌热已近两周，胸闷，苔腻，肢酸头痛，脉息弦细。

病理：湿蕴于中，凉风干表，中阳不足，营卫失调。

病名：湿温。

治法：当予辛温淡化。

处方：灵磁石 30g（先煎），枣仁 18g，川桂枝 9g，附片 15g（先煎），姜半夏 18g，水炙麻黄 4.5g，茯神 12g，生茅术 15g，大腹皮 12g，黄郁金 9g，生姜 12g。

二诊：9 月 15 日。

症状：汗出肌热已减，项强背痛，脉仍弦细。

处方：上方去麻黄、郁金，加羌独活各 9g，杏仁 12g，炒薏仁 18g。

三诊：9 月 17 日。

症状：肌热平，项背强痛已瘥，下肢酸麻，舌苔白腻，脉转细缓。

病理：表和湿邪尚盛，中阳不足。

处方：灵磁石 45g（先煎），桂枝 9g，巴戟天 24g（酒炒），附片 18g（先煎），独活 9g，茅术 15g，酸枣仁 18g，炒薏仁 18g，姜半夏 15g，桑枝 15g，仙灵脾 12g，宣木瓜 12g，生姜 12g。（《祝味菊医案经验集·医案》）

◆ 感冒

陈女士。

一诊：1939 年 7 月 1 日。

症状：恶寒发热，汗出不彻，下利腹满，苔白腻，脉沉紧。

病理：凉风犯表，生冷伤中，营卫不和，脾失运化。

病名：感冒。

治法：当予辛温淡化。

处方：漂苍术 15g，川羌活 9g，粉葛根 9g，广香薷 3g（后入），带皮苓 18g，姜半夏 15g，大腹皮 12g，陈薤白 9g，川桂枝 6g，黄附片 15g，淡干姜 9g，灵磁石 30g，炒泽泻 9g。

二诊：7 月 4 日。

症状：肌热平，下利亦瘥，苔腻，汗多，肢麻，脉息细缓。

治法：再予温潜淡化。

处方：灵磁石 30g，黄附片 18g（先煎），朱茯神 18g，酸枣仁 24g，带皮苓 18g，姜半夏 15g，大腹皮 12g，仙灵脾 12g，淡干姜 6g，上安桂 4.5g，炒茅术 15g，西砂仁 9g，生牡蛎 30g。（《祝味菊医案经验集·医案》）

郭太太。

一诊：

症状：头痛咳呛，痰多苔白，脉息虚细。

病理：肝肾下虚，肺损有年，新感风邪，肺卫失调。

病名：新感。

治法：当与潜阳益肾，兼调肺卫。

处方：灵磁石 45g，酸枣仁 24g（先煎），炙紫菀 12g，生牡蛎 30g，炒白术 15g，炙苏子 9g（包），朱茯神 18g，蒸百部 9g，川桂枝 6g，生白芍 6g，淡干姜 4.5g，炙款冬花 9g，橘饼半枚。

1 月 19 日改方：去白术、桂枝、白芍，加菟丝饼 12g，破故纸 12g。（《祝味菊医案经验集·医案》）

陶小君。

一诊：

症状：头痛发热，苔腻作呕，脉息浮缓。

病理：风邪外感，食物中阻。

病名；外感。

治法：当与和中达表。

处方：川桂枝 6g，蔓荆子 9g，川羌活 6g，炒茅术 12g，姜半夏 15g，炒六曲 9g，炒枳壳 9g，厚附片 12g（先煎），活磁石 30g（先煎），藿梗 9g，生姜 12g。

二诊：

症状：脘闷便秘，脉息虚缓。

病理：表气和，肠胃不清。

治法：再与和荣调中。

处方：川桂枝 6g，生白芍 9g，白杏仁 12g，姜半夏 15g，制川朴 4.5g，炒六曲 9g，炒谷芽 15g，活磁石 45g（先煎），厚附片 12g（先煎），生姜 9g。

三诊：

症状：消化不良，脉息细缓。

病理：表里俱和。

治法：再与建中法。

处方：黄厚附 12g（先煎），炒茅术 12g，朱茯神 6g，生姜 9g，生白芍 12g，姜半夏 15g，炒六曲 16g，活磁石 30g（先煎），川桂枝 6g，酸枣仁 12g，炙鸡金 9g。

四诊：

症状：脉息细缓。

病理：胃纳醒，中气虚寒。

治法：再与扶阳培中。

处方：黄厚附 12g（先煎），生白芍 12g，朱茯神 15g，活磁石 30g（先煎），生西芪 6g，炒茅术 12g，酸枣仁 12g，生姜 9g，川桂枝 6g，姜半夏 12g，西砂仁 9g。（《祝味菊医案经验集·医案》）

王某，男。

一诊：1939 年 11 月 3 日。

症状：鼻塞微呛，苔润，脉息弦细。

病理：正虚阳浮，风邪外干。

病名：感冒。

治法：潜阳和表。

处方：灵磁石 45g（先煎），石决明 45g（先煎），川桂枝 9g，生白芍 9g，白杏仁 12g，仙半夏 15g，赤苓 15g，黄附片 12g（先煎），竹茹 9g，桑寄生 15g，生姜 9g。

二诊：11 月 6 日。

症状：前恙渐瘥，苔腻，脉沉细。

病理：浮阳较敛，表邪未清。

治法：再予前法损益。

处方：上方去赤苓、桑寄生。加炒茅术 15g，朱茯神 18g，制川朴 4.5g，牛膝炭 9g，半夏改用 24g，附片改用 15g。

三诊：11 月 8 日。

症状：鼻塞已除，二便调，睡眠不熟，苔腻，脉虚细。

治法：再与前法损益。

处方：灵磁石 45g（先煎），生龙齿 30g（先煎），黄附片 15g（先煎），朱茯神 18g，姜半夏 24g，炒茅术 15g，酸枣仁 24g，大腹皮 12g，夜交藤 12g，皮砂仁 9g，巴戟天 18g，淡干姜 4.5g。（《祝味菊医案经验集·医案》）

王某，南洋路。

一诊：3 月 29 日。

症状：头胀，鼻塞，苔白，脉弦大而浮。

病理：心肾不足，风邪外干。

病名：感冒。

治法：当与温潜辛解。

处方：灵磁石 60g，川桂枝 9g，白杏仁 12g，酸枣仁 24g，生白芍 9g，黄附片 15g（先煎），朱茯神 15g，仙半夏 15g，竹茹 9g，陈皮 6g，生姜 9g。(《祝味菊医案经验集·医案》)

王小姐，白光路德仁坊。

一诊：2 月 4 日。

症状：恶寒发热，呕吐，便秘，胸闷，苔腻，脉息浮弦。

病理：食滞于中，寒邪外束，营卫不和，胃肠壅滞。

病名：感冒兼滞。

治法：与两解。

处方：水炙麻黄 3g，藿梗 9g，白杏仁 12g，川桂枝 6g，黄郁金 9g，大腹皮 12g，姜半夏 15g，炙射干 6g，生茅术 12g，麦芽 15g（炒），六曲 9g（炒），陈皮 6g，生姜 9g。(《祝味菊医案经验集·医案》)

孙先生。

一诊：2 月 23 日。

症状：腹痛下利，不爽，苔腻，脉细缓。

病理：寒邪外干，肠胃不和。

病名：感冒。

治法：当与温导。

处方：羌活 9g，白杏仁 12g，熟军 3g，漂苍术 15g，制草乌 9g（先煎），山楂炭 9g，姜半夏 18g，生军 3g，广木香 4.5g，水炙甘草 4.5g，生姜 9g。

二诊：2 月 24 日。

症状：腹痛瘥，下利已爽，苔化，咽痛，脉细缓。

治法：再与辛温淡化。

处方：炙射干 6g，仙半夏 12g，大腹皮 12g，白杏仁 12g，漂苍术 15g，山楂炭 9g，玉桔梗 9g，陈薤白 9g，广木香 4.5g，炒防风 9g，生姜 9g。（《祝味菊医案经验集·医案》）

◆ 发热

荣先生，平江里 52 号。

一诊：

症状：肌热旬日，疹俱见，神乏苔白，下利，脉浮缓。

病理：阳虚中寒，湿邪内蕴。寒风外干，营卫不和，中阳失化。

治法：当与辛温淡化。

处方：灵磁石 45g（先煎），姜夏 15g，蜜炙麻黄 4.5g，黄附片 18g（先煎），云茯神 18g，藿梗 9g，炒茅术 15g，川桂枝 6g，带皮砂仁 9g，粉葛根 6g，炒泽泻 9g，生姜 12g。

二诊：

症状：下利不化，肌热如故，苔白，脉浮缓。

病理：中阳下陷，营卫不调。

治法：再与前法损益。

处方：灵磁石 45g（先煎），酸枣仁 24g（打，先煎），川桂枝 9g，黄附片 18g（先煎），炒茅术 15g，蜜炙麻黄 4.5g，云茯神 18g，粉葛根 9g，赤石脂 30g，大腹皮 12g，炮姜 9g，益智仁 9g，带皮砂仁 9g。

三诊：

症状：下利止，肌热起伏，苔腻，白痦四肢俱见，脉息转缓。

病理：中阳渐化，营卫未调。

治法：再与前法损益。

处方：灵磁石 45g（先煎），酸枣仁 24g（打，先煎），川羌活 6g，金黄附片 24g，炒茅术 15g，粉葛根 6g，云茯神 18g，川桂枝 6g，赤石脂 30g，干姜 6g，紫石英 30g，大腹皮 12g，带皮砂仁 9g，姜半夏 18g。

四诊：

症状：肌热平，二便亦调，苔白，脉虚缓。

病理：营卫和，中阳不足，湿邪尚盛。

治法：再与温潜淡化。

处方：灵磁石 45g（先煎），酸枣仁 24g（打，先煎），大腹皮 12g，金黄附片 24g，炒茅术 15g，淡干姜 6g，云茯神 18g，姜夏 18g，带皮砂仁 9g，川桂木 6g，藿梗 9g，仙灵脾 12g，陈皮 6g。

（《祝味菊医案经验集·医案》）

沈先生。

一诊：

症状：肌热未平，苔腻，咳嗽气逆，脉息浮弦。

病理：湿温已及两候。

治法：当与温中达表。

处方：活磁石 30g（先煎），川羌活 6g，蜜炙麻黄 3g，厚附片 15g（先煎），炒茅术 12g，白芥子 9g，川桂枝 6g，仙半夏 12g，大腹皮 16g，陈皮 4.5g，生姜 9g。

二诊：

症状：肌热稍平，脉息略缓，咳呛气逆。

治法：再与潜阳和表。

处方：活磁石 45g（先煎），川羌活 6g，白芥子 9g，厚附片 18g（先煎），炒茅术 15g，大腹皮 12g，陈皮 6g，川桂枝 6g，姜半夏 15g，制川朴 4.5g，生姜 9g。

三诊：

症状：肌热平，脉息虚缓。

病理：营卫不和。

治法：再与前法损益。

处方：厚附片 24g（先煎），姜半夏 15g，朱茯神 15g，活磁石 30g（先煎），川桂枝 6g，酸枣仁 18g，陈皮 6g，炒白术 15g，陈枳壳 6g，白芥子 9g，生姜 9g。（《祝味菊医案经验集·医案》）

王先生，格罗希路。

一诊：1 月 17 日。

症状：肌热起伏，腺肿，苔腻，脉沉细。

病理：阳虚中湿，风邪外干。

病名：风湿。

治法：当与辛温淡化。

处方：生牡蛎 30g（先煎），茅术 15g，藿梗 9g，姜半夏 18g，北柴胡 6g，黄郁金 9g，赤苓 18g，大腹皮 12g，白杏仁 12g，陈枳壳 9g，生姜 9g，竹节白附子 9g（先煎）。（《祝味菊医案经验集·医案》）

岳母王太夫人，躯体肥硕，形盛气虚，长夏恣饮冰啤酒、冰西瓜、冰开水等，忽发寒热，肢酸无汗，舌苔湿腻而白，脉来沉细而数，知其中寒而有外感也，与麻桂解表，姜夏温中，不应，热如故。西医验血，无所得，白细胞正常，便闭小溲少，因其无汗，再与前药温服之，躁烦益甚。舌苔白滑如故，面赤颧热，频呼冷饮，饮又不多，汗始终不出，问其胸脘痞满否，自言无有苦楚，再与前方加重进服，不意热度暴升至 160 ℉，仍言如此甚适。余知有变，急延西医诊视，亦不得要领，不逾时竟溘然长逝矣。

半子之谊，余实负疚在心，然卒不知其何故也。比入殓，发觉死者腹隆如鼓，尸体搬移震动时，竟自口鼻便溺等处，漏泄清水甚多，于是恍然知病者之所以温中发汗无应者，消化枢纽麻痹也，大量冰水，冻结其肠胃，格阳于上，故见额赤烦热；皮下脂肪太丰，汗腺闭塞，体温无从调节，其温中开表之药，如注革囊，不复发挥其药物之作用，反而增加其积水之容量，肠胃本身，功能消失，因积水之压力，徒为器械之膨胀，而无苦楚之反应，迨夫阴浊上逆，孤阳飞越，遂成下实上脱之变，虽欲挽救，亦无可得矣。医事难知，言之可慨。(《祝味菊医案经验集·医话》)

◆ **咳嗽**

陈某，精气内夺，肾失潜藏，夏令病咳逆失血，与益阴固肾而瘥。现当蛰藏之际，应填补下元以栽培生气，宗"元气有伤，当与甘药"之例。

潞党参90g，老熟地240g，朱茯神40g，生龙齿90g，生於术120g，生黄芪90g，淮山药120g，酸枣仁60g，炙远志24g，巴戟天90g，沙苑子60g，枸杞子60g，菟丝子60g，金樱子60g，白莲须、芯各30g。

上药浸渍一宿，浓煎取汁，加东阿胶120g，白蜜250g收膏，每服一汤匙，开水冲服。(《祝味菊医案经验集·医案》)

一男，起始发热、咳嗽、痰多，照常工作，五日后胸胁剧痛，转侧为难，仍然咳嗽多痰，发热不退，西医诊断浆液性胸膜炎，病人不愿穿刺治疗，转求祝氏诊治。

予黄附片(先煎)、丹参、橘皮、橘络各12g，柴胡、桂枝、炒白芍、白芥子各9g，麻黄6g，活磁石30g(先煎)，控涎丹15g(吞)。

服药三剂，自觉胸胁轻松，渐能转侧；再服二剂，各症若失。经摄片证实，胸膜炎已吸收。(《祝味菊医案经验集·医案》)

范小君。

一诊：

症状：肌热起伏，咳呛苔白，溲涩长，脉虚。

病理：中气虚寒，卫气不达，表邪留恋。

病名：咳呛。

治法：当与温中达表。

处方：黄厚附 15g（先煎），活磁石 45g（先煎），陈皮 6g，生龙齿 30g（先煎），酸枣仁 18g，炙细辛 1.2g，川桂枝 4.5g，水炙麻黄 6g，淡干姜 4.5g，仙半夏 12g，生白术 12g。

二诊：

症状：表气较和，咳呛略爽，脉仍虚数。

治法：再与前法损益。

处方：生龙齿 30g（先煎），活磁石 45g（先煎），黄厚附 15g（先煎），酸枣仁 15g，朱茯神 12g，川桂枝 6g，蜜炙麻黄 3g，白杏仁 9g，生白术 6g，炙细辛 1.5g，淡干姜 4.5g，陈枳壳 4.5g。

三诊：

症状：咳呛减，脉息虚数。

病理：表当未和，营气不足。

治法：再与温中达表。

处方：生龙齿 30g（先煎），活磁石 90g（先煎），黄厚附 15g（先煎），酸枣仁 12g，朱茯神 12g，白杏仁 9g，川桂枝 9g，北柴胡 4.5g，仙半夏 12g，白芥子 6g，陈皮 6g，生姜 9g，蜜炙麻黄 3g。

四诊：

症状：脉息虚略缓。

病理：肌热渐平。

治法：再与前法损益。

处方：生龙齿30g（先煎），活磁石30g（先煎），朱茯神15g（先煎），酸枣仁18g，仙半夏12g，蜜炙麻黄1.5g，川桂枝4.5g，白杏仁9g，白芥子6g，黄厚附15g（先煎），陈枳壳6g，陈皮9g，生姜0.9g。

五诊：

症状：表气和，肌热平，脉息虚缓。

病理：正虚中湿。

治法：再与温调。

处方：生龙齿30g（先煎），活磁石30g（先煎），朱茯神12g，酸枣仁18g，炒茅术12g，仙半夏12g，白芥子6g，川桂枝4.5g，生白芍9g，生姜9g，炙百部6g，黄厚附15g（先煎），陈皮6g。

六诊：

处方：白芍加重一钱，因汗之故。

七诊：

处方：生姜改为干姜。

八诊：

症状：脉息转缓，咳呛未已。

治法：再与温中开肺。

处方：黄厚附15g（先煎），炒白术12g，酸枣仁18g，朱茯神12g，蜜炙麻黄2.4g，淡干姜6g，炙细辛3g，北五味2.4g，生谷芽12g，炙苏子6g，陈皮6g，活磁石30g（先煎）。

九诊：

处方：去麻黄0.6g，加生首乌、生谷芽各12g。（《祝味菊医案经验集·医案》）

郭女士，徐家汇路。

一诊：1月24日。

症状：咳呛瘥而复发，苔白，脉紧。

治法：再与前法损益。

处方：白术15g，云茯神15g，白杏仁12g，制川朴4.5g，姜半夏15g，淡干姜6g，蜜炙麻黄3g，生紫菀12g，炙细辛4.5g，北五味4.5g（打），远志4.5g。(《祝味菊医案经验集·医案》)

黄某，脾肾两虚，命火不足，消化不良，咳呛痰喘，前进汤剂，诸恙俱瘥。现当冬令收藏，再与药丸以善其后。

乌附块、破故纸、巴戟天、胡芦巴、仙灵脾、菟丝饼、生於术、云茯苓、姜半夏、炙苏子、炙百部、炙远志、川杜仲、小茴香、淮山药、款冬花、广陈皮、胡桃肉、川朴、玉蝴蝶。

上药如法，炼蜜为丸如梧子大，饭前每服9g，淡姜汤下。感冒停服。(《祝味菊医案经验集·医案》)

某男，32岁。

咳嗽阵作，痰血盈口，已历时两周，面红耳赤，心悸怔忡，舌苔薄腻，脉象弦缓带数，阳虚易浮，浮阳伤络，肺失清肃，瘀血内阻。治以潜阳肃肺，佐以化瘀止血。

处方：黄厚附片12g（先煎），磁石45g（先煎），生龙齿30g（先煎），炙百部、炙苏子（包煎）、炙紫菀各9g，参三七粉4.5g（吞），茜草根炭、陈棕炭、炮姜炭各9g。病者惧热药不敢一次服下，分六次服，服后顿然咳减血止，心不怔忡，复诊时病情已减其半，原方绫进，调治匝月而愈。(《祝味菊医案经验集·医案》)

潘先生，霞飞路。

一诊：1月17日。

症状：咳呛上气，苔剥而糜，溲短，脉息虚数，肌削神乏。

病理：下虚痰饮，脾气衰。

病名：下虚痰饮。

治法：与温养三阴，兼肃肺气。

处方：炙苏子9g（包），朱茯神18g，生白术15g，仙灵脾12g，蒸百部9g，酸枣仁24g（打，先煎），黄附片15g（先煎），蜜炙麻黄6g，炙紫菀12g，姜半夏15g，淡干姜4.5g，黑锡丹12g，生谷芽15g。(《祝味菊医案经验集·医案》)

沈小姐。

症状：咳呛夜甚，苔白，脉虚缓。

病理：阳虚中寒，复为寒侵。

病名：感冒。

治法：当与温中。

处方：蜜炙麻黄3g，淡干姜4.5g，生白术12g，白杏仁9g，炙细辛1.2g，云苓12g，生紫菀9g，仙半夏12g，黄附片12g（煎），远志4.5g。(《祝味菊医案经验集·医案》)

苏先生。

一诊：

症状：头昏痰嗽，恶寒，脉浮。

病理：中寒痰盛，寒邪外干。

病名：咳嗽。

治法：治以温解。

处方：白苏子9g，炙细辛15g，带皮苓24g，姜半夏15g，川桂枝6g，橘红6g，白杏仁9g，制川朴3g，生姜9g。

二诊：

症状：咳嗽瘥。

病理：表邪解，宿痰尤盛。

治法：再与温化。

处方：白芥子 9g，炒白术 12g，橘红 6g，姜半夏 15g，陈枳壳 9g，川楝子 4.5g，云茯苓 18g，远志 3g，生姜 9g。(《祝味菊医案经验集·医案》)

叶先生。

一诊：1941 年 9 月 12 日。

症状：咳呛不爽，肌热微有起伏，苔白，脉浮弦。

病理：风邪外干，卫气不和，肺失清肃。

病名：**肺损兼新感。**

治法：潜阳和营，兼肃肺气。

处方：炙苏子 9g，川桂枝 6g，生白芍 9g，生紫菀 12g，蒸百部 9g，仙半夏 15g，牡蛎 45g，茯神 15g，生三七 4.5g，黑锡丹 4.5g（先煎）。

二诊：9 月 14 日。

症状：肌热平，咳呛略减，便秘，苔白，脉转沉细而略数。

病理：表邪解，肺气未肃，腑气不行。

治法：再与潜阳肃肺，兼和大肠。

处方：上方去桂枝、白芍，加杏仁 12g，枣仁 24g，麦芽 15g，生白术 15g，橘饼一枚，蜜和芝麻油和匀，开水冲服。

三诊：9 月 17 日。

症状：咳呛爽，大便已行，流畅，苔白，脉息沉细而略数。

治法：再与潜阳肃肺。

处方：上方去杏仁、麦芽、白术、蜜和麻油。加炒苍术 15g，炮姜炭 6g，沙苑子 15g。

四诊：9 月 20 日。

症状：咳减，二便已顺，白苔渐化，脉息细而略缓。

处方：灵磁石 45g（煎），酸枣仁 24g，生牡蛎 30g（先煎），炙苏子 9g，炙紫菀 12g，蒸百部 9g，生白术 15g，仙半夏 15g，云茯神 15g，仙灵脾 9g，淡干姜 4.5g，生三七 4.5g，黑锡丹 6g（煎）。

五诊：9 月 25 日。

症状：眠食俱安，二便亦调，咳减苔化，脉息沉细而略缓。

治法：再予潜阳摄肾，兼肃肺气。

处方：上方去仙灵脾、三七，白术改为茅术，加覆盆子 12g，炙款冬 6g。（《祝味菊医案经验集·医案》）

郑先生。

一诊：1941 年 2 月 12 日。

症状：咳呛上气，痰多，苔腻，脉息芤而微数。

病理：痰饮中聚，肺气不肃，肾失摄纳，心力亦感不足。

病名：下虚痰饮。

治法：当予强心摄肾，兼肃肺气。

处方：紫苏子 9g，白芥子 4.5g，蜜炙麻黄 3g，姜半夏 15g，北五味 2.4g，酸枣仁 24g（打，先煎），炒茅术 15g，淡干姜 4.5g，黄附片 15g（先煎），炙细辛 3g，仙灵脾 12g，灵磁石 60g（先煎），黑锡丹 18g（先煎），云茯神 18g。

二诊：2 月 16 日。

症状：咳呛上气较瘥，脉息转缓而软。

处方：上方去细辛、五味子、磁石，加巴戟天 24g，黄附片改为 24g，酸枣仁改为 30g。（《祝味菊医案经验集·医案》）

周先生，福煦路。

一诊：1 月 27 日。

症状：咳呛，纳呆，苔剥，脉细缓。

病理：脾虚饮聚，寒风外干。

病名：脾虚兼感。

治法：与和中肃肺。

处方：炙苏子9g，川桂枝9g，朱茯神15g，蒸百部9g，生白芍9g，茅术15g，白杏仁12g，仙半夏15g，陈枳壳6g，远志4.5g，生姜9g，生紫菀12g。(《祝味菊医案经验集·医案》)

庄先生，中年，大沽路。

一诊：

症状：肌热起伏，咳呛痰多不爽，胸胁痞闷，苔绛，脉弦细。

病理：气阳素虚，痰饮方聚，近为风外干，肺气不肃，营卫失调。

病名：阳虚痰饮兼感。

治法：当与扶阳肃肺，理脾涤饮。

处方：白苏子9g（包），蜜炙麻黄3g，生牡蛎30g（先煎），白芥子6g，云茯神15g，黄附片15g（先煎），白杏仁9g，酸枣仁24g（打，先煎），仙半夏15g，蒸百部9g，远志4.5g，生姜9g。

二诊：

症状：肌热减，咳呛略爽，胸胁引痛，脉息略缓。

病理：中阳略化，肺卫犹未调节。

治法：再与温养心脾，兼调肺卫。

处方：生牡蛎45g（先煎），酸枣仁24g（打，先煎），白苏子9g（包），黄附片18g（先煎），炒茅术15g，白芥子6g，云茯神18g，仙半夏15g，白杏仁9g，生紫菀12g，远志4.5g，黄郁金9g，生姜9g。

三诊：

症状：肌热复有起伏，咳犹未爽，左边胸膺尚觉引痛，脉息微弦。

病理：风邪未清，中阳失化。

治法：再与温潜辛化。

处方：生牡蛎 45g（先煎），黄附片 18g（先煎），炙苏子 6g（包），云茯神 18g，仙夏 15g，白芥子 6g，酸枣仁 18g（打，先煎），蜜炙麻黄 3g，炒茅术 15g，冬瓜子 12g，黄郁金 9g，远志 4.5g，生姜 9g。

四诊：

症状：肌热仍有起伏，痰浊中满，足冷，苔腻，纳呆，脉息弦细。

病理：心脾两虚，肺气不肃。

治法：再与温养心脾，兼肃肺气。

处方：灵磁石 45g（先煎），酸枣仁 24g（打，先煎），黄附片 18g（先煎），生牡蛎 30g（先煎），炒茅术 15g，炙苏子 9g（包），云茯神 18g，姜半夏 18g，蒸百部 6g，制川朴 4.5g，生紫菀 12g，淡干姜 4.5g，白芥子 4.5g，白杏仁 12g。

另：安那苏，通大便。

五诊：

症状：肌热尚有起伏，浊痰未尽，自汗，寐不安，脉虚细。

病理：浮阳未敛，肺卫不和。

治法：再与前法出入。

处方：灵磁石 45g（先煎），酸枣仁 24g（打，先煎），黄附片 18g（先煎），生牡蛎 30g（先煎），川桂枝 4.5g，姜半夏 18g，云茯神 18g，生白芍 6g，炙苏子 9g，黄郁金 9g，蒸百部 9g，生紫菀 12g，炒茅术 15g，淡干姜 6g。

六诊：

症状：肌热渐平，浊痰未净，自汗而寐不安，脉息虚细而略缓。

治法：再与前法出入。

处方：灵磁石 45g（先煎），酸枣仁 24g（打，先煎），生白芍 9g，生牡蛎 30g（先煎），黄附片 18g（先煎），姜半夏 18g，云茯神 18g，川桂枝 4.5g，茅术 15g，蒸百部 9g，炙苏子 9g（包），白芥子 4.5g，莱菔子 4.5g，淡干姜 6g。

七诊：

症状：肌热渐平，浊痰亦化，寐安力乏，脉息虚缓。

治法：再与潜阳理脾，和营肃肺。

处方：灵磁石 45g（先煎），云茯神 18g，生白芍 9g，生龙齿 30g（先煎），酸枣仁 24g（打，先煎），黄附片 18g（先煎），生牡蛎 30g（先煎），川桂枝 4.5g，姜半夏 18g，淡干姜 6g，炒茅术 15g，炙苏子 9g（包），白芥子 4.5g，莱菔子 4.5g。

八诊：

症状：肌热平，痰爽，寐安，食后泛饱，脉息虚缓。

病理：营卫和，心脾俱衰，肺犹未肃。

治法：再与温养心脾，兼肃肺气。

处方：灵磁石 45g（先煎），云茯神 18g，姜半夏 18g，生龙齿 30g（先煎），酸枣仁 24g（打，先煎），黄附片 18g（先煎），生牡蛎 30g（先煎），炒茅术 15g，川桂枝 6g，大腹皮 9g，带皮砂仁 9g，炙苏子 9g（包），蒸百部 9g，淡干姜 6g。

九诊：

症状：泛饱已瘥，咳痰不爽，右边肩臂引痛，脉息虚缓。

病理：暴寒外侵，经络壅滞，中阳失其运化。

治法：再与辛温淡化。

处方：灵磁石 30g（先煎），酸枣仁 24g（打，先煎），酒炒白芍 9g，生牡蛎 30g（先煎），黄附片 18g（先煎），川羌活 9g，云茯神 18g，川桂枝 6g，炒茅术 15g，淡干姜 6g，姜半夏 15g，炙苏子 9g，白芥子 6g，白杏仁 12g。

十诊：

症状：痰爽，肢酸，肌热微有起伏，脉息虚缓。

病理：正虚邪留。

治法：再与扶阳和络，兼肃肺气。

处方：灵磁石 30g（先煎），酸枣仁 24g（打，先煎），川桂枝 4.5g，生牡蛎 30g（先煎），仙灵脾 12g，川羌活 4.5g，云茯神 18g，巴戟天 18g（酒炒），炒茅术 12g，黄附片 18g（先煎），姜半夏 15g，炙苏子 9g（包），白芥子 6g，淡干姜 6g。

十一诊：

症状：痰薄不爽，胸膺微觉引痛，神倦，脉息虚缓。

病理：中气不足，心脾俱衰。

治法：再与黄芪建中汤加味。

处方：灵磁石 60g（先煎），酸枣仁 24g（打，先煎），炒白术 9g，生牡蛎 45g（先煎），生芪皮 9g，炒茅术 15g，云茯神 18g，川桂枝 6g，姜半夏 18g，淡干姜 6g，仙灵脾 12g，白苏子 6g（包），黄附片 18g（先煎），白芥子 4.5g，蒸百部 9g。

十二诊：

症状：胸膺痛楚已瘥，纳呆，肌热微有起伏，脉息虚缓。

治法：再与补中益气法加减。

处方：灵磁石 30g（先煎），酸枣仁 24g（打，先煎），炒茅术 15g，生牡蛎 45g（先煎），生西芪 9g，姜半夏 18g，云茯神 18g，北柴胡 45g，制川朴 4.5g，黄附片 18g（先煎），白苏子 9g（包），蒸百部 9g，白杏仁 9g，淡干姜 6g。（《祝味菊医案经验集·医案》）

◆ 哮病

陈君患哮喘有年，秋风一起，病即发矣，用小青龙汤中之麻黄、细辛、姜半夏、川桂枝、生白芍、白芥子、远志、炙甘草、黄厚附片（先煎）、活磁石（先煎）、干姜、五味子同捣。哮喘缓和，痰易出，胃纳馨气平，能卧，病人甚喜。（《祝味菊医案经验集·医案》）

丁小姐，山海关路。

一诊：

症状：咳哮夜甚不得卧，脉虚细。

病理：暴寒外侵，肺气壅遏，中阳失化。

病名：哮。

治法：当与温中肃肺。

处方：黄厚附片 18g（先煎），蜜炙麻黄 4.5g，白苏子 9g，云茯神 12g，川桂枝 6g，白芥子 6g，酸枣仁 18g（打，先煎），生白芍 6g，蒸百部 6g，姜半夏 15g，干姜 6g，灵磁石 30g（煎），竹茹 4.5g。

二诊：

治法：再与前法损益。

处方：黄厚附片 18g（先煎），酸枣仁 24g（打，先煎），白苏子 6g（包），灵磁石 30g（先煎），川桂枝 6g，白芥子 6g，云茯神 12g，生白芍 6g，姜半夏 12g，蒸百部 6g，炒苍术 12g，淡干姜 6g，陈枳壳 3g。

三诊：

症状：肌热无汗，呕恶，脉息虚细。

病理：气虚中寒，复为寒侵，营卫不和，中阳失化。

病名：新感。

治法：当与辛温淡化。

处方：灵磁石 30g（先煎），酸枣仁 24g（打，先煎），姜半夏 24g，黄厚附片 18g（先煎），川桂枝 6g（后下），生茅术 15g，云茯神 15g，水炙麻黄 4.5g，白蔻仁 6g（后下），藿梗 6g，丁香 4.5g（后下），淡干姜 6g，大腹皮 9g。

四诊：

症状：肌热稍减，呕恶如故，脘痛拒按，苔白，脉虚细。

病理：营卫较和，中焦遏阻，胃气不降。

治法：再与辛开温降。

处方：灵磁石 30g（先煎），川桂枝 6g，带皮槟榔 12g，黄厚附片 18g（先煎），炒茅术 15g，云茯神 15g，酸枣仁 18g（打，先煎），姜半夏 30g，淡干姜 6g，川连 1.2g（姜汁炒），代赭石 24g（先煎），藿梗 6g，炒川椒 1.8g。

五诊：

症状：呕恶、肌热渐平，咳呛，苔白，脉虚细。

病理：表和，胃气已降，气虚脉虚，中阳失化。

治法：再与温中肃肺。

处方：灵磁石 30g（先煎），川桂枝 6g，白苏子 6g（包），黄厚附片 18g（先煎），炒茅术 15g，淡干姜 6g，酸枣仁 18g（打，先煎），姜半夏 18g，白芥子 4.5g，蒸百部 6g，藿梗 6g，大腹皮 9g，炒麦芽 12g。（《祝味菊医案经验集·医案》）

杜达是伊朗国人，身体虽魁梧，而有哮喘病史，心甚苦之。一次因气候突变，老病复发，毫无效果，痛苦不堪，乃电招其老友美国医药博士梅卓生医生，请其设法治疗。梅医生见其状，询问病情后，向杜建议曰：余有至友祝味菊医生，学贯中西，善用中国古老经方疗奇疾，远近闻名，可一试之。杜低首不答，梅问何故，杜曰：余虽不是中国人，却是一个老上海，从来没有听说西医介绍病人给中医医治的，何况余又是一个外国人，适宜于中国古法医治否？梅医生一再推荐，才勉强答应。由梅医生汇报病情，祝医生按脉察舌，诊断为肺有痰饮，肾阳不足。梅译告其意，杜同意服药。乃以张仲景小青龙汤法加参、附为方：

桂枝 9g，麻黄 6g，白芍 9g，炙细辛 3g，姜半夏 9g，淡干姜 6g，五味子 6g（二味同捣），附片 12g（先煎），人参 9g（先煎），活磁石 30g（先煎），白芥子 9g，炙紫菀、炙苏子各 9g。

服药两帖，杜感觉舒服汗多，咳嗽大爽，气急渐平。隔日即能平卧，便主动约梅至祝医生诊所继续求治。杜达向祝医生道谢，并赞扬中医是了不起的医学。

祝在原方中将麻黄改为 3g，另加黑锡丹 9g（分吞），破故纸 12g。

嘱服五帖而愈。（《祝味菊医案经验集·医案》）

应君，五十余岁，哮喘有十余年之久，医药杂投。有谓冬令夏治，贴膏药散宿寒，又于冬令调理，服补药等等均鲜效果。此类病人赴祝医生诊所求治者不少，应君亦趋前求治。祝据其病史，断为阳气不足、痰浊内阻，用温化之法，病渐缓和，遇天寒又发，如此发作不息。祝认为哮喘为阴阳俱虚，痰浊为祟，肺分泌痰涎愈虚，则阴愈虚，阳虚用温，阴虚不能用甘寒，始克有济。即效张仲景当归生姜羊肉汤之法。补阴用血肉有情之品，处方如下。

生姜 30g，绵羊肉一具，洗净在水中浸 2 小时，再加黄厚附片 30g，生麻黄 15g，鹅管石 30g。

共同煎煮，俟肉烂后去滓，分三天食完，间歇三天，再服如上法。

病人觉胸腹有热感，痰易出，哮喘大为轻减，精神得振，发后再服，逐渐向愈。(《祝味菊医案经验集·医案》)

◆ **肺痨**

赵君，年届五十，体质素弱，患肺结核后，休重大为减轻，低热不退，形销骨立，不思饮食，四肢无力。当时无抗结核特效药，经西医诊治，不见起色。后改请中医诊治，某医诊之，按脉虚细而数，舌光红无苔，颧骨高而发红，两眼目光锐利。即对赵曰：肺虚损之，肾阴亏竭，肾为生命之源，值此春阳生长，将以何物以助其升发哉，清明一到，甚虞甚虞。

勉处一方：南北沙参9g，玄参9g，太子参12g，百部9g，甜杏仁9g，生地9g，石斛9g，阿胶9g。紫菀9g，枇杷叶9g，生谷芽12g，青蒿9g，嫩白薇9g，地骨皮9g。连服五剂不见效果，驯致精神更加萎顿，纳食更少。医曰：肺结核为顽固之疾，能平安渡过，已非易事，所虑者冬至耳。冬至一阳生，于你疾病大为不利，现勉力图维，实无把握。赵君思生命仅有数月，悲观失望。亲友来望病，赵以实告。亲友曰：余之同事亦患肺病，经祝医生医治，可往诊之。遂前往求诊，祝师按脉问症，细为检查，对赵说：保君冬至不死，不要听信不负责的无稽之谈。相信对路药物可以起死回生。处方以大剂温补为主：

附片12g，大熟地18g，桂枝9g，炒白芍12g，当归9g，黄芪18g，党参18g，炒白术12g，仙灵脾9g，紫河车粉3g，炒麦芽15g，淮山药12g，炙紫菀9g，炙百部9g，光杏仁9g。

连服六帖，精神稍振，思食。续服六帖，病情逐渐好转。

再加鹿角胶12g，菟丝饼12g，以巩固疗效，连续服二十余帖，咳少热退，体重得增，冬至到时，赵君不仅健在，而且已能做日常工作。

嗣后每年冬季服紫河车粉 100g，十余年健康如常人。（《祝味菊医案经验集·医案》）

◆ **肺痿**

郭先生，戈登路。

症状：咳呛咽痛，音喑，脉虚细。

病理：肝肾不足，肺痿喉痒。

病名：肺痿。

治法：当与温调。

处方：炙紫菀 12g，玉蝴蝶 12g，炒白术 15g，炙苏子 9g，仙半夏 15g，淡干姜 6g，蒸百部 9g，菟丝饼 18g，朱茯神 15g，橘饼一枚。（《祝味菊医案经验集·医案》）

沈先生，戈登路。

一诊：

症状：咳呛不已，潮热痰多，舌苔厚腻，纳呆食少，脉来虚细。

病理：肺肾两虚，心脾不足，痰饮中聚，肺叶虚痿。

病名：肺痿。

治法：当与温养三阴，兼肃肺气。

处方：炙苏子 6g（包），蒸百部 9g，炙紫菀 12g，云茯神 18g，酸枣仁 24g（打，先煎），仙半夏 15g，炒茅术 15g，菟丝饼 15g，补骨脂 15g，生谷芽 15g，淡干姜 6g，橘饼半枚。

二诊：

症状：潮热已减，舌苔渐化，胃纳略醒，脉仍虚细。

治法：仍宗前意，兼调营卫。

处方：炙苏子6g（包），蒸百部9g，炙紫菀12g，云茯神18g，酸枣仁24g（打，先煎），姜半夏15g，炒茅术15g，菟丝饼15g，黄附片12g（先煎），灵磁石30g（先煎），淡干姜6g，白芍9g（桂枝3g，同炒）。

三诊：

症状：肌热已平，仍有咳呛，痰多。腻苔未退，脉息虚缓。

病理：营卫已调，脾肾仍衰之象。

治法：再以前法损益。

处方：灵磁石45g（先煎），黄附片15g（先煎），云茯神18g，黑锡丹12g（包，先煎），巴戟天24g，姜半夏15g，酸枣仁24g（打，先煎），仙灵脾12g，炒茅术15g，炙苏子9g，蒸百部9g，炙紫菀12g，淡干姜6g。

四诊：

症状：痰嗽减，胃纳渐增，乏力，脉虚缓。

病理：中气不足，脾肾尚衰。

治法：再与扶阳益脾，兼培心肾。

处方：灵磁石45g（先煎），黄附子21g（先煎），云茯神18g，川杜仲15g（酒炒），姜半夏15g，仙灵脾12g，酸枣仁24g（打，先煎），炒茅术15g，巴戟天18g，补骨脂18g，炙苏子9g，生谷芽15g，蒸百部9g，淡干姜9g。（《祝味菊医案经验集·医案》）

◆ **肺闭**

沈太太。

一诊：1月9日。

症状：气急痰鸣，神衰，苔白腻，脉息弦芤二指一代，溲秘。

病理：素禀阳虚中湿，寒邪外束，肺气壅遏，心力衰惫，循环已生障碍。

病名：肺闭。

治法：与强心扶阳，兼肃肺气。

处方：黄附片 30g（先煎），生紫菀 12g，制川朴 4.5g，酸枣仁 30g（先煎），朱茯神 18g，蜜炙麻黄 4.5g，远志 4.5g，姜半夏 18g，姜汁一茶匙（冲服）。

先煎二味，煎 40 分钟后再入他药同煎，30 分钟后，取分四次温服，每次间隔二三小时。（《祝味菊医案经验集·医案》）

◆ **心悸**

丁氏者，头昏目眩，心悸怔忡，而色皎白，咳嗽气急，四肢无力，夜不能寐，纳少神疲，月经不调，舌苔淡红，脉象缓弱。

处方：黄厚附片 18g（先煎），大熟地 18g，黄芪 15g，当归 12g，炒白芍 12g，炒白术 15g，仙茅 12g，仙灵脾 12g，鹿角胶 12g，枸杞子 12g，淮山药 9g，阿胶 12g（烊化，冲），仙半夏 12g，陈皮 9g，炙紫菀 9g，炙百部 9g。（《祝味菊医案经验集·医案》）

童女士，青年，勒裴德路。

一诊：

症状：中满嗳气，心悸腰痠，脉沉细。

病理：阳虚少气，心肾两亏。

病名：阳虚。

治法：当与温培心肾。

处方：附片 18g（先煎），云茯神 18g，川杜仲 15g（酒炒），生白术 15g，姜半夏 15g，小茴香 6g，酸枣仁 24g，破故纸 18g，毛狗脊 15g，陈皮 6g，西砂仁 9g，灵磁石 30g（先煎）。（《祝味菊医案经验集·医案》）

一人，年约四十岁，患心悸怔忡甚剧，头昏失眠，夜寐梦多，心烦，性情不怡，脉象虚数。

方用黄附片 18g（先煎），酸枣仁、活磁石（先煎）、生龙齿各 30g（先煎），柏子仁、朱茯神、夜交藤、炙甘草各 12g，川芎 9g，淮小麦 20g。（《祝味菊医案经验集·医案》）

◆ **胸痹**

曾治一病人，男，年约五十余岁，有"风心病"，心区疼痛，胸闷太息。

方用黄附片（先煎）、全瓜蒌、丹参、当归、炒白芍各 12g，陈薤白、桃仁、石菖蒲、制香附、青皮、失笑散各 9g（包），活磁石 30g（先煎）。

服药三剂，病即减轻；再服三剂，其症若失。（《祝味菊医案经验集·医案》）

治胸胁经络疼痛案。

一病人躬耕南耕，日晒雨淋，由颈背疼痛起因，发展而为胸痛，夜卧不能翻身，翻身则痛更剧，呻吟床褥，请医用疏解活络之品，效果不理想，由祝医用大剂温通经络之药，始获效机。处方：

薤白头、制川乌（先煎）、黄厚附片（先煎）、活磁石（先煎）、羌活、当归、生白芍、黄郁金、陈枳实、桃仁、茯苓。

而病大减，疼痛减轻，续服二帖，寻愈。（《祝味菊医案经验集·医案》）

◆ **不寐**

刘君者，年约四十余岁。

经常失眠，心悸怔忡，健忘多疑，耳鸣目眩，形容枯槁，四肢乏力。祝医生曰：病情多端，其根则一，并非实火上扰，乃心肾不足、虚阳上浮。祝医生用潜阳法与补肾药并用：

活磁石 30g（先煎），生龙齿 30g（先煎），生牡蛎 30g（先煎），黄厚附片 18g（先煎），酸枣仁 12g（打），朱茯神 9g，鹿角胶 12g，大熟地 18g，巴戟天 9g，仙灵脾 9g，杜仲 9g，菟丝子 9g，丹参 12g，仙半夏 9g，炒麦芽 12g。

此方连服六帖，睡眠得安，心悸怔忡均减，上方略有进出，再服十余帖，其病若失。（《祝味菊医案经验集·医案》）

王先生，霞飞坊。

一诊：

症状：苔腻中满，寐少梦多，脉息沉缓。

病理：中湿遏阻，胃气不和，阳隔于上。

病名：中湿阳浮。

治法：与温潜淡化。

处方：灵磁石 30g（先煎），姜半夏 24g，大腹皮 12g，生龙齿 30g（先煎），茅术 15g，带皮砂仁 9g，黄附片 15g（先煎），藿梗 9g，淡干姜 6g，酒连 15g。（《祝味菊医案经验集·医案》）

有樊君者，年三十岁左右。

生活不守常规，迟睡晏起，烟酒不断，为日既久，由失眠开始，继先咳嗽，午后低热面赤，不以为意，不久咳嗽增剧，痰中带血，失眠更甚，终日头昏目眩，四肢无力，延医诊治。西医诊查为肺结核病，局部继续浸润，按时服雷米封，未见起色，病人忧恐，改延中医诊治，连服平肝润肺清热止血之剂，形体日瘦，体重减轻，精神萎顿，饮食少进。改请祝师医治，祝诊后即曰：病虽重笃，非不治之症，中医治肺结核病，用健脾益肾之品，以

提高抵抗力,病常可转危为安。处方:

黄厚附片18g(先煎),党参15g,炒白术12g,姜半夏12g,陈皮9g,白豆蔻9g,炒麦芽12g,茯苓12g,活磁石30g,当归12g,炒白芍12g,川桂枝9g。

服药三帖,始则胃纳渐馨,食物有味,但低热未退,有时见红,病人面有惧色。祝曰:不能改弦易辙,病属阴阳俱虚,应用甘温除大热之法,则低热咳血自瘳。

处方:黄厚附片18g(先煎),人参12g,大熟地18g,川桂枝9g,炒白芍15g,青蒿9g,炮姜炭9g,茜根炭9g,活磁石30g(先煎),生龙齿24g(先煎),淮山药12g,川黄肉9g,枸杞子9g。

连服六剂,低热减,咳血止,照原方加仙灵脾12g,仙茅12g。

再服多剂,眠安,低热退清,面色转正,改服紫河车粉6g,每日二次,服一个月后,体重增,健康恢复。祝尝曰:紫河车亦治肺结核之妙药,病虽大愈,毋忘常服紫河车。(《祝味菊医案经验集·医案》)

◆ 神昏

自杜达先生被祝味菊医生治愈疾病之后,对外籍医生亦有所影响。有兰纳者,系德国人,精于西医,人称兰纳博士,经梅卓生医生介绍与祝相识,医学观点相同,不久即成立会诊诊所于上海。中西医联合诊断,理化检查及多种方法治疗,引起人们极大兴趣,求诊者甚众,大多系疑难重证。一位肝硬化腹水病人,突然昏厥不省人事,面赤,目上视,四肢强直,脉弦急。三位医生研究,用急则治标之法,由祝提出治疗方案:①强心;②镇静解痉;③祛痰。梅医生与兰纳博士均同意治疗方案。先服中药,由祝处方：

黄厚附片 15g（先煎），上安桂 3g（后下），酸枣仁 24g，朱茯神 12g，羚羊尖（锉，先煎一小时）4.5g，水炙南星 12g，仙半夏 18g，火麻仁 15g，竹沥一汤匙，生姜汁一汤匙（俱冲服）。一剂后配合补液，药后病情稍定，已能语言，但神志尚未完全清楚。再经三医会诊，继用前方治疗，症状逐渐好转。

兰纳博士对祝表示钦佩，尤对其医学之精深，更为赞赏。尝曰：祝味菊医生有相当声誉，他不仅善用中医方法治病，而于西方医药，亦莫不精通，值得令人钦佩。（《祝味菊医案经验集·医案》）

◆ 厥证

樊女士。

一诊：1937 年 4 月 15 日。

症状：本病腹水，骤见昏厥，肢温，面赤，目反，四肢强直，脉息弦芤而数。

病理：气血上并。

病名：厥证。

治法：当予资寿解语汤法。

处方：羚羊尖 4.5g（锉，先煎 1 小时），上安桂 3g（后入），黄附片 15g（先煎），水炙南星 12g，酸枣仁 24g，灵磁石 60g，朱茯神 15g，川羌活 4.5g，火麻仁 15g，仙半夏 18g，竹沥一汤匙（冲服），生姜汁一茶匙（冲服）。

二诊：4 月 16 日。

症状：厥稍定，已能发言，但错乱无度，脉仍芤数。

病理：神识仍未清明。

病名：同前。

治法：再予前法损益。

处方：黄附片 18g（先煎），灵磁石 60g（先煎），生龙齿 30g（先煎），酸枣仁 30g，朱茯神 18g，仙半夏 18g，水炙南星 12g，上安桂 3g，仙灵脾 12g，巴戟天 18g，竹沥 30g（冲服），生姜汁一茶匙（冲服）。（《祝味菊医案经验集·医案》）

◆ **抽搐**

蒋姓妇人，年四十八岁。

每天早晨醒来必手足抽搐，甚或大跳，床几为之倒塌，如此者二三小时，则抽搐自然停止，能勉强进行家务劳动。神志始终清楚，每逢寒暖交替节气，如立春、立秋、冬至等，发作更甚。全家为妇病而担忧，其夫闻有能治此病者，必踵门求医，而所服之方，不外羚羊角、天麻、石决明等药。由于多服凉药，中焦受伤，又并发了胃病，早上呕吐之后，胃痛始减，一病未已，又增一病。后闻祝师善治疑难杂症，即上门求诊。经过诊查，断为虚阳上浮，非肝风也，而胃气受戕，中寒久留。

处方：生龙齿 30g（先煎），活磁石 45g（先煎）以潜阳；附子 12g（先煎）益阳气；代赭石 18g（先煎）以镇逆；旋覆花 9g（包），淡干姜 9g 温中祛寒理气；全蝎 6g（去毒），大蜈蚣 6g 以定惊；另佐姜半夏 12g，陈皮 9g，炒白术 12g 以理中焦。

三帖后，抽搐跳动及胃痛呕吐均已大减。虽冬至节降临，疾病亦未大发。药既对症，再用前法。

生龙齿 30g（先煎），活磁石 45g，黄附片 12g（先煎），淡干姜 9g，姜半夏 12g，陈皮 9g，石菖蒲 9g，嫩钩藤 12g，全蝎 9g，蜈蚣 9g，旋覆梗 12g，制香附 12g。

连服四帖，抽搐大定，胃仅隐痛，呕恶全止，心情愉快，胃纳增加，再续服上方四帖以巩固疗效。以后纵然发作，即以原药方照服三帖，病即霍然。（《祝味菊医案经验集·医案》）

◆ 狂乱

某男，二十岁。

生活逾常，郁怒之余，心悸寐少，梦多不安，起床狂走，甚则喧扰不宁。舌红苔薄黄，脉象弦滑。辨为浮阳之火挟痰蒙窍之候。以重用潜阳，佐以豁痰为治。

处方：黄厚附片15g（先煎），磁石45g（先煎），生龙齿（先煎）、瓦楞子各30g（先煎），炙甘草9g，酸枣仁24g，朱茯神12g，石菖蒲、天竺黄、柏子仁、陈胆星各9g。

本方连服五剂，脉转缓而带弦，心悸减轻，寐安梦稀，均属佳兆，尚有呓语。前方去磁石，继服五剂而愈。

◆ 痞满

陈女士。

一诊：3月28日。

症状：腹部胀硬如卵，时现时隐，寐少，脉虚细。

病理：阳虚气滞。

病名：痞。

治法：当与温化。

处方：牡蛎60g，水炙南星12g，大腹皮12g，附片15g（先煎），制香附9g，北柴胡4.5g，姜夏18g，官桂6g，灵磁石15g（先煎），生姜9g。（《祝味菊医案经验集·医案》）

谭小姐。

一诊：

症状：胃痞，面浮，溲短，脉细迟。

病理：中寒脾弱，三焦失化。

病名：胃痞。

治法：温中。

处方：黄厚附 12g（先煎），仙灵脾 15g，西砂壳 6g，上安桂 2.4g，炒白术 15g，带皮砂仁 9g，黄郁金 6g，带皮苓 15g，淡干姜 6g，藿梗 9g。

二诊：

症状：溲增，胸痞，纳少。

病理：脾运未复。

治法：温中理脾，仍与前法损益。

处方：黄厚附 15g（先煎），生牡蛎 30g，生白芍 12g，大腹皮 12g，姜半夏 12g，带皮苓 15g，上安桂 3g，藿梗 6g，淡干姜 3g，西砂壳 6g，炒白术 15g。

三诊：

症状：溲行较增，浮肿减，纳食增，脉仍细迟。

治法：再与扶阳理脾。

处方：黄厚附 15g（先煎），仙灵脾 12g，淡干姜 6g，生白术 15g，带皮苓 9g，带皮砂仁 18g，生谷芽 15g，藿梗 6g，上安桂 3g，大腹皮 12g，川椒目 6g。（《祝味菊医案经验集·医案》）

吴奶奶，哈同路 333 号。

一诊：2 月 9 日。

症状：腺肿，纳呆，中满，便溏，苔腻，脉紧。

病理：少阳三焦失化，脾运不良，水谷失化。

病名：脾病。

治法：当与温化三焦。

处方：生牡蛎45g（先煎），北柴胡4.5g，西砂壳9g，竹节白附9g（先煎），姜半夏24g，黄郁金9g，水炙南星12g，藿梗9g，云茯神18g，淡干姜6g，大腹皮12g，茅术12g，青皮4.5g。

二诊：2月11日。

症状：胃纳稍醒，口腻溲少，脉略缓。

治法：再与前法损益。

处方：灵磁石60g（先煎），北柴胡4.5g，茅术15g，生牡蛎45g（先煎），水炙南星12g，云茯神15g，竹节白附9g（先煎），姜皮24g，刺蒺藜15g，淡干姜9g，川桂木4.5g，西砂壳9g，大腹皮12g。（《祝味菊医案经验集·医案》）

章先生，壮年，麦赛尔蒂路。

一诊：

症状：胸痞气逆，头昏，寐不安，苔腻，便溏，脉息虚缓。

病理：肝肾下虚，气湿交阻，中阳失化。

病名：胸痞。

治法：当与温潜淡化。

处方：生牡蛎45g（先煎），炒青皮4.5g，金黄附片15g（先煎），姜半夏15g，云茯神15g，北柴胡4.5g，陈薤白9g，黄郁金9g，炒茅术15g，藿梗9g，川朴花4.5g，青橘叶6g，生姜9g。

二诊：

症状：前恙稍瘥，脉仍虚细。

治法：再与前法损益。

处方：生牡蛎30g（先煎），酸枣仁18g（打，先煎），姜半夏18g，灵磁石45g（先煎），金黄附片15g（先煎），黄郁金9g，云茯神15g，炒茅术15g，陈薤白9g，藿梗9g，瓜蒌壳12g（炒），炒青皮 6g，川朴花 6g，生姜 12g。

三诊：

症状：胸痞稍宽，苔腻，脉缓。

治法：再与前法损益。

处方：生牡蛎 30g（先煎），藿梗 9g，陈薤白 9g，姜半夏 24g，乌附块 18g（先煎），瓜蒌壳 12g，黄郁金 9g，炒茅术 15g，云茯神 15g，淡干姜 9g，炒荜茇 6g，大腹皮 12g，炒青皮 6g。

四诊：

症状：诸恙较瘥，苔腻脉缓。

病理：气阳较和，中湿尚盛。

治法；再与温法。

处方：乌附块 18g（先煎），炒茅术 15g，大腹皮 12g，带皮苓 18g，姜半夏 24g，生牡蛎 30g（先煎），西砂壳 9g，陈薤白 9g，淡干姜 9g，藿梗 9g，黑锡丹 4.5g（研吞），黄郁金 9g。（《祝味菊医案经验集·医案》）

◆ **呃逆**

连先生，中年，山东路。

一诊：

症状：呃逆不已，苔腻，纳呆，溲赤，便溏，脉息虚细。

病理：表虽解而中阳大伤，三焦失化，胃气上逆，肾不摄纳。

病名：呃逆。

治法：扶阳强心，降逆摄肾。

处方：黄金附片 24g（先煎），云茯神 18g，酸枣仁 24g，姜半夏 18g，炒茅术 15g，丁香 2.1g（后入），柿蒂 9 枚，淡干姜 9g，黑锡丹 15g(先煎)，大腹皮 12g，仙灵脾 12g，上安桂 4.5g(后入)。

二诊：

症状：呃逆稍减，腻苔略化。

治法：再与温中降逆。

处方：黄金附片30g（先煎），姜半夏18g，云茯神18g，酸枣仁24g（打，先煎），炒茅术15g，淡干姜9g，灵磁石30g（先煎），黑锡丹15g（先煎），仙灵脾12g，柿蒂7枚，上安桂4.5g（后入），丁香2.1g（后入），制川朴4.5g。

三诊：

症状：呃逆止，苔白腻，脉虚缓。

病理：中阳未复，湿邪尚盛。

治法：再与扶阳和中。

处方：灵磁石60g（先煎），金黄附片30g（先煎），云茯神24g，酸枣仁24g（打，先煎），姜半夏18g，炒茅术15g，仙灵脾12g，黑锡丹15g（先煎），淡干姜9g，川桂木6g，大腹皮12g。

四诊：

症状：呃止，苔仍腻，已得寐，脉虚缓。

病理：中阳渐复，寒湿尚盛。

处方：灵磁石30g（先煎），金黄附片30g（先煎），云茯神18g，酸枣仁24g（打，先煎），胡芦巴12g，仙灵脾12g，巴戟天18g（后下），炒茅术15g，姜半夏18g，淡干姜6g，大腹皮12g，西砂壳6g，炙苏子9g。

五诊：

症状：黑苔已化，溲长纳醒，头昏，脉缓。

治法：再与潜降理脾，兼扶阳气。

处方：灵磁石30g（先煎），金黄附片30g（先煎），云茯神18g，酸枣仁24g（打，先煎），胡芦巴12g，仙灵脾12g，炒茅术

15g，巴戟天 18g（后下），明天麻 6g，姜半夏 15g，淡干姜 9g，
大腹皮 12g，炙苏子 9g。（《祝味菊医案经验集·医案》）

◆ 呕恶

邓先生

一诊：

症状：中满呕恶，间日寒热，苔白脉细。

病理：风寒相搏，客于小肠。

病名：呕恶。

治法：当与温化。

处方：北柴胡 4.5g，制川朴 3g，藿梗 9g，川桂枝 4.5g，草果
3g，威灵仙 9g，生姜 9g，姜半夏 12g，炒茅术 16g，陈皮 4.5g。

二诊：

症状：寒热虽作，较前减轻，苔白，纳呆。

病理：少阳寒热不解。

治法：再守前法出入。

处方：生牡蛎 24g（先煎），炒茅术 12g，草果 3g，北柴胡
6g，制川朴 3g，生姜 9g，仙半夏 15g，带皮苓 15g，川桂枝 4.5g。

三诊：

症状：寒热已减，胸腹已宽，苔白脉紧。

病理：少阳枢机渐达，而虚寒仍盛，脾肾阳虚。

治法：再与温化。

处方：川桂枝 4.5g，生牡蛎 24g，炒茅术 12g，乌附块 9g（先
煎），北柴胡 4.5g，姜半夏 15g，草果 12g，大腹皮 9g，陈皮 4.5g，
生姜 9g。

四诊：

症状：纳增脉和。

病理：正气渐调，体质虚寒。

治法：再与温养。

处方：乌附块 9g（先煎），姜半夏 12g，川桂枝 3g，炒白术 12g，炒西芪 9g，西砂仁 4.5g，生谷芽 15g，朱茯神 12g，炒白芍 9g，陈皮 4.5g。（《祝味菊医案经验集·医案》）

◆ 纳呆

祝女士。

一诊：1 月 13 日。

症状：胸闷纳呆，苔滑中黑，脉息沉缓。

病理：中寒水聚，脾运不良，气机郁滞。

病名：脾虚中寒。

治法：当与温化。

处方：藿梗 9g，姜半夏 24g，制川朴 6g，黄郁金 9g，带皮苓 15g，白蔻仁 6g（后下），茅术 15g，大腹皮 12g，麦芽 15g，淡干姜 6g。（《祝味菊医案经验集·医案》）

曹女士，静安寺路。

一诊：2 月 17 日。

症状：纳呆中满，苔腻，脉弦大，寐不安。

病理：心脾不足，中阳失化。

病名：心脾两虚。

治法：当与温潜淡化。

处方：生牡蛎 60g（先煎），姜夏 30g，生白芍 9g，云茯神 18g，茅术 15g（炒），大腹皮 12g，酸枣仁 24g，川桂枝 6g，藿梗

9g，磁石 45g（先煎），附片 15g（先煎），郁金 9g，生姜 12g。（《祝味菊医案经验集·医案》）

李先生，康脱路。

一诊：

症状：纳呆，呕酸，便秘，饥而不能食，脉息弦大。

病理：中阳不足，水谷不化，饮聚于中。

病名：宿饮。

治法：当与温中涤饮。

处方：生牡蛎 30g（先煎），姜半夏 30g，生白芍 15g，云茯神 18g，良姜炭 9g，藿梗 9g，茅术 15g（炒），黄附片 15g（先煎），黄郁金 9g，带皮砂仁 9g，桂木 6g，麦芽 15g（炒），陈皮 9g。（《祝味菊医案经验集·医案》）

◆ **腹痛**

罗先生。

一诊：

症状：身热头痛，中满腹痛，脉息濡迟。

病理：食物动中，风邪干表。

病名：中满腹痛。

治法：当温化。

处方：藿苏梗各 9g，川桂枝 4.5g，大腹皮 9g，炒茅术 12g，带皮苓 15g，白杏仁 9g，仙半夏 15g，制川朴 3g，生姜 9g。

二诊：

症状：中满腹痛俱瘥，脉缓苔腻。

病理：水湿渐化，正气不足。

治法：再与温化。

处方：炒茅术 12g，制川朴 4.5g，川桂枝 4.5g，仙半夏 15g，乌附块 9g（先煎），陈皮 4.5g，生姜 9g，带皮苓 18g，白杏仁 9g，藿梗 6g。

三诊：

症状：中满腹痛俱瘥，阳虚眠少，脉细迟。

病理：营卫和。

治法：与温潜。

处方：乌附块 15g（先煎），炒白术 12g，炮姜 6g，抱茯神 15g，生龙齿 24g，陈皮 4.5g，酸枣仁 15g，仙半夏 12g，生谷芽 15g，生姜 15g。（《祝味菊医案经验集·医案》）

沈少灵，小沙渡路。

一诊：1 月 23 日。

症状：肢浮便溏，溲少，脉虚缓，苔剥，食后腹痛。

病理：阳气不足，心脾两虚。

病名：心脾两虚。

治法：再与扶阳强心，兼培脾胃。

处方：生西芪 12g，酸枣仁 18g（打，先煎），带皮砂仁 9g，黄附片 15g（先煎），白术 15g，安桂 1.5g（后下），朱茯神 15g，姜半夏 12g，灵磁石 45g（先煎），胡芦巴 9g，淡干姜 6g，大腹皮 9g。（《祝味菊医案经验集·医案》）

◆ 泄泻

毕先生，卡尔登路 501 号。

一诊：1 月 13 日。

症状：泄泻未已，眠不安，脉细迟。

病名：泄泻失眠。

治法：再与扶阳理脾。

处方：黄附片24g（先煎），上安桂4.5g（后下），酸枣仁30g，灵磁石60g，白术18g（土炒），菟丝饼15g，破故纸15g，云茯神18g，带皮砂仁9g，炮姜12g，四神丸12g。（《祝味菊医案经验集·医案》）

施先生，中年，忆定盘路。

一诊：

症状：痢后泄泻不已，完谷不化，自汗，腹鸣，溲少，苔腻，脉息虚大。

病理：痢后脾肾两虚，消化不良，肾关失固。

病名：泄泻。

治法：当与扶阳益气，兼固脾肾。

处方：生西芪15g，姜半夏15g，仙灵脾12g，炒白术15g，破故纸18g，云茯神18g，漂苍术12g，肉豆蔻9g，炒泽泻9g，黄附片12g（先煎），诃子肉9g，川桂木6g，煨益智12g。

二诊：

症状：食物已化，泄泻未已，自汗溲少，脉仍虚大。

病理：心力稍佳，脾肾阳仍未复。

治法：再与前法损益。

处方：灵磁石45g（先煎），破故纸18g，生西芪15g，云茯神24g，黄厚附片24g（先煎），肉豆蔻9g，漂苍术18g，姜半夏15g，煨益智12g，菟丝饼18g，仙灵脾12g，赤石脂24g，炮姜炭9g，桂木9g。

三诊：

症状：泄泻止，腻苔已化，脉息虚缓。

病理：脾运渐复，肾气能纳。

治法：再与温培三阴，兼以潜阳之品。

处方：灵磁石 60g（先煎），仙灵脾 12g，菟丝饼 18g，朱茯神 24g，生龙齿 45g（先煎），生西芪 12g，生茅术 18g，酸枣仁 24g（打，先煎），破故纸 18g，黄厚附片 24g（先煎），巴戟天 24g，带皮砂仁 9g，炮姜 9g。

四诊：

症状：泄泻止而复作，腻苔已化，纳谷尚少，脉息迟大。

病理：下焦阳化，脾不约而肾不纳。

治法：再与扶阳固肾益脾为主。

处方：灵磁石 60g（先煎），川桂木 6g，菟丝饼 18g，酸枣仁 24g（打，先煎），生龙齿 30g（先煎），生於术 18g，肉豆蔻 12g，黄厚附片 24g（先煎），朱茯神 24g，益智仁 12g，破故纸 24g，仙灵脾 12g，炒泽泻 9g，炮姜 9g。

五诊：

症状：泄泻止，纳醒，得寐，腻苔略化，脉息虚缓，右关略大。

病理：肾气渐固，虚阳亦潜。

治法：再与扶阳强心，兼固脾肾。

处方：灵磁石 60g（先煎），朱茯神 24g，破故纸 24g，生龙齿 75g（先煎），酸枣仁 24g（打，先煎），肉豆蔻 12g，黄厚附片 24g（先煎），生於术 18g，仙灵脾 12g，巴戟天 24g，炒泽泻 9g，炮姜 9g，胡芦巴 12g。

六诊：

症状：纳醒寐安，便溏，腹满痛，脉息缓大。

病理：下元不足，脾运未复。

治法：再与前法损益。

处方：灵磁石 60g（先煎），朱茯神 24g，淡吴萸 9g，青龙齿

30g, 酸枣仁 30g(打, 先煎), 广木香 4.5g, 黄厚附片 24g(先煎), 炒茅术 18g, 肉豆蔻 9g, 仙灵脾 12g, 破故纸 24g, 川桂木 9g, 炮姜 9g。

七诊:

症状: 纳醒, 便结, 腹痛亦瘥, 气少力乏, 脉息沉迟。

治法: 再与扶阳益气, 兼固脾肾。

处方: 灵磁石 60g(先煎), 破故纸 24g, 巴戟天 18g, 青龙齿 45g, 菟丝饼 18g, 仙灵脾 12g, 黄厚附片 24g(先煎), 川杜仲 15g, 炒茅术 15g, 云茯神 24g, 酸枣仁 24g(打, 先煎), 大腹皮 12g, 炮姜 9g。

八诊:

症状: 诸恙渐瘥, 泄少力乏, 脉息迟大。

病理: 气血两虚, 心肾不足。

治法: 再与温养心脾, 兼益肾气。

处方: 灵磁石 60g(先煎), 生西芪 15g, 仙灵脾 12g, 青龙齿 45g(先煎), 破故纸 18g, 炒茅术 15g, 黄厚附片 24g(先煎), 菟丝饼 18g, 云茯神 24g, 酸枣仁 24g(打, 先煎), 姜半夏 15g, 西砂壳 9g, 炮姜 9g。(《祝味菊医案经验集·医案》)

◆ 便溏

李太太, 贝勒路(无一诊)。

二诊:

症状: 苔灰润, 便溏, 脉细缓。

病理: 阳虚中湿。

病名: 便溏。

治法: 再与扶阳益脾。

处方：灵磁石 60g（先煎），姜半夏 24g，大腹皮 12g，生龙齿 30g（先煎），茅术 15g，制川朴 15g，黄附片 24g（先煎），带皮苓 18g，槐角炭 12g，桑寄生 15g，陈艾炭 9g，带皮砂仁 9g。（《祝味菊医案经验集·医案》）

◆ 便秘

陈某，年已七十余，饮食起居正常，惟大便经常结燥不通，3～5 天 1 次，或 1 周 1 次。通泻润便之药，初尚有效，以后毫无效用，终日为便秘所苦恼。经友人介绍请祝师诊治。按其脉沉缓，察舌苔淡白，诊为属于冷秘之疾。如用攻泻滋润之品以治之，实南辕北辙，诛伐无过。

处方：半硫丸 50g。每天 9g。

服三天，大便通畅。以后便秘时即日服 9g，从此宿疾得愈。（《祝味菊医案经验集·医案》）

刘先生，洋衣街。

一诊：3 月 25 日。

症状：胸闷，便秘，气促，肤痒，脉浮弦。

病理：中阳不足，三焦失化，脾约湿阻。

病名：脾约。

治法：当与温导。

处方：白杏仁 15g（打），大腹皮 12g，油当归 9g，姜半夏 15g，黄附片 15g（先煎），藿梗 9g，炒茅术 15g，生白芍 15g，黄郁金 9g，炒麦芽 15g，焦枳实 9g。（《祝味菊医案经验集·医案》）

唐先生，中年，威海卫路。

五诊：3 月 27 日。

症状：脉证如前。

病名：便秘。

治法：再与温导。

处方：生附子18g（先煎2小时），炒茅术15g，陈薤白12g，官桂9g（后入），良姜炭9g，带皮槟榔15g，姜夏30g，全瓜蒌15g（打），备急丸五分（分三包）。(《祝味菊医案经验集·医案》)

◆ *痢疾*

陈君。

一诊：

症状：腹痛滞下，舌黄腻，脉结。

病理：湿滞于中，凉风外袭。

病名：滞下。

治法：治以温通。

处方：川羌活4.5g，制川乌12g（先煎），广木香4.5g，陈薤白9g，漂苍术6g，酒军4.5g，炮姜炭9g，大腹皮9g。

二诊：

症状：滞下瘥，腹痛，苔白、脉细迟。

病理：中气虚寒。

病名：同前。

治法：再与温中理脾。

处方：黄厚附片15g（先煎），淡干姜9g，西砂仁9g，炒白术15g，淡吴萸9g，广木香3g，川桂枝6g，姜半夏15g，大腹皮12g，陈薤白9g，带皮苓9g。(《祝味菊医案经验集·医案》)

冯君年方弱冠，生活毫无节制，于夏天饱食瓜果之后，复贪杯中物，多食肥甘佳肴，以致腹痛腹泻，转为痢疾，赤白相间，里急后重，发热恶寒，连绵不愈，病延半月，形瘦色皎，四肢无

力，精神疲惫，不思饮食，

一医诊为此属暑湿相搏，遏于肠道，复伤于饮食，蕴酿成痢。用清暑消食之药，不见成效。另一医曰：此为痢疾无疑，可遵经旨通因通用之法，开始清凉攻下，如大黄、黄芩、黄连、当归、赤芍、青蒿之类，痢下虽增，病不少减，而疲惫更甚，以后又转为慢性，痢下赤白，迁延不断，动则乏力，延请祝医诊治，祝曰：君所患者实为滞下，按其痢情，乃为阿米巴痢疾，亦非暑湿为因，乃瓜果伤中，膏粱厚味消化受阻，郁于肠中而成。痢疾生于肠黏膜，犹皮肤所生疮疖，白者为脓，红者为血，余亦用通因通用之法，不过通导排脓而已。

处方：酒制大黄9g，生白芍15g，当归12g，黄连6g（后下），花槟榔9g，枳实9g，广木香9g，肉桂6g，生甘草6g，桔梗15g，大贝母12g。

服药三帖，痢疾赤白排出较多，腹中胀满渐舒。祝曰：可乘胜前进。于前方中增鸦胆子4粒，桂圆肉包满，用开水吞下。门弟子询问其故，祝曰：余之处方，即古芍药汤法，桔梗为排脓必用之品，对痢疾有卓效。鸦胆子有清热解毒之作用，为不使鸦胆子在胃内起毒化作用，故用桂圆肉包好，经过消化，鸦胆子入肠，消炎解毒，以除病根，余用多次，效果甚佳。（《祝味菊医案经验集·医案》）

顾先生。

一诊：1940年1月23日。

症状：腹泻经年不已，时见赤白，苔白腻，脉沉细。

病理：中寒湿盛，痢后湿邪未清。

病名：休息痢。

治法：当与温中化滞。

处方：漂苍术 15g，黄附块 15g（先煎），炮姜 9g，上安桂 4.5g（后下），赤石脂 24g，大腹皮 12g，姜半夏 15g，油当归 9g，煨诃子肉 9g，破故纸 15g，肉豆蔻 9g，淡苁蓉 9g，苦参子 3 粒（桂圆肉包吞）

二诊：1 月 26 日。

处方：上方去当归、苁蓉，加西砂仁 9g，淡吴萸 9g。

三诊：1 月 29 日。

症状：前恙稍瘥，脉仍虚细。

处方：上方去破故纸、肉豆蔻、吴萸，加玉桔梗 9g，益智仁 9g，陈薤白 9g。

四诊：2 月 1 日。

处方：上方去益智仁、诃子肉、砂仁、苦参子，加广木香 4.5g，油当归 12g。（《祝味菊医案经验集·医案》）

李女士。

一诊：1939 年 8 月 2 日。

症状：发热，头痛，体酸，腹痛，滞下，苔腻，脉弦细。

病理：湿浊内蕴，风寒外束，营卫不和，三焦失化。

病名：滞下。

治法：当与辛开温导。

处方：川羌活 6g，广香薷 3g，白杏仁 12g，大腹皮 12g，漂苍术 15g，姜半夏 15g，制草乌 6g，山楂炭 9g，莱菔子 9g，酒军 4.5g，广木香 4.5g，生姜 9g。

二诊：8 月 3 日。

症状：肌热汗出较平，滞下略爽，腹痛，苔腻，脉息转缓。

病理：表气较和，内邪未清。

治法：再与辛开。

处方：上方去香薷、莱菔子、生姜，加鲜藿香 9g，淡干姜 6g，陈薤白 9g，桔梗 9g，姜汁炒酒川连 1.5g。

三诊：8 月 4 日。

症状：肌热已平，腹痛滞下未瘥，苔腻，胸痞，脉息虚缓。

病理：表已和，正虚内邪未除。

治法：再与扶正导滞。

处方：黄附块 15g（先煎），灵磁石 45g（先煎），朱茯神 18g，酸枣仁 30g，姜半夏 24g，黄郁金 6g，淡苁蓉 12g，莱菔子 15g，山楂炭 9g，广木香 4.5g，陈薤白 15g，炒茅术 15g，炮姜炭 9g。

四诊：8 月 6 日。

症状：滞下渐瘥，苔浊，中满，寐不安，脉沉缓。

病理：胃气不和，饮邪格拒。

治法：再与潜阳和中。

处方：黄附片 18g（先煎），灵磁石 60g（先煎），生龙齿 45g（先煎），生牡蛎 45g（先煎），姜半夏 15g，云茯神 18g，破故纸 15g，炒茅术 15g，覆盆子 12g，炒莱菔子 9g，大腹皮 12g，山楂炭 9g，炮姜炭 9g。

五诊：8 月 8 日。

症状：滞下已瘥，苔化，寐稍安，脉沉缓。

治法：再与前法损益。

处方：黄附片 24g（先煎），灵磁石 60g（先煎），生龙齿 45g（先煎），姜半夏 24g（先煎），云茯神 18g，炒茅术 15g，巴戟天 18g，仙灵脾 12g，大腹皮 12g，胡芦巴 12g，藿梗 9g，制川朴 6g，生姜 12g。

六诊：8 月 10 日。

症状：胃纳见苏，溲少，脉沉缓。

治法：再与温潜淡化。

处方：上方去胡芦巴、川朴，加酸枣仁 24g，炒麦芽 15g，茅术改於术，半夏改为 15g。

七诊：8 月 12 日。

处方：上方加紫石英 30g，生首乌 15g，淡干姜 6g。(《祝味菊医案经验集·医案》)

裘老太太。

一诊：

症状：滞下腹痛，新病宿痰，中满为害，里急后重，脉息虚数。

病理：寒蕴于中，凉风外束，营卫遏阻，郁积而成，互相为害。

病名：滞下。

治法：当与温化。

处方：漂苍术 12g，炒乌头 4.5g（先煎），仙半夏 18g，姜汁炒川连 0.6g，陈薤白 9g，炮姜炭 9g，带皮槟榔 9g，橘红 6g。

二诊：

症状：数脉转缓，腹痛稍瘥，脘闷后重。

病理：积滞未清，饮邪中阻。

治法：再与温中。

处方：藿梗 9g，川桂枝 6g，草乌头 4.5g（先煎），姜半夏 18g，姜汁炒川连 1.2g，陈薤白 9g，橘红 6g，大腹皮 9g，漂苍术 12g，淡干姜 9g，制川朴 3g。

三诊：

症状：滞下瘥而微，痞闷吐酸，口干。

病理：中焦水邪泛滥，心阳遏阻，脾精不布，表亦不和。

治法：泻心法加减。

处方：姜半夏 18g，炒白术 12g，带皮槟榔 9g，姜汁炒川连 1.2g，藿梗 6g，川桂枝 4.5g，炮姜炭 9g，西洋参 6g。(《祝味菊医案经验集·医案》)

王太太。

一诊：

症状：腹痛下痢，不爽，脉息濡细。

病理：寒邪外感。

病名：下痢。

治法：与温导。

处方：制川乌 15g（先煎），淡干姜 3g，陈薤白 9g，漂苍术 15g，广木香 4.5g，带皮槟榔 9g，川羌活 4.5g，川桂枝 9g，酒军 4.5g，姜半夏 15g。

二诊：

症状：滞下稍瘥，脉仍濡细。

病理：表解热平。

治法：再与温中行滞。

处方：制川乌 15g（煎），淡干姜 12g，玉桔梗 9g，漂苍术 15g，酒军 3g，姜半夏 15g，广木香 4.5g，川桂枝 6g，陈薤白 9g，制川朴 4.5g。

三诊：

症状：滞下瘥，中满泛恶，月事淋漓，脉息虚细。

治法：再与温调脾肾。

处方：制川乌 15g（先煎），漂苍术 15g，朱茯神 12g，活磁石 45g（先煎），巴戟天 18g，淡干姜 12g，大腹皮 12g，生谷芽 15g，川杜仲 15g，姜半夏 24g，广木香 16g。

四诊：

症状：身热起伏，舌黑泛恶，脉虚紧。

病理：略受寒侵，营卫失调。

治法：再与调和营卫。

处方：炙麻黄 1.5g，川桂枝 3g，远志 2.4g，白杏仁 9g，生白芍 9g，灵磁石 15g（先煎），陈皮 4.5g，仙半夏 9g，乌附块 6g（先煎），生姜 9g。

五诊：

症状：身热平，脉息渐和，头部尚微热，苔仍黑腻，作恶。

病理：中焦遏阻。

治法：再与益阳和中。

处方：乌附块 9g（先煎），生龙齿 18g（先煎），白杏仁 9g，生姜 9g，仙半夏 9g，白苏子 4.5g，制川朴 3g，炒六曲 6g，灵磁石 18g（先煎），带皮苓 16g，远志 2.4g。

六诊：

症状：脉静身凉，黑苔渐化，唇干溲少。

病理：津液未复。

治法：仍当温中和胃。

处方：乌附块 9g（先煎），仙半夏 9g，生龙齿 18g（先煎），茯苓 16g，福泽泻 16g，生牡蛎 18g（先煎），焦谷芽 16g，生白术 9g，川桂枝 3g，陈皮 4.5g。

七诊：

症状：溲浊苔腻，咳嗽不爽。

病理：肺胃未和。

治法：再与温调。

处方：生白芍 9g，制川朴 4.5g，生白术 9g，云茯苓 16g，炙苏子 3g，陈皮 4.5g，生姜 9g，仙半夏 9g，乌附块 9g（先煎），生谷芽 16g。（《祝味菊医案经验集·医案》）

徐姓，男，五十岁。

常居于潮湿之地，因饮食不节，突患痢疾，日夜泻数十次，腹部胀满，里急后重，红白相间，高热不退，迁延十余天之久，形瘦色晦，四肢疲乏，几不能行走矣。到处求医，皆云暑湿内伏，湿热弥漫，湿为黏腻之邪，非易速瘥。又换一医诊治曰：汝之病痢，除赤白之外，还有青黄之色，实为五色痢，而饮食入口即吐，又属噤口痢之类，脾胃已败，将无能为力矣。免处一方，嘱另请高明。徐君为人拘谨，闻此言语，病更加重，呻吟床褥，苦不堪言。经其戚友介绍至祝师处求治。患者呻吟叙述病况。师曰：汝病本不重，因循贻误，致有今日，尚无恐也。患者闻言，愁容为之略展。师又曰：汝病由于中寒与食滞交阻，郁而成痢，应予温通，中寒得温则化，食滞得通即能下行。

处方：附子 12g，熟大黄 9g，槟榔 9g，广木香 9g，肉桂 3g，甘草 6g，桔梗 12g，芍药 12g。

连服三帖，所下赤白之痢甚多，里急后重大减，精神增加，呕吐亦止，渐能饮食。师对诸生指示曰：导气汤加附子为治痢圣药，再加附子如锦上添花矣，今用之果然。

再为处方，以桂圆肉包 7 粒鸦胆子吞服。

赤白痢不见，大便转为黄色。患者徐君颇为欣喜，赋有谢师五言诗：若非祝师明，安得起沉疴，摆脱危险境，谢君应若何。（《祝味菊医案经验集·医案》）

姚女士，四十岁，白尔路太和里。

一诊：

症状：滞下经年不已，成漏症，目花力乏，脉息沉缓。

病理：久痢脾肾俱伤，消化不良，脏器俱失营养。

病名：肠癖，痔漏。

治法：当与温固脾肾为主。

处方：云茯神 18g，菟丝饼 18g，肉豆蔻 9g，酸枣仁 24g，巴戟天 18g，诃子肉 12g，破故纸 18g，赤石脂 24g，炒白术 15g，炮姜炭 9g，姜半夏 12g。

另服卡白松（karbarsone），每服五天停一天。

二诊：

症状：前恙较瘥，脉息虚缓。

治法：再与前法损益。

处方：云茯神 18g，破故纸 18g，赤石脂 24g，酸枣仁 24g（打，先煎），菟丝饼 18g，肉豆蔻 9g，灵磁石 45g（先煎），仙灵脾 12g，炒白术 15g，诃子肉 12g，煨益智 12g，姜半夏 12g，带皮砂仁 9g。

三诊：

症状：便血止，腹膨，纳呆，寒热日作，汗出即罢，脉息虚数。

病理：寒邪外来，营卫不和。

治法：再与标本兼理。

处方：云茯神 18g，川桂枝 9g，炒茅术 15g，酸枣仁 24g（打，先煎），北柴胡 9g，赤石脂 24g，生牡蛎 30g，姜夏 18g，益智仁 12g，破故纸 18g，肉豆蔻 9g，淡干姜 9g，大腹皮 9g。

四诊：

症状：寒热已无，泄泻，腹胀稍瘥，脉息转缓。

病理：表邪解。

治法：再与益气理脾，兼培心肾。

处方：生西芪 15g，灵磁石 30g（先煎），破故纸 18g，云茯神 18g，生白术 15g，肉豆蔻 12g，酸枣仁 24g（打，先煎），姜半夏 15g，益智仁 12g，赤石脂 24g，炮姜 9g，带皮砂仁 9g，北柴胡 4.5g。（《祝味菊医案经验集·医案》）

一个患阿米巴痢疾的病人，日夜泻下二十余次，发热恶寒，腹痛甚剧，呕吐频频，不思纳谷，泻下之物，便少而脓血多。为痢疾属湿浊内阻，肠中腐血蕴酿而成脓，祝医生皆用导下合排脓之品，脓一排出，则肠中腐血清澈，病症自然减轻。

处方：桔梗、酒制大黄、生白芍、肉桂、槟榔、当归、广木香、陈枳实、黄连。

服后，排便较为通畅，次数大减，腹不胀满，疼痛亦轻。以原方倍桔梗，脓血排出，症状亦随之消失，不久即愈。（《祝味菊医案经验集·医案》）

邹先生。

一诊：

症状：腹如寒侵，痛下不爽，欲作滞象，脉细濡。

病理：下虚中寒。

病名：滞下。

治法：当与温通。

处方：制川乌 15g（先煎），淡干姜 9g，川羌活 6g，漂苍术 15g，生军 6g（后下），大腹皮 12g，川桂枝 6g，广木香 4.5g。

二诊：

症状：痛下瘥，脉息细迟。

治法：再与前法损益。

处方：制川乌 15g（先煎），川桂枝 6g，大腹皮 3g，漂苍术 15g，生谷芽 15g，陈艾绒 4.5g，酒军 3g，淡干姜 9g，广木香 4.5g，仙半夏 12g。（《祝味菊医案经验集·医案》）

◆ 胁痛

有一张姓患者。面容憔悴而带黑色，四肢无力，肝区隐隐作痛，有时牵引后背痛，数月以来，无一日之停。遍求名医诊治，冀能减少苦痛。某医生曰：君患胆囊结石，已属确诊，痛则不通，不通则痛，应以排石为主。用金钱草、鸡内金之属，毫无寸效。于是又换一医，曰：前医处方虽是，惟手段太小耳。于前方中再加大黄、玄明粉、瓜蒌仁之类，日泻数次，甚觉萎顿，但结石未被排出。又至西医院外科，请求手术治疗。医师因患者身体虚弱，暂时不能手术，应候体力恢复，再行手术为宜。病人展转思维，毫无他法，后经友人介绍至祝医生处医治，祝了解其全部发病经过后，曰：治病须辨证论治，要有整体观念，如仅执成方以治病，非良策也。君身体虚弱，又患有结石，余用先顾正气，佐以疏肝胆之品，可一试之。

处方：黄厚附片12g（先煎），柴胡、川续断、枸杞子、枳壳、延胡索、制香附各9g，鸡血藤12g，炙草6g。

先服四剂，精神较振，肝区隐痛及肩部反射疼痛均止，再服四剂，诸症悉除。（王云锋.祝味菊名医类案回忆录之三.辽宁中医杂志，1986，（4）：41）

◆ 黄疸

陈君，男，三十余岁。

体质尚称健康，勤于工作，日以继夜。在一次强力劳动之后，全身衰弱无力，初以为系暂时疲劳，怎奈小息之后，疲劳不减，继而关节及肌肉作湿痹样疼痛，头昏耳鸣、失眠心悸等症随之而来，不久肠胃症状出现，胃痛呃逆，呕吐泛恶，食欲不振，便秘腹泻交替发作，身体日渐羸瘦，体重减轻不少。叠请名医诊治，有谓系风湿性关节炎所引起，用祛风通络之药。有曰头昏耳鸣，乃肾阴不足之徵，养阴平肝，亦不见效。以后颜面、颈背、腋下皮肤逐渐变色，状如紫铜，询问医生所答复之病由，皆不能使患者满意，经友人介绍请祝医诊治，祝即按照四诊为之诊断，曰：君所患之病，系少见之疾患，名为甲状腺减少病，简称甲减，即西医所称阿狄森氏病，中医谓为黑疸劳疾。前期之疲劳，关节湿痹作痛，头昏、呕吐、胃痛等，实即甲减前驱症状，中医历来谓黑色乃肾水之色，肾脏之色外见，肾藏阴阳不足，乃显而易见，病因已明，何难设法，应循序按先后治疗，先健脾阴以和胃脏。

处方：黄厚附片 14g（先煎），炒党参 16g，炒白术 12g，淡干姜 6g，姜半夏 12g，陈皮 6g，活磁石 30g（先煎），川芎 9g，丹参 14g，白蔻壳 9g，大腹皮 12g，陈枳壳 9g，炒六曲 12g。

服药三帖，胃肠症状大减，纳谷渐馨，病人转忧为喜曰：吾之恙似有好转。祝曰：能听我言，当可全廖，今脾胃之症，逐渐消失，而色素沉着依然未动，为今之计，应大补阴阳，以治病之本。

处方：黄厚附片 16g（先煎），大熟地 16g，肉桂 4g，炒党参 14g，补骨脂 12g，山萸肉 12g，巴戟天 12g，仙灵脾 12g，仙茅 12g，淮山药 12g，活磁石 30g（先煎），当归 12g，炒白术 12g，枸杞子 12g，大枣 10g。

先后共服药十帖，精神大振，颜面、颈部、背脊、腋下等处之黑色逐渐消失。形不足者，补之以气；精不足者，补之以味。乃于原方加鹿角胶 12g。

连服六帖，色素沉着已大半，眠食俱佳。

后用全鹿丸（全鹿、牛膝、党参、肉苁蓉、杜仲、沉香、当归、地黄、黄芪、锁阳、枸杞子等），每日 12g，分两次服，一个月后，黑色全消，健康如常人。（《祝味菊医案经验集·医案》）

邱先生，新闸路仁济里。

一诊：

症状：初病头痛发热，继以呕吐，吐止复呃，肤黄，脘痛拒按，苔黑面干，不多饮，脉缓大。

病理：食湿中阻，寒邪外束，营卫不和，胃肠壅滞，三焦失化，湿邪郁蒸而成黄疸，伤寒太阴太阳合病疸症。

病名：黄疸。

治法：（原缺）

处方：水炙麻黄 6g（后下），旋覆花 9g，乌附块 15g（先煎），川桂枝 6g（后入），淡干姜 9g，柿蒂 7 个，姜半夏 24g，灵磁石 60g（先煎），丁香 2g，带皮槟榔 12g，黄郁金 9g，藿梗 9g，代赭石 24g。

二诊：

症状：呃止黄退，肌热亦平，心悸，纳呆，脉息虚缓。

病理：表和湿化，中阳伤而不复，脾失健运，心力亦衰。

治法：再与潜阳益脾。

处方：灵磁石 60g（先煎），炒茅术 15g，北茵陈 12g，朱茯神 18g，仙半夏 12g，乌附块 15g（先煎），酸枣仁 24g（打，先煎），大腹皮 12g，藿梗 9g，带皮砂仁 9g，生谷芽 12g，生姜 9g。

三诊：

症状：忽见厥热，心悸，白㾦叠叠，脉息虚细。

病理：正虚邪恋，心力衰惫，卫阳不达。

治法：再与扶阳强心，兼调营卫。

处方：灵磁石 60g（先煎），川桂枝 6g，乌附块 18g（先煎），朱茯神 18g，蜜炙麻黄 4.5g，姜半夏 18g，酸枣仁 24g（打，先煎），粉葛根 4.5g，炒茅术 15g，黄郁金 9g，藿梗 9g，大腹皮 12g，生姜 12g。

检血有回归热，打一针而热渐平。

四诊：

症状：汗出，肌热渐平，心悸亦瘥，脉转缓。

病理：表气渐和，中阳较复。

治法：再与扶阳强心，佐以淡化。

处方：灵磁石 60g（先煎），川桂枝 9g，朱茯神 18g，姜半夏 18g，酸枣仁 24g（打，先煎），炒茅术 15g，大腹皮 12g，西砂壳 9g，生姜 12g。

五诊：

症状：热平，纳醒，微咳，脉缓。

病理：表和，中阳渐复，肺气未肃。

治法：再与前法损益。

处方：灵磁石 45g（先煎），姜半夏 18g，朱茯神 18g，炒茅术 15g，白杏仁 12g，酸枣仁 24g（打，先煎），北茵陈 15g，白苏子 9g，大腹皮 12g，川桂木 9g，生姜 12g。

六诊：

症状：咳呛，腰酸，纳呆，苔白，脉缓。

病理：中寒，肺气不肃，脾失健运。

治法：再与温中肃肺。

处方：灵磁石 45g（先煎），姜半夏 24g，蜜炙麻黄 4.5g，朱茯神 18g，炒茅术 15g，生紫菀 12g，酸枣仁 24g（打，先煎），金黄附片 24g（先煎），白杏仁 9g，毛狗脊 15g，白苏子 6g，淡干姜 9g，带皮砂仁 9g，大腹皮 12g。

七诊：

症状：咳呛、腰酸稍瘥，苔化，纳醒，脉虚缓。

病理：中阳渐复。

治法：再与前法损益。

处方：灵磁石 45g（先煎），炒茅术 15g，仙灵脾 12g，金黄附片 24g（先煎），巴戟天 24g，川杜仲 15g，酸枣仁 24g（打，先煎），姜半夏 18g，淡干姜 9g，毛狗脊 15g，带皮砂仁 9g，大腹皮 12g，生谷芽 15g。（《祝味菊医案经验集·医案》）

王先生，金神父路。

一诊：1 月 15 日。

症状：面色黑暗，目皆黄，苔腻溲迟，脉息虚细。

病理：湿邪遏阻，三焦失化，心肾亦衰。

病名：黄疸。

治法：与扶阳益肾，兼理三焦。

处方：黄附片 18g（先煎），北茵陈 15g，黄郁金 9g，川桂枝 9g，漂苍术 15g，大腹皮 16g，带皮苓 18g，仙灵脾 16g，淡干姜 6g，北柴胡 4.5g。（《祝味菊医案经验集·医案》）

◆ 癥瘕

沈先生。

一诊：1940 年 1 月 27 日。

症状：右胁痞硬，嗳气肢浮，脉息虚而微数。

病理：气虚湿盛，肝脏肿大，血行障碍。

病名：肝肿。

治法：当与温化为主。

处方：生牡蛎 30g（先煎），北柴胡 9g，酒炒当归 9g，陈枳壳 9g，黄郁金 9g，炒茅术 15g，赤苓皮 15g，大腹皮 12g，黄附片 12g（先煎），水炙南星 12g，生姜 9g。

二诊：1 月 31 日。

治法：再与舒肝理脾。

处方：生牡蛎 45g，北柴胡 9g，酒炒当归 9g，炒茅术 15g，炒青皮 6g，大腹皮 12g，水炙南星 12g，仙半夏 18g，藿梗 9g，青木香 4.5g，生姜 9g。（《祝味菊医案经验集·医案》）

◆ **鼓胀**

施女士。

一诊：1939 年 5 月 25 日。

症状：病已经年，初起全身肿胀，近年四肢尽消，单腹肿胀，口干，纳呆，泛恶，溲少，脉沉微。

病理：心脾两虚，水津失布，水聚于中，已成臌胀。

病名：单腹胀。

治法：当与强心益脾。

处方：黄厚附片 18g（先煎），川椒目 18g，生白术 15g，带皮苓 18g，大腹皮 12g，砂蔻壳各 9g，上安桂 4.5g（冲服），仙灵脾 12g，生谷芽 15g，酸枣仁 30g（打，先煎）。

二诊：5 月 30 日。

症状：前方服后，腰部稍宽，略能进食，脉仍微细。

病理：脾运稍动，但正气未复。

治法：再予强心理脾。

处方：黄附块 24g（先煎），带皮苓 24g，生白术 15g，上安桂 4.5g，仙灵脾 12g，酸枣仁 30g（打，先煎），桑寄生 15g，川椒目 9g，大腹皮 12g，西砂壳 9g，生姜 9g。（《祝味菊医案经验集·医

案》)

◆ **头昏**

胡夫人，新闸路同安坊 22 号。

一诊：1 月 20 日。

症状：头昏耳鸣，苔白腻，夜不成寐，便秘，肌热，微有起伏，脉息弦芤。

病理：下虚上盛，中湿隔拒，阳上浮，潜藏失，下虚上盛，隔阳于上。

病名：下虚阳浮，失眠肌热。

治法：当与温潜为主。

处方：灵磁石 60g（先煎），生牡蛎 45g（先煎），酸枣仁 24g（先煎），麦芽 15g，生龙齿 15g（先煎），黄附片 15g（先煎），明天麻 6g，大腹皮 12g，朱茯神 18g，姜半夏 24g，茅术 15g，酒连 4.5g（泡冲）。

二诊：

症状：诸恙如前，脉转沉细。

治法：再与潜阳益脾。

处方：灵磁石 60g（先煎），酸枣仁 24g，明天麻 6g，生龙齿 45g（先煎），仙半夏 24g，苦丁茶 2.4g（泡），朱茯神 18g，茅术 15g，白杏仁 12g（打），麦芽 15g，大腹皮 12g，半硫丸 15g（包，先煎），仙灵脾 16g。

三诊：1 月 24 日。

症状：寐尚未安，大便行而不畅，苔腻，脉沉缓。

病理：浮阳未敛，心肾不交。

治法：再与前法损益。

处方：灵磁石60g（先煎），酸枣仁24g，茅术15g，生龙齿45g（先煎），朱茯神24g，柏子霜9g，明天麻9g，姜半夏24g，白杏仁12g（打），半硫丸18g（包，先煎），远志4.5g，黄附片15g（先煎），仙灵脾12g，大腹皮12g。（《祝味菊医案经验集·医案》）

朱奶奶。

一诊：

症状：头昏便秘，苔腻，脉沉滑。

病理：中湿遏阻。

病名：湿阻。

治法：当与温化。

处方：藿梗9g，炒茅术15g，制川朴4.5g，仙半夏24g，大腹皮12g，陈皮6g，生姜9g，白杏仁12g，栝楼皮9g，明天麻9g。

二诊：

症状：诸恙稍瘥，脉息沉缓，苔腻中满。

治法：再与温化为主。

处方：活磁石30g（先煎），炒茅术15g，藿梗15g，陈皮6g，生牡蛎30g（先煎），带皮苓18g，黄厚附12g（先煎），生姜9g，姜半夏18g，大腹皮12g，川桂枝9g。（《祝味菊医案经验集·医案》）

◆ 中风

陈某。

高年体丰湿盛，真阳下虚，肝木素旺，秋间病肝风，挟痰饮上导，舌强手摇，几成风痹。后进平肝祛痰，继以温下潜阳而安。兹当冬令，阴寒用事，即宜温养下元，以助蛰藏。

破故纸 90g，淫羊藿 90g（洒炒），巴戟天 180g，厚附片 120g，炙韭子 45g，枸杞子 60g，胡芦巴 60g，小茴香 60g，白茯苓 90g，川杜仲 90g，益智仁 45g，生於术 90g，仙半夏 60g，橘红 6g，沉香 9g，菖蒲 9g，远志 27g，川续断 45g，桑寄生膏 120g，鹿角胶 120g，磁朱丸 180g，牛骨髓 120g。

上药如法加炼蜜为丸，如梧子大，每服 9～12g。白汤加姜汁送下。(《祝味菊医案经验集·医案》)

葛先生，新闸路，仁洛里。

一诊：3 月 2 日。

症状：类中经年，近增气逆，痰鸣自汗，苔腻神衰，脉弦大而芤。

病理：高年真阳已衰，气血上并，湿痰中阻，新为暴寒外干，阳气外越，已成脱亡之象。

病名：类中，阳脱。

治法：急与回阳镇逆为法。

处方：灵磁石 45g（先煎），酸枣仁 30g（先煎），黑锡丹 18g（先煎），生龙齿 45g（先煎），别直参 9g（先煎），远志 18g，朱茯神 18g，姜半夏 18g，黄附片 24g（先煎），仙灵脾 12g，橘红 4.5g。(《祝味菊医案经验集·医案》)

某女性，中风昏厥，肢温，舌强不语，人事不省，四肢略强直，颜面深红，脉象弦芤而数。

方用黄附片 12g（先煎），羚羊尖 4g（先煎），肉桂 2g（后下），酸枣仁 20g，川羌活、制南星、火麻仁各 9g，活磁石 45g（先煎）。竹沥一汤匙，生姜汁 4g，和入药内。

祝氏常用此方，每收良效。(《祝味菊医案经验集·医案》)

曾用此方（指古方资寿解语汤。附子与羚羊同用，祝氏常用其治疗中风，其谓："羚羊治脑，附子强心，阳气虚而有脑症状者最宜。"编者注）治一老翁中风抽搐，数帖而愈。（《祝味菊医案经验集·医话》）

张先生。

一诊：1月14日。

症状：耳鸣目花，肢麻言謇，口歪气逆，溲频短，苔白腻，脉沉弦。

病理：下虚上盛，血压过高，气血上并，中湿复盛，经络壅滞，心肾亦衰。

病名：阳虚感寒，类中。

治法：当与潜阳化湿，兼益心肾。

处方：磁石60g（先煎），茅术15g，牡蛎15g，朱茯神18g，姜半夏24g，枣仁24g，附片15g（先煎），菊花6g，明天麻9g，桑枝15g，大腹皮12g，黑锡丹9g，生姜汁半茶匙。

二诊：1月16日。

治法：再与潜阳、淡化。

处方：灵磁石60g（先煎），茅术18g，生牡蛎45g（先煎），茯神18g，破故纸15g，附片18g（先煎），胡芦巴15g，酸枣仁24g，姜汁炒川连2.4g，仙灵脾12g，明天麻9g，大腹皮12g。

三诊：

症状：诸恙如前，脉仍弦细。

治法：再与前法损益。

处方：灵磁石60g（先煎），茅术18g，酒连1.8g，生牡蛎45g（先煎），云茯神18g，黄附片18g（先煎），姜半夏30g，上安桂4.5g（后下），明天麻6g，大腹皮12g，黑锡丹12g（先煎），生姜9g。（《祝味菊医案经验集·医案》）

◆ 水肿

安先生。

一诊：1939 年 12 月 15 日。

症状：脚肿，苔腻，脉息缓大。

病理：阳虚，心脾不足，湿邪下注。

病名：湿气脚肿。

治法：当与温化淡渗为主。

处方：生茅术 15g，黄附片 18g（先煎），川桂枝 9g，生薏仁 24g，木防己 12g，灵磁石 45g（先煎），川独活 6g，宣木瓜 15g，大腹皮 12g，姜半夏 15g。

二诊：12 月 26 日。

症状：脚肿渐消，脉仍缓大。

治法：再与通阳化湿，以丸剂缓调。

处方：黄附块 90g（先煎），生薏仁 120g，灵磁石 120g（先煎），川牛膝 45g，木防己 90g，仙灵脾 60g，宣木瓜 120g，老松节 60g，巴戟天 90g，川桂枝 60g，川独活 60g，桑寄生 120g，生三七 30g，棉子霜 90g。

上药如法炮制，炼蜜为丸如绿豆大，每服 15 粒，日三服，饭前白汤下。(《祝味菊医案经验集·医案》)

张先生，老年，大华医院。

一诊：

症状：肤浮，溲血，消化不良，呃逆，神衰，脉细沉。

病理：肾水肿，阳失健运，脾运不良，横膈膜相挛，肾气不能摄纳。

病名：水肿虚呃逆。

治法：当与温中降逆。

处方：生白术 15g，丁香 2.1g，生牡蛎 30g（先煎），带皮苓 2.4g，柿蒂 9 枚，川桂木 6g，旋覆花 12g，姜半夏 24g，淡干姜 6g，代赭石 30g（先煎），泽泻 10g。（《祝味菊医案经验集·医案》）

朱先生。

一诊：1941 年 1 月 12 日。

症状：气促痰多，溲少，腹膨，下肢肿胀，脉沉细而虚。

病理：心肾两虚，脾湿复盛，肝气郁而不达，三焦俱失疏化。

病名：水肿。

治法：当与扶阳强心益肾，兼理三焦。

处方：黄附片 18g（先煎），生牡蛎 45g（先煎），带皮苓 24g，大腹皮 12g，炒茅术 15g，安桂 4.5g（后下），川椒目 12g，炒青皮 4.5g，生姜皮 9g，西砂壳 9g，刺蒺藜 12g，姜半夏 18g，仙灵脾 12g。

二诊：1 月 14 日。

症状：逆气稍瘥，痰爽，囊肿渐消，大便行，溲亦增，脉仍虚缓。

病理：中阳稍化，心脾仍衰。

治法：再与前法损益。

处方：上方去半夏、青皮、刺蒺藜，茅术改白术，附片改为 24g，加胡芦巴 9g，灵磁石 45g，酸枣仁 24g。

三诊：1 月 16 日。

症状：全身浮肿渐消，忽增咳呛，脉仍虚缓。

病理：心力稍佳，中阳未化，新感外邪，肺气不肃。

治法：再与扶阳强心，兼肃肺气。

处方：蜜炙麻黄 4.5g，白杏仁 12g，黄附块 30g（先煎），带皮苓 24g，白苏子 9g，川桂木 9g，仙灵脾 12g，灵磁石 60g（先煎），酸枣仁 24g，生白术 15g，大腹皮 12g，川椒目 12g，生姜 12g。（《祝味菊医案经验集·医案》）

◆ **淋病**

谢先生。

一诊：

症状：淋病后，尿道狭小，会阴胀痛，脉息细紧。

病理：肾虚失化。

病名：淋病。

治法：当与温化为治。

处方：金铃子 9g，制川乌 12g（先煎），仙灵脾 12g，黑大豆 30g，藿梗 9g，葫芦巴 12g，川桂枝 6g，炒橘核 15g，煨姜 9g。

二诊：

症状：昨服前方后痛胀减，脉息转缓。

治法：再与前方增损。

处方：金铃子 9g，制川乌 15g，炒车前子 9g，川桂枝 9g，炒橘核 6g，小茴香 9g（盐水炒），煨姜 6g，黑大豆 30g，仙灵脾 12g，藿梗 9g。（《祝味菊医案经验集·医案》）

◆ **遗精**

方先生，壮年。

症状：宿有咯血，近期遗精，失眠，苔白，脉弦而芤。

病理：证属精关不固。

病名：遗精。

治法：当与桂枝加龙骨牡蛎法。

处方：生牡蛎 30g（先煎），生龙骨 24g（先煎），川桂枝 9g，生白芍 9g，生白术 15g，白莲须 12g，大芡实 15g，姜半夏 15g，云茯神 15g，酸枣仁 18g（打，先煎），灵磁石 45g（先煎），沙苑子 12g。

二诊：遗精已少，夜已得寐，舌苔渐化，脉转沉细。

治法：再与前法损益。

处方：生牡蛎 30g（先煎），生龙骨 24g（先煎），黄附片 12g（先煎），川桂枝 9g，云茯神 15g，酸枣仁 18g（打，先煎），沙苑子 18g，覆盆子 12g，生白术 15g，姜半夏 15g，灵磁石 45g（先煎），炒茅术 12g，生白芍 9g。（《祝味菊医案经验集·医案》）

徐先生，同孚路。

一诊：1 月 15 日。

症状：纳少，便不爽，神衰遗泄，脉息虚细。

病理：正气不足，心脾两衰，精关亦不固秘，心脾肾三脏俱衰。

病名：遗泄。

治法：与温养。

处方：生龙骨 30g，酸枣仁 24g，破故纸 18g，生牡蛎 30g，川桂枝 9g，益智仁 12g，朱茯神 15g，生白芍 9g，白术 15g，仙半夏 12g，西砂仁 9g，白莲须 12g，生姜 9g。（《祝味菊医案经验集·医案》）

◆ **血证**

曹先生，霞飞路 16 号。

一诊：1 月 20 日。

症状：肌热一周已过，神昏便黑，舌干有糜且现呃逆，脉息虚缓。

病理：寒邪外干，营卫不和，表邪内陷，肠膜出血，高年正气久衰，终属险候。

病名：少阴伤寒（便血）。

治法：当与潜阳强心，和中达表。

处方：灵磁石60g，川桂枝6g，姜半夏18g，黄附片15g（先煎），生龙齿30g，水炙麻黄3g，白术15g，赤石脂24g，粉葛根9g，酸枣仁24g，朱茯神18g，炮姜炭6g，大腹皮12g。（《祝味菊医案经验集·医案》）

陈先生。

一诊：

症状：鼻衄气促，胸闷，舌苔滑，脉搏虚缓。

病理：肝肾不足，下虚寒而上假热，鼻衄气促，胸闷，舌苔滑、脉虚缓。

治法：当柔肝摄肾为主。

处方：生龙齿30g（先煎），菟丝饼18g，炮姜炭4.5g，活磁石30g（先煎），破故纸18g，橘红4.5g，仙半夏15g，炙苏子6g，黑锡丹18g。

二诊：

症状：鼻衄止，气促微瘥，脉沉虚。

病理：肾气不足，摄纳无权。

治法：仍当温热。

处方：破故纸18g，朱茯神18g，仙半夏15g，灵磁石30g（先煎），炒白术12g，炙苏子6g，黑锡丹15g，覆盆子12g，炒杜仲12g，炮姜4.5g。（《祝味菊医案经验集·医案》）

黄先生，小东门。

一诊：1 月 24 日。

症状：咯血，一再发作，寐少遗泄，脉息虚而微数。

病理：肺损，下虚精关不固。

病名：肺损。

治法：当与温固三焦，兼肃肺气。

处方：蒸百部 9g，酸枣仁 24g，生龙骨 30g（先煎），沙苑 18g，炙苏子 9g，灵磁石 45g（先煎），菟丝饼 18g，炒姜炭 6g，朱茯神 15g，生牡蛎 30g，破故纸 18g，淮山药 15g，生三七（磨冲）。(《祝味菊医案经验集·医案》)

王君者，年三十许，患咯血甚剧，形瘦体弱，咳则咯血。某医生谓：肝阳上亢，肝阴亏虚而络脉损破，所谓木叩金鸣，恐入痨瘵之途，慎之慎之。是故患者精神负担加重，转请祝医生诊治。祝医生察色按脉，先别阴阳，曰：此虚阳上浮也，病属小疾，何惧之有！能服吾药，不听闲言，则指日可瘳。今忆其处方为：活磁石 45g（先煎），生龙齿 30g（先煎），黄厚附片 12g（先煎），炮姜炭 9g，茜根炭 9g，三七粉 4g（分吞），仙鹤草 12g，酸枣仁 9g（打），朱茯神 9g，炒麦芽 12g，陈棕炭 9g，党参 12g。服药二帖后，颜面浮红顿减，咯血已少一半，精神为之一振，再去复诊。祝医生曰：虚阳大解矣，再服四帖，咯血可止，毋庸服药。(《祝味菊医案经验集·医案》)

韦君。

一诊：

症状：血溢于上，苔白，脉弦虚。

病理：肝肾下虚，阳失潜养，湿痰中阻。

病名：咳血。

治法：当与温潜为主。

处方：仙半夏 15g，带皮苓 18g，菟丝饼 15g，朱茯神 15g，白芥子 6g，补骨脂 15g，田三七 3g，制川朴 3g，广郁金 12g，黑锡丹 18g。

二诊：

症状：脉息沉微，弦象已瘥，咳呛痰中而瘀血。

治法：再与前法损益。

处方：破故纸 18g，炙百部 4.5g，朱茯神 15g，炒杜仲 15g，仙半夏 15g，制川朴 3g，黑锡丹 15g，覆盆子 12g，菟丝饼 24g，炙苏子 15g。

三诊：

症状：瘀血咳嗽已瘥，脉转沉迟。

病理：脾肾之阳俱虚。

治法：再与温养。

处方：乌附块 9g（先煎），破故纸 18g，炙苏子 6g，朱茯神 15g，巴戟天 18g，炮姜 6g，橘饼半个，炒白术 12g，仙半夏 15g，炙百部 4.5g。

四诊：

症状：脉息迟而微弦，苔腻，便秘。

病理：脾肾两虚，湿邪遏阻。

治法：再与扶正固本。

处方：乌附块 9g（先煎），制川朴 3g，巴戟天 15g，炙苏子 6g，炒白术 12g，朱茯神 15g，仙半夏 15g，陈皮 4.5g，白芍 12g，破故纸 15g，炮姜 6g。

五诊：

症状：脉转弦缓，胃纳亦增。

病理：脾肾之阳渐化。

治法：再守前法为治。

处方：乌附块 12g（先煎），仙半夏 15g，带皮苓 15g，仙灵脾 12g，菟丝饼 18g，炮姜 9g，生谷芽 15g，巴戟天 18g，炒白术 12g，制川朴 3g。(《祝味菊医案经验集·医案》)

徐世兄。

一诊：

症状：阳络破伤，咯血盈瓶，时作时止，苔黑而润，脉象虚缓，日轻夜重。

病理：肝肾下虚，因感身热，虚阳上并，血亦随之。

病名：咯血。

治法：潜阳摄肾为主。

处方：生龙齿 30g（先煎），覆盆子 15g，灵磁石 30g（先煎），朱茯神 18g，炮姜 6g，破故纸 18g，仙半夏 24g，黑锡丹 9g。

二诊：

症状：昨与潜阳摄肾，咯血稍瘥，脉亦略敛。

病理：再与前法出入为治。

处方：破故纸 18g，仙半夏 18g，生牡蛎 30g（先煎），生龙齿 30g（先煎），朱茯神 15g，生三七 2.1g，黑锡丹 6g，乌附块 9g（先煎），炮姜炭 6g，菟丝饼 18g。

三诊：

症状：连进潜阳摄肾，脉转沉细。血少色淡，咳时热气上腾。

病理：肝肾之阳仍未潜摄。

治法：再与柔肝潜阳，兼肃肺气。

处方：生龙齿 45g（先煎），生牡蛎 45g（先煎），炙苏子 6g，仙半夏 18g，制百部 4.5g，朱茯神 18g，菟丝饼 24g，破故纸 24g，炮姜炭 6g，巴戟天 18g，陈皮 3g，黑锡丹 9g。

按：二诊加用附块后，见咳时热气上腾，恐热升血升，即不用附块。

四诊：

症状：脉转虚缓，热渐较平，苔心黑色未尽退。

病理：肝肾虚阳，已有潜藏之势，寒热邪瘀滞，尚未尽降。

治法：再与摄阳肃肺。

处方：乌附块 12g（先煎），仙半夏 18g，制百部 4.5g，生龙齿 45g（先煎），淡干姜 4.5g，玉蝴蝶 6g，田三七 3g，生牡蛎 45g（先煎），炙苏子 3g，菟丝饼 24g。

五诊：

症状：血止，浊痰犹多，黑苔已化，脉应指。

病理：中阳渐复，肝肾亦潜。

治法：再与昨法为治。

处方：乌附块 12g（先煎），菟丝饼 24g，仙半夏 15g，淡干姜 6g，生龙齿 45g（先煎），破故纸 24g，沙苑子 15g，炙苏子 4.5g，生牡蛎 45g（先煎），覆盆子 12g，朱茯神 15g。

六诊：

症状：血止两日未见，脉转虚缓，苔化而唇稍红。

病理：肝肾之阳，犹少潜摄。

治法：再与温潜为主。

处方：生龙齿 45g（先煎），淡干姜 6g，仙半夏 15g，炙苏子 4.5g，灵磁石 45g（先煎），甘枸杞 12g，破故纸 24g，橘红 4.5g，乌附块 15g（先煎），菟丝饼 24g，炒白薇 3g。

七诊：

症状：血止三日，复感微寒，咳呛胸痛，脉虚弦。

病理：肝肾之阳稍潜。

治法：再与温潜，兼调肺肾。

处方：炙百部 4.5g，灵磁石 30g（先煎），破故纸 18g，炙苏子 4.5g，乌附块 15g（先煎），仙半夏 15g，橘红 4.5g，生龙齿 30g（先煎），炮姜炭 6g，覆盆子 12g。

八诊：

症状：脉息日渐缓和，胃纳亦增。

病理：肝肾潜纳，营卫不调。

治法：再与柔肝填肾。

处方：生龙齿 45g（先煎），乌附块 15g（先煎），炙苏子 4.5，破故纸 16g，朱茯神 4.5g，淮山药 15g，淡干姜 4.5g，菟丝饼 18g，活磁石 30g（先煎），熟地炭 15g，仙半夏 15g。

九诊：

症状：面部红色已褪，寐食已安，痰色犹浊。

病理：肝肾潜藏，肺胃余热未清。

治法：仍宜前意。

处方：生龙骨 30g（先煎），仙半夏 12g，熟地炭 18g，生牡蛎 30g（先煎），云茯苓 15g，炙苏子 4.5g，陈皮 3g，乌附块 9g（先煎），炒白术 12g，菟丝饼 18g，淡干姜 3g。（《祝味菊医案经验集·医案》）

治门人王兆基鼻衄。

伤风故可以辛凉愈也，目赤鼻衄，固然可以辛寒愈也，愈之者辛散之效，非寒凉之功也。设非气盛有余之人，厥疾虽瘥，而正气已阴蒙其害矣。门人王兆基素质瘦弱，频患伤风，易于鼻衄，医常为风热主以辛凉，散之亦愈又谓阴虚火旺，清之则衄亦止，然伤风鼻衄，发作益频，医药数载，生趣索然，因就诊于余，改予温潜之方，其恙若失，因受业于门下，迄今多年，旧病迄未发，

而神气焕然矣。(《祝味菊医案经验集·医话》)

庄先生，徐家汇。

一诊：1月25日。

症状：咳血，上气、下利，肢浮，脉绝。

病理：肺损有日，心脾衰脱。

病名：肺损。

治法：姑以人参四逆加味以救脱亡。

处方：太子参9g，朱茯神18g，黄附片30g（先煎），酸枣仁30g，炮姜炭6g。(《祝味菊医案经验集·医案》)

◆ 痰饮

某女，43岁。

咳嗽痰出不爽，胁肋疼痛，转侧更甚，胀满引痛，莫可名状，气短息促难平为时已久。舌苔薄腻，脉象弦而带滑。辨为病久阳气式微，饮留胸胁更甚，阻络迫肺，发为悬饮。治以振奋阳气，逐饮豁痰。

处方：黄厚附片12g（先煎），柴胡9g，控涎丹2g（吞），白芥子、莱菔子各9g，姜半夏15g，川桂枝9g，磁石30g（先煎），炙苏子（包煎）、陈皮各9g。

上方服四剂，咳嗽逐渐爽利，胁肋胀痛顿觉轻松，气息亦平。病情已减，续进四剂，行走称便，胁痛若失。

严女士，老年，北江西路安庆里4号。

一诊：

症状：脘痛，苔白，二便不调，食后胀饱，色萎神衰，寐不安，脉息虚迟。

病理：气虚血少，消化不良，饮邪中聚，阳失潜藏。

病名：水饮。

治法：当与温养心脾，兼培气血。

处方：生西芪15g，姜半夏24g，当归身6g，云茯神18g，炒茅术15g，大腹皮12g，酸枣仁24g（打，先煎），金黄附片18g（先煎），良姜炭9g，生谷芽15g，陈皮9g，生牡蛎30g，灵磁石45g（煎）。病人为广东籍梅医生介绍，嘱再注射肝精。

二诊：

症状：白苔化，腹满，二便不调，脉虚缓。

治法：再与前法损益。

处方：灵磁石45g（先煎），云茯神18g，生西芪15g，金黄附片18g（先煎），酸枣仁24g（打，先煎），仙灵脾12g，上安桂4.5g（后入），炒茅术15g，巴戟天18g，姜半夏24g，大腹皮12g，西砂壳9g，良姜炭9g。

按：苔化而余症未解，加安桂加强气化行水作用。

三诊：

症状：胃纳略醒，腹满亦瘥，二便已调，苔化，脉虚细而缓。心脾之阳稍复，气血仍衰。

治法：再与温养心脾为上。

处方：灵磁石45g（先煎），酸枣仁24g（打，先煎），巴戟天18g，生西芪18g，金黄附片24g（先煎），炒茅术15g，云茯神15g，仙灵脾12g，胡芦巴12g，淡干姜9g，大腹皮12g，川桂枝6g，西砂壳9g。

四诊：

症状：苔化，纳醒，食后胀饱，二便调，脉息虚缓。

病理：气血两虚，脾运不良。

治法：再与扶阳益气，兼培心脾。

处方：灵磁石 45g（先煎），甘枸杞 15g，仙灵脾 12g，生西芪 18g，胡芦巴 15g，巴戟天 18g，金黄附片 24g（先煎），酸枣仁 24g（打，先煎），炒茅术 15g，大腹皮 12g，带皮苓 18g，川桂枝 6g，带皮砂仁 9g。

五诊：

症状：纳谷渐增，腹满较瘥，二便调，睡眠不熟，脉虚缓。

治法：再与温培心脾为主。

处方：灵磁石 45g（先煎），制首乌 15g，云茯神 18g，生西芪 18g，金黄附片 24g（先煎），巴戟天 24g（酒炒），当归身 6g，酸枣仁 24g（打，先煎），炒白术 15g，淡干姜 6g，仙灵脾 12g，带皮砂仁 9g，胡芦巴 12g，香谷芽 15g。

六诊：

症状：腹满已瘥，纳增，睡眠较安，脉虚缓。

病理：气血仍衰，脾运尚薄。

治法：再与温培气血。

处方：灵磁石 45g（先煎），酸枣仁 24g（打，先煎），生西芪 24g，巴戟天 24g（酒炒），生鹿角 15g（打，先煎），云茯神 18g，金黄附片 24g（先煎），制首乌 18g，炒白术 15g，龙眼肉 15g（先煎），川杜仲 15g，破故纸 15g，带皮砂仁 9g，淡干姜 9g。（《祝味菊医案经验集·医案》）

孟某，命门火衰，脾运不良，水谷之湿聚而为饮，当与益阳理脾，以培生气。

生於术 60g，肉桂 6g，黄厚附片 30g，胡芦巴 15g，巴戟天 30g，硫黄 15g，远志 9g，炒茅术 60g，云茯苓 60g，仙半夏 60g，川朴 15g，砂仁 9g，化橘红 9g，益智仁 9g，小茴香 9g，川杜仲 30g，白芥子 6g，广木香 6g，九香虫 15g，虎肚 15g。

上药共研细末，每服一茶匙，日三服，淡姜汤送下。（《祝味菊医案经验集·医案》）

◆ **虚劳**

梁先生。

少壮形神憔悴，脑力衰薄，气血两虚，元阳衰惫。经曰：人之血气精神者，所以奉生而周于性命者也。若不及早维护，势必成为损怯，宗《内经》"损者益之""劳者温之"立法。

潞党参90g，生西芪90g，生於术90g，朱茯神90g，制首乌120g，生白芍45g，厚附片90g，破故纸60g，菟丝饼60g，枸杞子60g，远志24g，仙灵脾30g，柏子霜30g，酸枣仁60g，仙半夏30g，陈皮24g，益智仁30g，鹿角胶120g，羊肉胶120g。

上药如法加炼蜜为丸如梧子大，每服9g，米汤送下。（《祝味菊医案经验集·医案》）

曾治一男性患者，十六岁。气血两亏，面色白，不思纳谷，精神萎顿，行路则气急，舌质淡红，脉虚细。乃进膏方：

黄厚附片（先煎）、黄芪、党参、朱茯神各90g，酸枣仁60g，炙远志40g，活磁石（先煎）、制首乌各120g，破故纸60g，仙灵脾40g，枸杞子、菟丝饼各60g，桑寄生90g，牛膝120g，炒白芍、益智仁各50g，鹿角胶、羊肉胶各120g，再加红枣、冰糖收膏。

病人家长取方后，心有不怿，难道十六岁之少年，可服此大剂温补乎！乃取方询问某医生，一见此方即曰：小儿为纯阳之体，以少年而论，亦属纯阳之列。而气血并补，并参与血肉之品，少年服之，害多益少，吾恐服此方将内热弥漫，疮疖丛生，以不服此补药为是。家属心动，不敢煎膏。其叔亦知医，曰：祝医生之

膏方，气血双补，为此儿虚弱之要药。于是遂免服一料，少年面色大有好转，再服两料，身体健康。(《祝味菊医案经验集·医案》

张某，气血虚寒，经络不得温解，心脾肾三阴俱衰，消化不良，冲任失调，宗《内经》"损者益之"为法。

别直参 30g，生於术 120g，破故纸 60g，朱茯神 60g，当归身 60g，酒炒白芍 60g，大熟地 120g，仙灵脾 30g，巴戟天 60g，川杜仲 60g，胡芦巴 60g，制香附 60g，西砂仁 60g，黄附片 60g，肉桂 9g，小川芎 24g，桑寄生 120g，大腹皮 60g，广陈皮 30g，仙半夏 90g。

上药浸渍一昼夜，浓煎取汁，加入东阿胶 120g、白蜜 250g 收膏，每服一汤匙，开水冲服。(《祝味菊医案经验集·医案》)

张姓者，病后体气未复，不思纳谷，形神衰惫，年虽三十而形若老人。古人谓：损者益之，劳者温之。健脾阳以助消化，祝医生用此法而效若桴鼓。

处方：黄厚附片 18g（先煎），黄芪 20g，党参 20g，炒白术 15g，当归 12g，制首乌 9g，生白芍 12g，仙半夏 9g，陈皮 9g，酸枣仁 16g，朱茯神 12g，枸杞子 9g。(《祝味菊医案经验集·医案》)

赵姓者，年五十余岁，以酒为浆，以妄为常，醉以入房，务快其心，逆于生乐，起居不节，故半百而衰，形容憔悴，行路则气急，祝医生用补阳益阴之品，不刚不燥，服药多剂，身体逐渐恢复。

处方：黄厚附片 18g（先煎），肉桂 3g，山萸肉 12g，杜仲 12g，大熟地 8g，淮山药 12g，枸杞子 12g，炙草 6g，鹿角胶 12g，活磁石 30g（先煎），仙茅 9g，仙灵脾 9g，补骨脂 9g，仙半夏 12g，陈皮 6g。

此方附片与柔药同用，可免除安燥之弊，而有阳生阴长之妙

用。（《祝味菊医案经验集·医案》）

◆ **汗证**

李某。

一诊：

症状：自汗形寒，苔腻作呕，月事再至，脉虚细。

病理：阳亡于外，气虚失统，心肾不足。

病名：自汗亡阳。

治法：当与温潜淡化。

处方：灵磁石 60g（先煎），酸枣仁 24g（打，先煎），淡干姜 9g，紫石英 45g（先煎），姜半夏 24g，黄附片 24g（先煎），朱茯神 18g，炒茅术 15g，仙灵脾 12g，黄郁金 9g。

二诊：

症状：自汗止，肢温，苔白，咳呛体痛，脉息虚缓。

病理：阳虚中寒，湿邪遏阻，经络壅滞。

治法：再与扶阳强心，通络化湿。

处方：灵磁石 60g（先煎），川羌活 9g，姜半夏 15g，紫石英 45g（先煎），酸枣仁 30g（打，先煎），川独活 9g，川桂枝 12g，朱茯神 18g，生薏仁 24g，炒茅术 15g，石楠藤 15g，仙灵脾 12g，淡干姜 9g。

三诊：

症状：体痛较瘥，咳减，腹痛下利，脉息转缓。

病理：表和中寒，湿盛，心力不足。

治法：再与前法损益。

处方：灵磁石 45g（先煎），漂苍术 15g，姜半夏 24g，川桂枝 12g，朱茯神 18g，炒薏仁 18g，川羌活 9g，酸枣仁 30g（打，先煎），仙灵脾 12g，淡干姜 9g，大腹皮 12g，石楠藤 15g，宣木瓜15g。

四诊：

症状：腹痛下利稍瘥，体酸，下肢清冷，脉息沉缓。

病理：中焦寒湿尚盛，阳失健运。

治法：再与辛温淡化。

处方：灵磁石 45g（先煎），漂苍术 15g，姜半夏 15g，乌附块 24g（先煎），朱茯神 15g，炒薏仁 18g，川桂枝 9g，酸枣仁 30g（打，先煎），仙灵脾 12g，陈艾叶 9g，淡干姜 9g，大腹皮 12g，广木香 4.5g，石楠藤 12g。

五诊：

症状：体倦，耳鸣，头昏，痰多，苔腻，纳呆，脉细缓。

病理：病去正虚，中湿尚盛。

治法：再与温潜淡化。

处方：灵磁石 30g（先煎），漂苍术 15g，淡干姜 12g，乌附块 24g（先煎），姜半夏 24g，酒连 1.8g，酸枣仁 18g（打，先煎），云茯神 18g，带皮槟榔 15g，炒川椒 9g（开口去目），上安桂 3g（后入），藿梗 9g，带皮砂仁 9g。

六诊：

症状：耳鸣痰多，泛恶，苔白，脉沉细。

病理：中寒，脾阳未化。

治法：再与前法损益。

处方：灵磁石 60g（先煎），姜半夏 24g，酸枣仁 24g（打，先煎），乌附块 24g（先煎），淡干姜 9g，芜荑 9g，云茯神 18g，漂苍术 15g，胡黄连 18g，带皮砂仁 9g。另服使君子 30g（炒），官桂 6g（后入）。(《祝味菊医案经验集·医案》)

◆ 痹证

康小君。

一诊：

症状：左偏环跳痹痛，脉息虚缓。

病理：骨痨初期，体质虚寒，阳气不能温养筋骨。

病名：痹痛。

治法：当与温养。

处方：川桂枝 4.5g，巴戟天 15g，桑寄生 12g，生西芪 9g，土炒当归 6g，川独活 3g，仙灵脾 9g，乌附块 9g（先煎）。

二诊：

治法：骨痨初期，与温养尚安。再守前法为治。

处方：川桂枝 4.5g，炒杜仲 9g，土炒当归 3g，生西芪 12g，生龙骨 24g（先煎），独活 3g，焦续断 9g，仙灵脾 9g，乌附块 9g（先煎），巴戟天 4.5g。

三诊：

症状：连进温养，脉息沉缓，眠食尚安，溲前见泻。

病理：虚寒挟杂。

治法：仍以前法损益。

处方：乌附块 9g（先煎），生西芪 12g，川牛膝 4.5g，生苡仁 18g，土炒当归 6g，川独活 3g，川桂枝 4.5g，生龙齿 24g，巴戟天 15g，仙灵脾 9g。

四诊：

症状：连进温养，脉息转缓和，左腿动作亦进佳。

病理：正气渐充。

治法：仍守前法为主。

处方：巴戟天 15g，川杜仲 12g，生龙骨 24g（先煎），仙灵脾 3g，炒西芪 12g，炒当归 6g，炮姜 4.5g，乌附块 6g（先煎），川桂枝 3g，桑寄生 15g。(《祝味菊医案经验集·医案》)

罗女士，道德里。

一诊：3 月 15 日。

症状：关节肿痛，潮热自汗，胸肋痞痛，呕血，食后泛恶，脉息虚缓。

病理：气郁经阻，风邪外干，关节壅滞，胃络破损。

病名：风湿历节兼气郁。

治法：当与辛温淡化，佐以苦降。

处方：旋覆花 9g（包），黄郁金 9g，炮姜炭 9g，代赭石 30g，生牡蛎 30g（先煎），生薏仁 18g，姜半夏 24g，生三七 6g（磨冲），桑寄生 15g，川桂枝 9g，生白芍 15g，制香附 9g，酒军 3g（泡冲）。(《祝味菊医案经验集·医案》)

马君，年六十有一，左膝部肿胀疼痛，服活血化瘀之药无效。祝氏即用阳和汤加附子治之。肿胀渐消而愈。(《祝味菊医案经验集·医话》)

某男，二十八岁。

阳气不足，腠理空虚，寒湿侵袭，流注经络，手腕及上下肢关节痛甚，周身无力，腰部酸胀，转侧为难，局部红肿不甚。舌苔薄腻，脉象弦滑。治以寒热并用，温经通络。

处方：黄厚附片 12g（先煎），桂枝、炒白芍、知母、麻黄、防风各 9g，炒白术 12g，杜仲 9g，牛膝、鸡血藤各 18g。

上方服五剂后，上下肢、腰痛均减，肿胀渐消，已能行走。再续服五剂，痹痛逐步消失。

张按：此乃桂枝芍药知母汤加杜仲、牛膝、鸡血藤为方，于经方法度中稍加活血兼以引经，颇具变化之巧，大概因脉象弦滑，不为虚象，故附子用量不重。（张存悌.祝味菊善用附子下.辽宁中医杂志，2004，31（10）：874）

芮先生，白尔路。

四诊：1月24日。

症状：痹痛瘥，脚仍痿软，脉息沉缓。

病名：痹。

治法：辛温淡化。

处方：灵磁石30g（先煎），川独活9g，姜半夏15g，黄附片24g（先煎），川杜仲15g，生白术15g，川桂枝9g，巴戟天24g，棉子霜12g，千年健12g，仙灵脾12g，宣木瓜15g，桑寄生15g。（《祝味菊医案经验集·医案》）

沈小姐，青年，霞飞路。

一诊：3月29日。

症状：头昏体痛，恶风胸闷，苔白作呕，脉息沉紧。

病理：湿邪内蕴，寒风外干。

病名：痹症。

治法：当与辛温淡化。

处方：川桂枝12g，生薏仁24g，姜半夏15g，川羌活9g，制川乌15g（先煎），白杏仁12g，水炙麻黄6g，木防己12g，桑寄生15g，生香附9g，生姜12g，黄郁金9g。（《祝味菊医案经验集·医案》）

孙某。

一诊：4月13日。

症状：下虚湿痹，连进温养之品，稍瘥。

病名：湿痹。

治法：辛温淡化。

处方：黄附片 30g（先煎），炒薏仁 24g，杜仲 15g，生西芪 15g，桂枝 12g，仙灵脾 15g，茅术 15g（炒），大腹皮 12g，川独活 9g，巴戟天 24g，磁石 45g（先煎），姜半夏 18g，生鹿角 24g。

二诊：

症状：脉息转缓。

治法：再与前法损益。

处方：附片 90g（先煎），鹿角 24g（先煎），桂枝 15g，生白术 15g，巴戟天 30g，酒当归 9g，白芍 15g，怀牛膝 12g，仙灵脾 12g，杜仲 15g，独活 9g，半夏 15g，淡干姜 9g，羊胫骨一对烧汤煎药。

三诊：

治法：再与温养三焦，佐以和络。

处方：附片 60g（先煎），酒当归 9g，生薏仁 18g，磁石 45g（先煎），巴戟天 24g，桂枝 12g，半夏 15g，千年健 15g，仙灵脾 12g，独活 9g，鹿角 24g，羊胫骨 30g，西砂仁 9g。（《祝味菊医案经验集·医案》）

张君，男，年约六十余岁。

腰部及两下肢酸痛，转动维艰，经用活血通络之品，效果不显，后由推拿及针灸治疗，开始时腰部及下肢酸痛似转轻松，仅有半月，痹病又发，另请一医生治疗，细询病情即曰：此为风湿相搏，身尽疼痛，仲景桂枝芍药知母汤、桂枝附子汤均可用之。服药稍有效，但起立转动仍然不便，辗转请祝医诊治。病人对祝曰：素闻君善用经方大名，吾亦服附子不少，而所患非疑难之病，而不见效者，此何故焉？祝曰：前方为温阳活络之通剂，汝所患者为寒入于阴，阴阳俱亏，所以其效不彰也，阳和汤为祛阴霾回阳之品，古人所谓益火之源，以消阴霾，则气血得和，经脉可通。

处方：黄厚附片 16g（先煎），大熟地 16g，麻黄 6g，川桂枝 9g，炮姜 9g，党参 16g，活磁石 30g（先煎），白芥子 9g，姜半夏 12g，炒白术 12g，鸡血藤 16g，淮山药 14g，炒麦芽 16g，威灵仙 12g，鹿角胶 9g。

服药三帖，举动轻便，不更前方，继服六帖，其病若失。（《祝味菊医案经验集·医案》）

朱女士。

一诊：2 月 20 日。

症状：四肢肿痛，寒热间作近增，胸痞气逆，咳呛纳呆，脉缓大。

病理：风湿交阻，营卫不和，经络壅滞，而成历节，中气不足，心脏缓大。

病名：白虎历节。

治法：与强心和营，佐以通阳和络。

处方：川桂枝 12g，酸枣仁 30g（打、先煎），黄附片 18g（先煎），生白芍 12g，宣木瓜 15g，川羌活 6g，朱茯神 18g，桑寄生 15g，远志 4.5g，黄郁金 6g，灵磁石 60g（先煎），柏子霜 12g（包），薏仁 18g（炒）。

二诊：2 月 21 日。

症状：胸痞气逆稍瘥，寒减热仍炽，眠食稍安，脉缓大。

治法：再与强心和表。

处方：川桂枝 12g，朱茯神 18g，黄附片 21g（先煎），水炙麻黄 4.5g，酸枣仁 30g（先煎），仙灵脾 12g，川羌活 9g，灵磁石 60g（先煎），生薏仁 24g，柏子霜 12g（包），桑寄生 15g，黄郁金

6g，大腹皮 12g。(《祝味菊医案经验集·医案》)

◆ **鹤膝风**

某男，三十八岁。

气血不足，形瘦畏寒，面色萎黄，两膝肿大，右甚于左，两足发冷，疼痛无时，屈伸为难，舌胖苔白，脉象沉迟。证属阳气衰惫，三阴虚损，寒湿内侵，气血凝滞，为鹤膝风重症。治以补阳益阴，补气养血，温经活血通络。

处方：黄厚附片 24g（先煎），黄芪 60g，人参 9g（先煎），熟地 24g（砂仁 3g，拌），当归、丹参、牛膝各 12g，麻黄、炮姜各 9g，鸡血藤 18g，鹿角 9g。此方服二十余剂，膝部肿痛逐渐减轻，下肢转温。续服十剂，病即逐步痊愈。

张按：此症一派寒湿之象，重用附子以振奋阳气，配人参、黄芪以补气，熟地养阴与鹿角之温养为主，再配麻黄、炮姜等，相辅相成，似有阳和汤之意，疗效颇佳。景岳云"善补阳者，必于阴中求阳，则阳得阴助而生化无穷"，此之谓也。[张存悌.祝味菊善用附子下.辽宁中医杂志，2004，31（10）：874]

◆ **四肢不仁**

陶先生，蒲石路。

一诊：2 月 29 日。

症状：苔腻，下利，四肢不仁，脉息虚大。

病理：阳虚失养，不能束骨而利机关。

病名：阳虚肢痿。

治法：当与温潜为主。

处方：磁石 45g（先煎），巴戟天 24g（炒），棉子霜 9g（冲服），附片 24g（先煎），白术 18g（炒），川桂枝 6g，仙灵脾 12g，姜半夏 18g，朱茯神 18g，桑寄生 15g，带皮砂仁 9g，炮姜 6g，生鹿角 15g（先煎）。（《祝味菊医案经验集·医案》）

◆ 手臂不能上举下垂

马君，因受寒湿较重，上及肩胛，下达肘部手臂，既不能上举，又不可下垂，动作维艰，痛苦万状。祝师诊曰：寒湿入于经络，非重用辛温之剂不可，于是以细辛配合附子为方。

炙细辛 6g，黄厚附片 18g（先煎），川羌活 15g，川桂枝 12g，川独活、当归、生白芍、油松节各 15g，丝瓜络、制南星各 12g，鸡血藤 20g，威灵仙 12g。

连服三帖，疼痛减，再服五剂，手臂能活动如常人。（《祝味菊医案经验集·医案》）

◆ 疟病

顾姓老人，六十余岁，农民。

勤于耕种，酷暑暴雨，经常感受，为时既久，寒热往来不清，头昏呕吐，胸中闷满，四肢无力，不思五谷，请医生诊治，认为暑湿相搏蕴于内，应用芳香化浊如青蒿、白薇、佩兰之属，服后毫无效果。另请医诊察，适热多寒少，热度较高，口渴欲饮，面红溲赤，时欲恶心。诊为瘅疟，用石膏知母甘草再加清暑之品。二剂后，热不退，腹部左侧膨胀不软，胸中更闷，不欲食，善呕恶，日夜不安。于是又请医求治。改弦易辙，予以温中之品，药服二剂，腹中较舒，寒热往来如故。遂遍访名医多人，治皆不效。闻祝医之名，请其医治。祝诊曰：贵恙风寒之邪进入少阳，一剂小柴胡汤即可愈者，何惜而不用欤！只见高热而用白虎，以致腹部胀满，左侧硬而不软，即气血积聚，此即疟母，乃脾脏肿大，疟疾形成疟母，如不刈其根，则疟疾不愈。乃用柴胡桂枝干姜汤、达原饮、人参鳖甲煎丸法复方图治，直入少阳以祛风寒湿邪，再益正软坚以刈疟母。

处方：柴胡、桂枝、炒白芍各 9g，淡干姜 6g，制川朴、草果各 9g，姜半夏、附片各 12g（先煎），生牡蛎 30g，制南星 6g，人参鳖甲煎丸 9g（包煎），陈皮 9g。

服三剂，寒热时间已经缩短，左胁坚硬已经转软，腹胀渐松，再照前方加人参 9g。

又服三剂，诸症已消，已能食，精神日加，面现红色。继续调治一个月以后，康复正常。(《祝味菊医案经验集·医案》)

妇科医案

◆ 月经后期

徐小姐，19岁，鲁班路。

一诊：2月14日。

症状：月事过期，腹痛肢痠，头晕心悸，脉虚细。

病理：气阳不足，心力衰惫，冲任失调。

病名：心肾不足，冲任失调。

治法：当与温养。

处方：灵磁石45g（先煎），全当归15g，黄附片15g（先煎），朱茯神15g，乌贼骨15g，破故纸25g，酸枣仁30g，茜草根4.5g，杜仲15g，仙灵脾12g，桑寄生15g，炒白术15g，炮姜9g。

二诊：2月17日。

症状：腹痛瘥，心悸肢乏，脉息虚细。

治法：再与前法损益。

处方：灵磁石45g（先煎），白术15g（炒），茜草根4.5g，朱茯神18g，黄附片15g（先煎），巴戟天18g，酸枣仁30g，乌贼骨12g，仙灵脾12g，破故纸15g，生鹿角15g（打，先煎），毛狗脊15g，炮姜9g。（《祝味菊医案经验集·医案》）

◆ 痛经

施女士。

一诊：1941年3月1日。

症状：经至腹痛，带下，盗汗，苔厚腻，脉虚细。

病理：阳浮中湿，冲任不调，卫外失固。

病名：痛经。

治法：当与温潜淡化。

处方：黄附片 18g（先煎），桑寄生 15g，炒苍术 15g，生牡蛎 45g（先煎），胡芦巴 12g，生白芍 15g，淡干姜 6g，大腹皮 12g，姜半夏 24g，带皮苓 18g，陈艾叶 9g，白鸡冠花 12g。

二诊：3 月 4 日。

症状：盗汗、腹痛较瘥，口苦，苔腻，脉仍虚细。

治法：再予温潜淡化。

处方：上方去艾叶、鸡冠花，加酸枣仁 24g，仙灵脾 12g，焦续断 9g，小茴香 4.5g。（《祝味菊医案经验集·医案》）

孙女士。

一诊：1941 年 3 月 10 日。

症状：痛经，月事将至，矢气，肢酸，脉息沉缓。

病理：阳虚，冲任寒阻。

病名：痛经。

治法：当与扶阳温经。

处方：黄附片 18g（先煎），酒炒当归 15g，上安桂 4.5g（后下），胡芦巴 15g，制香附 9g，煨姜 12g，灵磁石 45g（先煎），酸枣仁 24g，萱草根 15g，大腹皮 12g，破故纸 15g，小茴香 4.5g，陈艾叶 9g。

二诊：3 月 15 日。

症状：月事已至，腹痛稍瘥，乏力，肢酸，脉息沉细而缓。

治法：再予温经扶阳。

处方：上方去胡芦巴、破故纸、香附、小茴香，加桑寄生

15g，仙灵脾 12g，云茯神 15g，仙灵脾 12g，云茯苓 15g。（《祝味菊医案经验集·医案》）

姚女士，白尔路。

一诊：3 月 5 日。

症状：经至腹痛，纳呆，泛呕，脉息细缓。

病理：中阳不足，冲任寒阻。

病名：痛经。

治法：当与温调。

处方：川桂枝 6g，藿梗 6g，制香附 9g，仙半夏 15g，大腹皮 12g，乌贼骨 12g，炒茅术 15g，带皮砂仁 9g，茜草根 4.5g，淡干姜 6g。（《祝味菊医案经验集·医案》）

◆ 崩漏

丁女士。

一诊：1941 年 7 月 1 日。

症状：崩复发，淋漓不已，用力即甚，头昏腰酸，脉息虚数。

病理：亡血过多，气虚失御，瘀蕴未尽，冲任不调。头昏腰酸，为肝肾亏损，冲任不调。

病名：崩漏。

治法：当与温固。

处方：别直参 9g，菟丝饼 15g，破故纸 15g，炒杜仲 15g，桑寄生 15g，焦续断 12g，云茯神 18g，生三七 4.5g，乌贼骨 15g，酸枣仁 24g，茜草根 4.5g，大腹皮 12g。

二诊：7 月 3 日。

症状：崩漏较瘥，头昏腰酸已除，脉息虚数。

治法：再予前法。

处方：上方去杜仲、续断、大腹皮，加生西芪 12g，覆盆子 12g，茅术 15g，炮姜 9g。（《祝味菊医案经验集·医案》）

黄女士，福煦路。

五诊：1 月 2 日。

症状：月事至而复见，较前尤多，脉见弦大。

病理：冲任不固，肝肾亦衰。

病名：月事过多。

治法：再与柔肝益肾，兼调冲任。

处方：紫贝齿 30g（先煎），菟丝饼 18g，酸枣仁 24g（先煎），黄附片 12g（先煎），破故纸 24g，白术 15g，生西芪 12g，朱茯神 18g，乌贼骨 12g，茜草根 3g，覆盆子 12g，陈皮炭 3g，大腹皮 9g。

按：本例是第五诊，前四诊医案记录已佚。月事至而复见，是冲任不固，肝肾虚衰，黄体功能弱。治以调冲任，柔肝益肾。用附片是为了在月经周期黄体期时起着强化温肾作用。（《祝味菊医案经验集·医案》）

侯妇，年三十余岁。

月经无定期，或提前，或错后，或一月两行，头昏心烦。一次在持重劳动后，忽然面色鲜红，头昏心悸不能支持，自汗不止。随后月经成块而来，色紫量多，头昏心悸更甚，面色转为㿠白。遂请祝医生诊治，祝曰：经崩脉虚，体质素差，有虚脱之危险，应予急救，于是以参、附补益强心，龙、牡潜阳，阿胶、棕榈炭、贯仲以止血，再以培益补血之品。

别直参 12g（先煎），黄厚附片 16g（先煎），生龙骨 24g（先煎），黄厚附片 16g（先煎），酸枣仁、黄芪各 18g，阿胶（烊化）、陈皮炭、贯仲炭、生白术各 12g，大熟地 18g，龙眼肉、淮山药各 12g，炒麦芽 15g。

服药一帖后，经崩减轻，血块亦稀，心烦渐减，脉稍有力。以前方加山楂肉 9g，当归身 12g。

经服二帖，血块已稀，心亦不悸不烦，以后月经淋沥不断，此脾虚不能摄血，改以归脾丸，日服 12g 而瘥。（《祝味菊医案经验集·医案》）

◆ 月经不调

黄太太，福煦路。

三诊：1 月 15 日。

症状：月事已至，头晕寐少，气短力乏纳呆，苔白，脉息弦大。

病理：心肾不足，营卫失调。

病名：月事不调。

治法：再与温养心肾，兼调冲任。

处方：灵磁石 45g（先煎），茜草根 4.5g，炒白术 15g，生牡蛎 30g（先煎），朱茯神 15g，黄附片 12g（先煎），乌贼骨 15g，酸枣仁 18g，仙半夏 15g，桑寄生 15g，续断 12g，带皮砂仁 9g。（《祝味菊医案经验集·医案》）

◆ 经行头痛

孙妇，年四十余岁。

患头痛多年，经临即发，多医罔效，遇一时医曰：余常以川芎茶调散治头痛，药到病除，月经期患此病，加当归、芍药之品，当无往而不效，其处方为川芎、荆芥、防风、薄荷、生甘草、羌活、白芷、当归、白芍。因诊为头痛风热上冲，惧细辛之辛热而不用，结果适得其反。服药四帖，毫无效果。请祝医生诊治，祝曰：阳虚上浮，经期较甚，每于此期头痛发作，余意为风寒之邪阻气血之流行，适值经临互为因果耳。

处方：细辛、竹节白附、全蝎、活磁石（先煎）、川芎、白香芷、蔓荆子、乌药、川桂枝、防风、炙僵蚕。

病人见方有难色曰：如此辛热活血祛痰之品，前医皆谓余阴虚风热，服此热药其何以堪，颇虑头痛未已，又生他病，是否可用万全之方。祝曰：有斯病则用斯药，何惧之有？古人云：药不瞑眩，则厥疾弗瘳也。倘用无足轻重之方，病不能愈矣。病人不得已，将全剂分半煎汤而服，觉无不良反应，始将全剂服下，稍觉头痛减轻，次日服一剂，痛为之逐减，以后每天照原方一剂，三天后，头痛不作，心情颇为喜悦，笑曰：余之宿疾可从此痊愈矣。（《祝味菊医案经验集·医案》）

◆ **带下病**

盛小姐。

一诊：

症状：带下，脉息濡细。

病理：阳虚中寒，脾湿下陷。

病名：带下。

治法：当与温中理脾。

处方：黄厚附9g（先煎），大腹皮9g，带皮苓15g，生白术9g，大黄炭12g，葫芦巴6g，白鸡冠炭9g，漂苍术9g，炮姜炭6g，桑寄生12g。

二诊：

症状：带下瘥，腹泻，脉细迟。

治法：再与温中理脾。

处方：黄厚附 12g（先煎），破故纸 12g，大黄炭 6g，生白术 15g，炮姜 6g，生谷芽 12g，川桂枝 4.5g，西砂仁 6g，带皮苓 15g，益智仁 9g。（《祝味菊医案经验集·医案》）

◆ 妊娠感冒

郭少奶，徐家汇路 1213 号。

一诊：1929 年 1 月 15 日。

症状：妊娠咳呛不已，胸胁引痛，肌酸，苔白，脉沉紧。

病理：寒邪外干，肺气壅遏。

病名：感冒。

治法：当与辛开。

处方：蜜炙麻黄 4.5g，仙半夏 12g，白芥子 4.5g，白杏仁 9g，朱茯神 15g，炙细辛 1.5g，生紫菀 12g，酸枣仁 18g，淡干姜 1.5g，北五味 1.5g，陈枳壳 6g，桂枝 3g。

1 月 19 日改方：蜜炙麻黄 3g，去白芥子，加炙射干 4.5g，炒白术 15g。（《祝味菊医案经验集·医案》）

王女士，白光路。

一诊：3 月 19 日。

症状：孕四月余，脘痛形寒，鼻塞咽干，苔腻，脉浮缓。

病理：暴寒外干，胃气壅遏，水谷失化。

病名：感冒。

治法：当与辛温淡化。

处方：制川乌 12g（先煎），白杏仁 9g，苏梗 6g，蜜炙麻黄 4.5g，仙半夏 15g，大腹皮 12g，炙射干 6g，藿梗 9g，良姜炭 9g，陈皮 6g，焦白术 12g，制川朴 4.5g。

二诊：3月21日（出诊）。

症状：下利，脉转缓。

处方：加郁金6g，枳实9g，山楂炭9g，广木香4.5g，陈薤白12g，去陈皮、射干、麻黄、杏仁。（《祝味菊医案经验集·医案》）

◆ **产后发热**

程妇，年二十余岁，体质素差。

妊娠足月施剖宫产后，出血过多，头昏目眩，四肢无力，少腹隐隐作痛，发热至38℃以上，以后早轻暮甚，日渐加剧。西医按术后感染治疗不效，于是请中医诊治。刻诊：病人热度不退，时而恶风恶寒。此乃恶露不净，瘀血内阻，复感外邪而起。治以散表活血化瘀之法。方用当归、赤芍、丹参、蒲黄、荆芥、防风之属，药后病人少腹隐痛，发热不退，胃肠不舒，泛泛作恶，夜不能寐，呻吟不止。遂邀请祝医生诊治，祝诊后曰：患者正气不足，又是剖腹产，失血较多，合脉论证，病属气血双亏，营卫不和，吾所虑者非病也，乃正虚耳。首应培益正气，调和营卫而退热，佐以活血化瘀。待正气来复，营卫调和，血行流畅，则热退腹痛止，体力逐步恢复矣。

处方：黄厚附片12g（先煎），柴胡、川桂枝、炒白芍各9g，活磁石（先煎）、生牡蛎各30g（先煎），防风、藿梗、姜半夏各9g，炒麦芽12g，生蒲黄、五灵脂、玄胡索各9g。

家属见药方首列附子，心中怀疑曰：曾闻人云：胎前宜温，产后宜凉。吾妻产后出血过多，气阴不足，热度不退，是否可服温药乎？祝曰：正虚宜及时补救，否则有虚脱之危险。家属仍有顾虑，将药分四次服下，不仅无任何反应，热度却退至38℃以下，继续服之，热度退至平常，头昏呕吐均止，体力仍虚弱。即于原

125

方中加人参 12g，酸枣仁 16g。再服五帖，精神振作，胃纳转馨而愈。（《祝味菊医案回忆录》）

◆ 产后腹痛

沈姓妇女，年二十余岁。

身体虚弱，面色白少血色。产后一周，少腹疼痛，轻或重，忽隐或显，四肢无力，不能起床，与床褥为伴，极为消沉而痛苦。邀某医诊曰：产后恶露未尽，故有此症，倘有活血之品当可痊愈。用药如四物汤加桃仁、红花、党参、枳壳、木香之属。腹痛而胀，全身乏力，仍亲床褥，口淡无味，亲朋来探视或曰：此为痨病初起，倘旷日持久，将变生不测，各举医生诊疗，其中一亲介绍祝医生诊治，祝诊曰：病人阳虚，复受寒凉，阴血凝聚，腹痛连绵，此为蓐劳，病人闻蓐劳两字，心中戚戚然，忧形于面，询祝可有早愈之法。祝曰：病已较久，未成坏症，无恐也，能与余配合，定可速愈。病人甚喜，祝以益阳理气活血之法：

黄厚附片 12g（先煎），煨姜、广木香各 9g，活磁石 30g（先煎），川楝子、延胡索、陈枳壳各 9g，姜半夏 12g，桃仁 9g，当归、炒白芍各 12g。

二帖后，病情有好转，体力虽虚弱，面容少华，祝医乃改用当归生姜羊肉汤之法：

当归、生姜各 12g，羊肉 30g。共同煎汤，待肉熟后去渣饮汤。

病人曰：速愈之法，即此汤耶？甚感腥味难以下咽。祝曰：请勿小视，生姜辛能散寒，当归温能活血，二味均有益阳气之功，更有羊肉为血肉有情之品，大补阴血有卓效，历代对此病用之颇多，誉称为张仲景羊肉汤，希耐心服之，指日脱离病魔纠缠，非难事也。病人如法服之，五帖后，腹痛逐减，呕吐渐除，胃口反大增，面容华色，起床行走，精神为之一振。恰信此方佳妙。（《祝味菊医案经验集·医案》）

◆ 产后伤寒

四叔家之女，于归张氏，成都望族也，其小姑病产后伤寒，甚重。其兄张仲铭，为之诊治，开手清凉，至于发厥。余知其内怯，主张羚羊附子同用，仲铭以为不然，留羚而去附，数剂厥平热退。余曰：产后体气早虚，伤寒消耗又多，虽见发厥，总是似有余而实不足，一味直折，必戕其元，慎之其有意外之变也。不数日病人忽欲登圊，不觉一下几脱，急促余往，已无及矣。是知伤寒必须顾全元气，不可刻意求效，戕正以愈病，非至善之道也。（《祝味菊医案经验集·医话》）

◆ 乳胁引痛

邹女士，重广路。

一诊：2月17日。

症状：乳胁引痛，湿疮瘙痒，脉息细缓。

病理：风湿相搏，经络壅滞。

病名：风湿。

治法：当与辛温淡化。

处方：川羌活9g，生香附9g，防风9g（炒），赤苓皮15g，漂苍术15g，荆芥9g（炒），生薏仁18g，赤豆18g，当归6g（酒炒），大腹皮24g，夏枯草24g，生姜皮9g。（《祝味菊医案经验集·医案》）

◆ **不孕**

蒋氏妇，年三十余岁。

结婚十载，从未生育。月经或数月不转，或一月两次，面黄肌瘦，四肢疲乏。到处求医诊治，某医生诊为经血不足，冲任不调，始则治以汤剂，继而丸散，一过半年，毫无寸效。乃更医调治，医生认为干血痨，与养阴补血之药，三十剂后，体力更亏，下午潮热，月经不潮，形瘦骨立，不思饮食，心悸汗多，动则气急，遂停药。后经亲友介绍至祝诊所求诊，按其脉虚细而弱，观其舌质淡红，走动困难，形容惨淡。祝曰：气血两亏，阳气尤弱，阴精亦伤。夫阳气者，若天与日，失其所则折寿而不彰。阳精所奉其人寿，阴阳两亏，非大补不可，方能鼓舞正气，使阳平阴秘，恢复健康，或可生育。

处方：附片12g（先煎），大熟地18g，鹿角胶9g，黄芪12g，党参12g，当归12g，炒白芍12g，枸杞子9g，白蒺藜9g，活磁石30g（先煎），菟丝饼9g，炒麦芽12g，陈皮9g，鸡内金9g，炒白术12g。

服五帖，胃纳好转，月经得转。

后照原方服二十余帖，另加龟龄集同服，面色红润，气急已平，月经按期而至，不久已怀孕矣。（《祝味菊医案经验集·医案》）

钱妇者，年三十许。

结婚四载，膝下犹虚。钱妇经期不正，或前或后，量或多或少，色泽或紫或红或淡红，平日常见赤白带下，少腹疼痛胀满，口干、舌红，脉虚略数。经某医调治，先后服三十余帖养阴平肝之药，精神反觉萎顿，月经仍然不调，少腹天天作痛。遂请西医检查，确诊为子宫发育不良，子宫内膜功能异常，输卵管肿胀，排卵欠佳，经治疗亦未见效。后至祝医生处诊治，刻诊：面色白。并诊其夫，明确有遗精、阳痿之症，尺脉虚弱，显属肾阳不足。祝曰：尔等不育（妊）症，均属正气不足，阴阳两虚，命火无权，为今之计，均以补益阴阳，而旺正气，而妇女应增活血化瘀之品以消输卵管肿胀。

治妇女方：黄厚附片15g（先煎），鹿角胶12g，大熟地15g，肉苁蓉、山萸肉、枸杞子、酸枣仁、川杜仲各12g，肉桂、小茴香各6g，当归12g，穿山甲9g，泽兰12g，活磁石30g（先煎），炒白芍、炒麦芽各15g。

服药三帖，患者全身有热感，对祝医生曰：余属阴虚火旺之体，前医一再告诫不能服热药，壮火食气，阴亏再加气虚，即气阴两亏，何能生男育女。祝曰：各医观点不同，殊难相责，汝再试服十帖，以决定取舍如何。介绍人再三劝告，病人再以前方服下，自觉有性欲感，月经来时少腹疼痛减轻，色泽正常，赤白带亦减除大半。再诊时，祝曰：阳气来复也，命门有火，则不孕之因素，已渐消除，于是去肉苁蓉、熟地、枸杞、山萸肉等药，加活血之丹参、红花，其目的为消卵巢之肿胀，服药十帖后，经查卵巢肿胀已消失，排卵正常。

尔后再为其夫处方：黄厚附片16g（先煎），大熟地18g，鹿角胶12g，肉桂6g，活磁石30g（先煎），生龙齿14g（先煎），肉苁蓉、黄精、补骨脂、仙茅、巴戟天、锁阳各12g，制首乌16g，菟丝子、五味子各12g。

共服十余剂，遗精阳痿之症大减，尔后改服金匮肾气丸、紫河车粉等药则病愈，前后半载，妇人已怀孕矣。（《祝味菊医案经验集·医案》）

◆ 癥瘕

任女士，东新桥。

一诊：

症状：少腹胀满而坠，溲秘，带下恶臭，纳呆，脉弦大。

病理：子宫癌肿胀，尿道压迫，心脾俱衰。

病名：子宫癌。

治法：与温养三阴为主。

处方：生西芪 15g，酸枣仁 24g，荜澄茄 4.5g，白术 15g（炒），姜半夏 12g，黄附片 15g（先煎），朱茯神 18g，仙灵脾 12g，安桂 4.5g（磨冲），砂仁 9g。（《祝味菊医案经验集·医案》）

◆ 阴挺

蒋姓病人，年四十余。

因病后正虚，阳气下陷，子宫下垂，用补中益气法以升提。

处方：炒党参 18g，黄芪 20g，炒白术 15g，柴胡 9g，升麻 3g，桑寄生 15g，当归 15g，陈皮 9g。

此药连服六剂，子宫下垂逐渐向愈。（《祝味菊医案经验集·医案》）

李妇，年五十余岁。

白带较多，身体衰弱，四肢无力，时自觉腹中不舒。一月后，下腹部如有物重坠，自检阴中有物外挺，腰部酸痛，小溲频数，不能行路。请中医诊治，医曰：此病属于子宫下坠，老年妇女患此为多。用补中益气法，如参、芪、升、柴等药。原属对症，但病深药浅，虽服二十余帖，并无效果。遂请祝医生诊治，祝曰：治病方药均可，惟药力不足，即于方中加附子等药。

处方：黄芪、党参各 18g，炒白术 16g，陈皮 9g，升麻 6g，柴胡 9g，黄厚附片 18g（先煎），活磁石 30g（先煎），桑螵蛸 12g，淮山药 9g，炙草 6g，当归、金樱子、菟丝饼各 12g。

服药十帖后，少腹坠胀已轻，后在原方中加人参 12g，再服十帖，少腹不胀，子宫已不下坠。（《祝味菊医案经验集·医案》）

◆ 脏躁

一妇女五十岁，月经不调，血压升高，头昏四肢无力，西医诊为更年期综合征，服药无效。祝氏诊为阴阳两亏，肝肾不足，虚火上浮，认为非重剂补阳填阴不可。倘以阴虚火旺，用壮水之主以制阳光之法，恐不易收效。

方用黄附片 18g（先煎），大熟地、活磁石（先煎）、石决明各 30g（先煎），巴戟天、仙灵脾、仙茅、菟丝饼、淮山药、山萸肉、白蒺藜各 12g。

服药六剂，血压逐渐下降，精神亦振。（《祝味菊医案经验集·医案》）

儿科医案

◆ 发热

李宝宝。

一诊：

症状：身热两周未解，神识渐昏，舌黑而润，汗出齐颈，脉息虚浮。

病理：伤寒夹湿，中阳衰惫，卫气不达。

病名：伤寒夹湿。

治法：当与温中和表。

处方：川桂枝 3g，乌附块 6g（先煎），灵磁石 18g（先煎），白杏仁 9g，大豆卷 9g，仙半夏 9g，朱茯神 12g，生姜 3 片。

二诊：

症状：与温中和表，身热渐平，脉亦指（疑脱字）。

病理：伤寒太少合病，中阳渐复，卫气渐达。

治法：再与前法出入。

处方：川桂枝 4.5g，乌附块 6g（先煎），灵磁石 18g（先煎），生白芍 9g，大豆卷 9g，炒竹茹 3g，白杏仁 9g，水炙甘草 2.4g，生姜 3 片。

三诊：

症状：身热平，脉虚细，舌仍中黑，不时泛恶。

病理：表气虽和，中寒未罢。

治法：再与益阳和中。

处方：川桂枝 3g，炒白术 9g，灵磁石 15g（先煎），生白芍 9g，乌附块 6g（先煎），带皮苓 12g，藿梗 3g，仙半夏 9g，淡干姜 3g，陈皮 3g。

四诊：

症状：身热起伏，舌黑泛恶，脉虚紧。

病理：略受寒侵，营卫复失调节。

治法：再与调和营卫。

处方：炙麻黄 1.5g，川桂枝 3g，远志 2.4g，白杏仁 9g，生白芍 9g，灵磁石 15g（先煎），陈皮 4.5g，仙半夏 9g，乌附块 6g（先煎），生姜 9g。

五诊：

症状：身热平，脉息渐和，头部尚微热，苔仍黑腻，作恶。

病理：中焦遏阻。

治法：再与益阳和中。

处方：乌附块 9g（先煎），生龙齿 18g（先煎），白杏仁 9g，生姜 9g，仙半夏 9g，白苏子 4.5g，制川朴 3g，炒六曲 6g，灵磁石 18g（先煎），带皮苓 16g，远志 2.4g。

六诊：

症状：脉静身凉，黑苔渐化，唇干溲少。

病理：津液未复。

治法：仍当温中和胃。

处方：乌附块 9g（先煎），仙半夏 9g，生龙齿 18g（先煎），灵茯苓 16g，福泽泻 16g，生牡蛎 18g（先煎），焦谷芽 16g，生白术 9g，川桂枝 3g，陈皮 4.5g。

七诊：

症状：溲浊苔腻，咳嗽不爽。

病理：肺胃未和。

治法：再与温调。

处方：生白芍9g，制川朴4.5g，生白术9g，云茯苓16g，炙苏子3g，陈皮4.5g，生姜9g，仙半夏9g，乌附块9g（先煎），生谷芽16g。(《祝味菊医案经验集·医案》)

一病儿，发热三日，表已解，咳呛痰多，舌白，脉滑。乃由风邪恋肺所致，治以宣肺达邪。

药用：蜜炙麻黄、杏仁、姜半夏、陈皮、炙紫菀、白芥子、制南星、生姜汁。

三剂后咳呛除，惟喉间痰声辘辘，投三子养亲汤合二陈汤。三剂而愈。(《祝味菊医案经验集·医话》)

一病儿，风寒挟滞，身热三日，无汗不解，微咳，腹胀，便溏，舌苔白腻，脉濡浮数。治予疏化为法。

药用：川羌活、藿梗、厚朴、炒苍术、姜半夏、木香、大腹皮、炙鸡金、炮姜炭、六曲、防风根炭。(《祝味菊医案经验集·医话》)

一病儿，感受流行时邪，身热五日，无汗不解，头疼神倦，咳呛不甚，舌白，不多饮，脉浮数，治以疏解。

药用：川羌活、川桂枝、白杏仁、炙僵蚕、紫菀、郁金、蔓荆子、姜半夏、橘红、炙鸡金、生姜。(《祝味菊医案经验集·医话》)

一病儿，热经两候，无汗不解，渴饮溺长，涕泪不见，烦躁殊甚，肢冷，舌中白，脉弦数。上盛下虚，证属棘手。

药用：黄厚附片、小川连、活磁石、生龙齿、银柴胡、青蒿、白薇、天花粉、蛤粉、煨益智、破故纸、带心翘、玄参心、莲子心、鲜菖蒲。(《祝味菊医案经验集·医话》)

一病儿，外感风邪，发热四日，多汗肢冷，面㿠神烦，畏寒蜷卧，小溲清长，舌苔白，脉濡数。治以温潜解肌。

药用：川桂枝、白芍、黄厚附片、活磁石、煅牡蛎、生姜。二剂后热退肢和，诸症悉除而愈。(《祝味菊医案经验集·医话》)

一患儿，身热一候，得汗已解，烦躁殊甚，彻夜不寐，神疲色皎，小溲清长，舌少苔，脉虚软。辨证为气阴两虚，予潜阳育阴之法。

药用：黄厚附片、小川连、活磁石、青龙齿、朱茯神、酸枣仁、北秫米、夜交藤、陈阿胶、鸡子黄。

药后夜寐，舌起薄苔，乃予附子、党参、白术、茯苓、山药等温阳益气健脾之品，以善其后。(《祝味菊医案经验集·医话》)

一小儿，男，年方四岁。贪凉喜冷饮，复感风寒，挟痰阻于胸中，上中阻隔，胸闷气急，发热怕冷，胁肋疼痛不已，精力委顿嗜卧，欲走路行动，毫无气力。家属心焦，延医诊治，医用小陷胸汤，胸闷似减，疼痛未轻，寒热下午较甚，疑为疟疾，辗转请祝师。诊曰：此为受寒食冷所致，倘迁延不愈，虑成肋膜炎。现正气已虚，而邪气稽留不退，应双管齐下，治疗要速，庶不致合病也。

用薤白头、瓜蒌实、石菖蒲、川桂枝、生白芍、柴胡、桃仁、黄厚附片（先煎）。

二帖后，汗出溱溱，病情渐已，热退未尽，与前方加活磁石（先煎）、枳实，二帖而愈。(《祝味菊医案回忆录·风寒》)

周某，男童，新首安里56号。

一诊：

症状：肌热起伏，汗出不解，腹满纳逊，将近三周，苔白，脉浮弦。

病理：此乃湿蕴于中，寒风干表，营卫不和，三焦失化。

病名：湿温。

治法：当与温潜辛解。

处方：灵磁石30g（先煎），酸枣仁18g（打，先煎），姜半夏12g，黄附片12g（先煎），川桂枝6g，鲜藿香6g，云茯神12g，粉葛根6g，黄郁金6g，蜜炙麻黄4.5g，大腹皮9g，生茅术12g，砂仁壳6g，生姜6g。

二诊：

症状：肌热起伏，腹满较瘥，苔白，脉略缓。

治法：再予温潜辛化。

处方：灵磁石30g（先煎），酸枣仁18g（打，先煎），姜半夏12g，黄附片12g（先煎），川桂枝6g，鲜藿香6g，云茯神12g，粉葛根6g，黄郁金6g，蜜炙麻黄4.5g，大腹皮9g，生茅术12g，砂仁壳6g，生姜6g。

三诊：

症状：肌热稍减，寐稍安，苔白腻而剥，脉息转缓。

病理：中阳渐复，营卫犹未调节。

治法：再与辛温淡化。

处方：灵磁石45g（先煎），酸枣仁18g（打，先煎），藿梗6g，金黄附片15g（先煎），川桂枝6g，生茅术12g，云茯神12g，粉葛根6g，姜半夏12g，白蔻仁6g，大腹皮6g，川羌活4.5g，生姜6g。

四诊：

症状：肌热渐平，腻苔较化，微咳，脉虚缓。

处方：灵磁石45g（先煎），酸枣仁18g（打，先煎），白苏子6g（包），藿梗6g，金黄附片15g（先煎），川桂枝6g，生茅术

12g，云茯神 12g，姜半夏 12g，白杏仁 9g，大腹皮 6g，生姜 6g，蜜炙麻黄 4.5g。

五诊：

症状：肌热平，苔剥，微咳，溲黄，脉虚缓。

病理：表和，中阳衰惫，心力未复。

治法：再与建中法加味。

处方：灵磁石 30g（先煎），酸枣仁 18g（打，先煎），炒茅术 12g，金黄附片 15g（先煎），川桂枝 6g，仙半夏 12g，云茯神 12g，炒白芍 6g，大腹皮 9g，炙苏子 6g（包），蒸百部 6g，陈皮 6g，生姜 6g。

六诊：

症状：咳呛瘥，胃纳亦醒，脉息虚缓，叁伍不调。

病理：病去正虚，中阳未复，心气犹衰。

治法：再与建中法。

处方：灵磁石 30g（先煎），云茯神 15g，生白芍 9g，黄厚附片 15g（先煎），酸枣仁 24g（打，先煎），炒茅术 15g，生西芪 6g，川桂枝 6g，姜半夏 12g，大腹皮 9g，龙眼肉 10 枚，生谷芽 12g，生姜 6g。

七诊：

症状：眠食俱安，胃纳略醒，脉息缓大。

病理：中阳渐复，心力仍衰。

治法：再与温养心脾。

处方：灵磁石 30g（先煎），酸枣仁 18g（打，先煎），炒茅术 15g，黄厚附片 15g（先煎），巴戟天 18g，土炒当归 6g，云茯神 15g，生西芪 15g，姜半夏 12g，大腹皮 9g，生谷芽 12g，龙眼肉 10 枚，生姜 6g。

八诊：

症状：纳醒，寐安，苔白，脉虚缓。

治法：再与扶阳益气，兼培心脾。

处方：灵磁石 45g（先煎），酸枣仁 18g（打，先煎），巴戟天 18g，黄厚附片 15g（先煎），炒茅术 15g，生西芪 15g，云茯神 15g，生鹿角 12g（打，先煎），姜半夏 15g，制首乌 15g，大腹皮 12g，生谷芽 12g，生姜 6g。（《祝味菊医案经验集·医案》）

◆ 咳嗽

钱女，年方四岁。

骤患咳嗽，痰多，气急不得卧，请专科诊治曰：肺为痰浊所阻，气机掉塞，实非轻症也。用葶苈子、沉香、莱菔子等泻肺理气化痰之品，病情未减，而反增重。另医治诊治，呼吸 48 次/分，脉搏 132 次/分，热度反低，体温 36℃。予原方加麻黄、党参，未见效果，束手无策。邀请祝师诊治，祝曰：药尚对症，惟剂量较轻，不能达到病所，吾当尽力为儿挽回生命。

黄厚附片 9g（先煎），蜜炙麻黄、葶苈子各 3g，川桂枝 4g，白芍 6g，活磁石 30g（先煎），顶沉香 2g（后下），白芥子 4g，莱菔子 6g（包），姜半夏 9g。

一剂后病女咳嗽较爽，痰能吐出，气急渐平，能卧；再服一剂，手足俱温，呼吸亦平；以后去葶苈、沉香，再服三剂而康。（《祝味菊医案经验集·医案》）

一病儿，百日咳已逾半月，日夜阵作，甚则呕恶，舌白，脉濡滑。此风邪恋肺，肺失清肃，治以肃肺化痰。

药用：细辛、五味子、干姜、白杏仁、象贝母、苏子、半夏、橘皮、百部、苍术、活磁石。（《祝味菊医案经验集·医话》）

张童。

一诊：1941年2月24日。

症状：肌热旬余未解，咳呛不爽，胸胁引痛，苔腻，脉虚缓。

病理：寒邪外干，肺气壅遏，营卫失其调节。

病名：肺风。

治法：当与温潜辛开。

处方：蜜炙麻黄6g，白苏子9g，白芥子6g，白杏仁12g，黄附片15g（先煎），灵磁石45g（先煎），仙半夏12g，生紫菀12g，黄郁金9g，云茯神15g，酸枣仁18g，制川朴4.5g，生姜9g。

二诊：2月28日。

症状：肌热渐平，咳呛痰多气促，苔白腻，脉虚细。

病理：表和，肺气未肃，中阳不足。

治法：再与温中肃肺。

处方：灵磁石30g（先煎），云茯神18g，蜜炙麻黄4.5g，蒸百部9g，姜半夏15g，黄附片15g（先煎），酸枣仁24g，白苏子9g，白杏仁12g，炒茅术15g，淡干姜6g，远志4.5g。

三诊：3月3日。

症状：肌热平，咳呛气逆，苔白，脉虚细。

病理：表和，心肾不足，肺气未肃。

治法：再与前法损益。

处方：磁石30g（先煎），茯神15g，炒茅术15g，炙苏子9g，炙紫菀12g，黄附片18g（先煎），酸枣仁30g，姜半夏12g，蒸百部9g，淡干姜6g，炙远志4.5g，黑锡丹12g（先煎）。（《祝味菊医案经验集·医案》）

◆ **神昏**

瞿少灵，儿，西藏北路。

一诊：2月23日。

症状：神昏不语，角弓反张，苔白腻，肌热无汗，白痦始见，遗溲瞳散，脉息虚缓。

病理：湿温表未和而邪内陷，已入慢途矣，属恶候。

病名：湿温转入慢途。

治法：姑与潜阳镇惊，兼调营卫。

处方：灵磁石60g（先煎），紫石英30g，酸枣仁24g，远志3g，明天麻6g，黄附片15g（先煎），川桂枝6g，姜半夏15g，石决明30g，朱茯神12g，川羌活6g，玉枢丹0.9g，姜汁半茶匙，粉葛根6g。（《祝味菊医案经验集·医案》）

◆ **疳证**

黄幼，年方两岁。

体质尚可，由于家长偏护，任其杂食，以致不能消化，积聚腹中生虫，久成疳臌，身体日渐消瘦。家人以其虚也，为其乱投补品，驯致不吃正食，反爱偏食，甚至墙粉、烟头、烟灰之属，莫不爱好。腹部胀满，按之膨膨然而坚硬，低热连绵，形瘦色皎，家人甚忧之。某医曰：此小儿疳病也，因不早日延医服药，故救治为难。现病情非常棘手，欲去低热而用甘寒养阴，有碍疳积。若攻坚，不独伤气破血，更伤阴分。勉用青蒿、鳖甲、胡黄连、鸡内金之类以塞责。药后热度不退，便觉胃腹隐痛，泛泛作恶。乃另易他医曰：汝儿所患之病诚为疳积重症，颜面瘦削，乍白乍黄，低热不退，腹坚硬不软，肚大青筋，头发如穗，病邪已要，荣血枯槁，此即所谓败症，甚难医治。以七味白术散法，曾服多剂，亦无丝毫效果。家人甚恐：似此顽疾久延不愈，必有性命之忧。于是请祝味菊医生为其诊治，祝一诊即曰：此为疳臌也，肝脾皆已肿矣，疳积之病，虽怕低热而用养阴之剂，更使其坚硬难消，复伤脾阳。此医之处方，尚属中肯，奈手段太小耳。祝师之曰：能服余药，不中途易辙，当尽力为小儿救治，若听信他言，朝三暮四，当敬谢不敏也。

带皮槟榔 12g，芜荑、炙全蝎各 6g，胡黄连 2.4g，使君子 9g，炙甘草 5g，黄厚附片 9g（先煎），活磁石 30g（先煎），炒茅术 9g，带皮苓 18g，川桂木、淡干姜各 5g。

患儿家长认为剂量太大，将原方分五次服下，两小时服一次，服后肠中雷鸣，隐痛遂减，烦躁亦止，继服三帖，病情大减，脉象转缓，腹围减小不硬，低热得退，胃纳渐馨，面色红润，渐如常人。再服二帖，减去槟榔，全蝎改为 3g，而痊愈。

弟子问祝师曰：如此疳臌重症，肝脾肿大，发形如穗，确属败症，吾师单刀直入，克奏肤功，请有以教之。师曰：病儿初服养阴清热软坚之品，当属无效，另医从健肝杀虫入手，未可厚非，七味白术散法，虽有白术、党参之健肝，鸡内金、胡黄连、使君子之杀虫，而无槟榔、全蝎之功，此积之不易消除，其尤甚者，用党参而不用附子，缩手缩脚，病不能减，余用扶阳之附子，走而不守，尚能面面俱到，此疳臌之能愈也。（《祝味菊医案经验集·医案》）

◆ **呕吐**

傅宝宝，威斯路。

一诊：3 月 20 日。

症状：吐利交作，肌热，苔白、脉沉细。

病理：暴寒外干，中阳不足，营卫失调。

病名：胃肠障碍。

治法：当与温中和表。

处方：黄附片 15g（先煎），带皮苓 15g，川羌活 6g，漂苍术 12g，炒泽泻 6g，大腹皮 9g，半夏 12g，川桂枝 6g，陈皮 6g，藿梗 6g，生姜 6g。（《祝味菊医案经验集·医案》）

一病儿，先泻后吐，神倦肢冷，涕泪俱少，寐则睛露，舌白，脉软数，热不壮。气阳已虚，恐入慢途。

药用：川桂枝、干姜、炒白术、厚朴、朱茯苓、活磁石、姜半夏、橘皮、砂仁壳、酸枣仁、煨益智、破故纸、伏龙肝。（《祝味菊医案经验集·医话》）

◆ **腹痛**

沈宝宝，贝勒路。

一诊：

症状：腹痛泻，脉纹红细。

病理：食伤肠胃，复受寒气。

病名：食伤。

治法：当与理中。

处方：白术 9g，大腹皮 15g，桂木 3g，山楂炭 4.5g，防风 3g，陈艾叶 3g，带皮苓 9g，泽泻 6g，炮姜 3g，赤砂糖一匙调服。（《祝味菊医案经验集·医案》）

◆ **泄泻**

一患儿，泄泻经久，色淡不化，曾经呕吐，时欲嗳气，神倦嗜卧，啼后有泪不多，舌白，脉濡。乃脾阳不足，恐入慢途。治以温中，以冀奏效。药用：上安桂、炮姜炭、炒白术、赤茯苓、藿梗、姜半夏、陈皮、龙齿、煨益智、破故纸、伏龙肝。（《祝味菊医案经验集·医话）》）

唐儿，年方四岁。

身体瘦弱，面目清癯，见之者皆曰此儿将无长寿也。一日气候突变，受寒伤食，发热泄泻，日夜共达十余次之多。医以消食和中之剂不应，转请儿科名医诊治，泄泻发热，依然不减，四肢清冷，两眼露睛，夜来自汗不止，头额下垂，形神委顿。该医告其家属曰：此儿根基不固，阳气衰惫，况泄泻经旬，无以维持其正气，正气竭，命亦随之，此病极难医也。勉为拟方：附子6g，炮姜6g，炒白术6g，黄连3g，肉豆蔻6g，五味子6g，炙鸡金9g。连服二帖，病不少减。其戚睹其状，介绍祝师为其诊治。祝师诊之曰：阳气衰微，中寒内阻，泄泻不已，两眼露睛，四肢清冷，略有抽搐，系属慢脾惊之重症，病势虽危，当竭力图之。

处方：附子12g，人参9g，炮姜9g，炒白术12g，肉豆蔻9g，五味子6g，煨木香6g，姜半夏12g。

连服二帖，泄泻止，头额不下垂，睡不露睛，精神好转。再服二帖，疾病逐渐向愈。

该患唐君现已五十岁，身体健康，尝曰：余之二次生命，均为祝医生之所赐也。（《祝味菊医案回忆录·慢脾惊》）

◆ **便溏**

一患儿，面浮足肿，便溏经久，舌淡，脉软。乃久泻伤脾及肾，以致脾肾阳虚，不能化水。药用：黄附片、白术、带皮苓、川桂木、胡芦巴、巴戟天、煨益智、破故纸、厚朴、藿梗、炮姜炭、伏龙肝，以温振脾肾衰微之阳。药后肿势消，便溏实，乃脾肾阳旺、水湿得化，再予温培脾肾之剂而愈。(《祝味菊医案经验集·医话》)

一患儿，纳呆，形瘦，半月于兹，在便作溏，舌白，脉濡。治以温培脾肾之剂。药用：炒党参、炒白术、茯苓、淮山药、陈皮、煨益智、破故纸、黄厚附子、甘草、砂仁。

此例纯为脾虚见证，先父以其证已延久，认定是命火不足，脾土失于温养，故于健脾、益气、醒胃药中加益智、破故纸之温肾，附子以扶阳。药后纳馨便调，乃嘱其慎加饮食调养。(《祝味菊医案经验集·医话》)

◆ 痢疾

王宝宝。

一诊：

症状：滞下已近旬日，肌热未清，腹痛后重，苔白腻，脉虚细。

病名：滞下。

治法：当与温中和表。

处方：川羌活 3g，制川乌 6g（先煎），淡干姜 6g，漂苍术 12g，莱菔子 6g，大腹皮 9g，酒军 3g，白杏仁 6g，川桂枝 6g，广木香 6g。

二诊：

症状：口干欲热，腹痛后重，脉仍虚细。

病理：中阳伤而未复。

处方：黄厚附 9g（先煎），淡干姜 6g，广木香 9g，仙半夏 15g，漂苍术 6g，粉葛根 4.5g，淡吴萸 6g，护肠血炭 15g，陈皮

6g，生谷芽 15g，大腹皮 9g。

三诊：

症状：滞下、腹痛稍瘥，脉息虚细。

病理：气阳两衰。

治法：再与温中理脾。

处方：黄厚附 9g（先煎），淡干姜 6g，大腹皮 16g，炒党参 9g，淡苁蓉 6g，仙半夏 16g，带皮苓 15g，漂苍术 12g，巴戟天 12g，川桂枝 6g，生谷芽 15g。

四诊：

症状：腹痛瘥，下痢爽，脉息虚缓。

治法：再与扶阳理脾。

处方：炒潞党参 6g，淡苁蓉 6g，西砂仁 6g，黄厚附 15g（先煎），巴戟天 9g，淡干姜 6g，生谷芽 12g，漂苍术 12g，破故纸 9g，大腹皮 12g。

五诊：

症状：眠食俱安，腹泻未已，脉息虚细。

治法：再与前法损益。

处方：炒潞党参 6g，破故纸 12g，大腹皮 9g，香谷芽 12g，黄厚附 15g（先煎），淡干姜 6g，西砂仁 6g，肉桂 2.4g，炒白术 12g，仙半夏 9g，巴戟天 12g。（《祝味菊医案经验集·医案》）

◆ **黄疸**

胡童。

一诊：1941 年 3 月 6 日。

症状：发热后，苔腻，纳呆，肤黄，脉缓。

病理：阳虚中寒，三焦失化。

病名：湿邪郁蒸发黄。

治法：当与温化。

处方：北茵陈 15g，乌附块 12g（先煎），生茅术 15g，黄郁金 9g，川桂木 9g，藿梗 9g，炒泽泻 12g，带皮苓 18g，姜半夏 15g，大腹皮 12g，北柴胡 4.5g，生姜 9g。

二诊：3 月 11 日。

症状：纳少肤黄，脉息细而缓。

病理：中阳不足，心力亦衰。

治法：再与温渗。

处方：北茵陈 15g，安桂 4.5g（后入），黄附块 15g（先煎），淡干姜 6g，生白术 15g，赤苓 15g，炒泽泻 15g，北柴胡 4.5g，黄郁金 9g，带皮砂仁 9g，云茯神 15g，酸枣仁 24g。（《祝味菊医案经验集·医案》）

一病儿，面目俱黄，神倦纳呆，四肢清冷，舌白腻，脉濡软。黄疸五日，治以和中温化。

药用：茵陈、黄厚附片、厚朴、焦茅白术、当归、砂仁、木香、赤苓、车前子、萆薢。

另用生熟谷芽、生熟薏仁煮汤代水以煎药。（《祝味菊医案经验集·医话》）

◆ 鼓胀

一病儿，面浮，足肿，腹膨，三月于兹，神倦懊憹，动辄气急，四肢清冷，小便短少，面色无华，脉息濡软。此真阳不足，水气上逆，与真武法。

药用：黄厚附片、上安桂、活磁石、茯苓、焦白术、炒白芍、仙灵脾、葫芦巴、甘草、生姜。（《祝味菊医案经验集·医话》）

◆ **眩晕**

一病儿，气阳下虚，头目眩晕，形瘦胃呆、肢冷溺长，腑气艰行，舌薄白，脉迟软，治以温潜。

药用：黄附片、活磁石、生龙齿、生牡蛎、明天麻、潼白蒺藜、砂仁壳、白蔻花、陈皮、香谷芽、油当归、黑芝麻、半硫丸。（《祝味菊医案经验集·医话》）

一患儿，头目眩晕，又兼盗汗经久，形瘦胃呆，舌苔薄白，脉息虚软。审属气虚阳浮，阴血亏虚，治以潜阳育阴。

药用：黄附片、生牡蛎、活磁石、生龙齿、陈阿胶、麻黄根、酸枣仁、朱茯苓、潼沙苑、陈蒲葵、炒白术、稆豆衣、红枣、鸡子黄。

投剂后，眩晕盗汗均减，再予原法续治，以图收功。（《祝味菊医案经验集·医话》）

◆ **水肿**

一病儿，遍体浮肿，咳呛痰鸣，气急，便黏溺少，舌无苔，口不渴，脉濡数。辨证属风湿相搏，水邪泛滥，治予辛开淡渗之剂。药用：生麻黄、川桂木、葶苈子、带皮苓、橘皮核、大腹皮、五加皮、姜皮、冬瓜皮、安桂、陈葫芦。（《祝味菊医案经验集·医话》）

◆ **痰饮**

黄某，男，年只十余岁。

体格不健，因气候剧变，初患感冒，咳嗽不爽，连续不断，痰多气急，恶寒发热，胸胁疼痛，动作则更甚，病情来势不轻。

前医诊为风湿痰热，留恋肺络，清肃之令不行，所幸神志尚清，以化痰清热宣肺之品，如淡豆豉、杏仁、橘皮、竹茹、黄芩之类，连服三天，毫无寸效。遂改请祝医诊治，祝见病人咳嗽连声不断，并呼胁肋处痛楚，气急痰声，发热不退，又观察病人胸部状态，胸高臌胀，按之疼痛倍增，舌苔黄白，脉象浮滑而数，曰：病在皮里膜外，发炎肿胀，即西医所谓胸膜炎，触诊患处有水声，可诊为浆液性胸膜炎。病证已明，用宣畅气血、宣解化痰、助阳扶正之品，即柴胡、麻黄、桂枝、附子合三子养亲汤法。

处方：柴胡9g，麻黄6g，川桂枝9g，炒白芍9g，黄厚附片14g（先煎），活磁石30g（先煎），白芥子9g，莱菔子9g，炙苏子9g，制南星9g，川贝9g，姜半夏12g，橘皮络9g（各）。

病家颇有难色，曰：胸胁疼痛，是否属于内热，倘再用如此温药，甚虑血随痰出。祝笑曰：可毋恐也，病为浆液性胸膜炎，上方用温散化痰佐以强壮之品，有消炎化痰、吸收浆液之功效，而促使疾病痊愈，决无咳血之危险。服一剂后，热稍减，痰中无血。二剂后，咳嗽爽，次数少，痰咯较畅，胸胁之痛大减，患处肿胀已消失大半。再连服三帖，即霍然而愈。后以温阳培阴之剂多帖，康健胜于昔时。（《祝味菊医案经验集·医案》）

◆ 骨痨

陆儿。

一诊：1941年3月1日。

症状：背叠胸高，足痿不能行，疼痛不得寐，肌热起伏，脉息虚数。

病理：痨瘵伤及督脉，颇为棘手。

病名：骨痨。

治法：当与甘温为主。

处方：生鹿角 12g，巴戟天 18g，仙灵脾 9g，狗脊 12g，川杜仲 12g，炒白术 12g，制草乌 6g（先煎），川羌活 4.5g，云茯神 12g，酸枣仁 18g，灵磁石 60g（先煎）。

二诊：3 月 4 日。

症状：肌热渐平，寐稍安，脉仍如故。

处方：上方去茯神，加水炙南星 12g，骨碎补 9g，生谷芽 12g，巴戟天改用 24g，仙灵脾改用 12g。(《祝味菊医案经验集·医案》)

◆ 疟病

一患儿，疟疾复作，已来三度，寒少热多，舌白，脉濡缓，营卫不调，治以疏和。药用：川桂枝、白芍、炒柴胡、炒淡芩、厚朴、苍术、陈皮、砂仁、蔻壳、炒当归、半贝丸、甘草、生姜。(《祝味菊医案经验集·医话》)

◆ 麻疹

何幼，年四岁。

体质素弱，近日染麻疹，热度不高，大便溏薄，医用葛根黄芩黄连汤，全身疹点已隐，颜面鼻部始终未见疹子，中医名为白鼻痧子。此时小儿四肢无力，手足不温，大便溏薄，咳嗽气急，痰不易出。再请医为其诊治，此时疹子不出，咳嗽气急，大便溏薄，确属险症，用辛凉加辛温与和中之品以塞责，药后毫无效果，病儿精神更加不振，不能坐起。转请祝师诊治，一诊即曰：疹子未透而回，而身体日渐衰弱，病热颇重，其重在于虚弱易脱也。如今之计，救虚脱为主，佐以和中化痰疏透之品，尚可挽回，其惧旁言掣肘，不能成其功也。

黄厚附片9g（先煎），人参6g（先煎），活磁石30g（先煎），葛根、川桂枝各6g，姜半夏、橘皮、黄郁金、莱菔子各9g（包），广木香6g，炒枳壳9g，生薏仁12g。

家属考虑热药对病情不利，将此方分四次服之。二帖后，手足温和，泄泻减少，疹子再现，大便不溏，患儿能坐起思食；再服三帖，胸闷舒，气急平而愈。

弟子问师曰：生等阅读儿科医书不少，皆以小儿为纯阳之体，麻疹为内蕴胎毒，外受风温而成，未见有用附桂人参之属以挽疹子危亡病例者。祝曰：不能人云亦云，吾亦非独创，不过善于掌握辨证论治耳。此案出，时为三十年代，其时沪上儿科名医徐君，亦心悦诚服，与祝交流经验数次，该医为之倾倒曰：听君一席话，胜读十年书。由于徐君之吸收经验，常用附子治虚弱麻疹，同行者学习者不少，而祝附子之名，亦传闻遐迩也。（《祝味菊医案经验集·医案》）

曾幼，年四岁。

发热头昏不退，已经三日，鼻塞，喷嚏，眼羞明流泪，声音嘶哑，咳嗽不爽，倦怠思睡，颜面略有疹点，胸闷烦躁不安，小溲短黄，舌苔薄腻，脉象浮数。专家以小儿内蕴胎毒，外受风热，用辛凉之剂二帖，不仅无效，而发热增高，咳嗽气急，痰不易出，烦躁无汗。祝师诊治曰：无恐也。用辛温之剂，予以外透。

川桂枝、葛根各6g，生麻黄3g，光杏仁9g，活磁石30g（先煎），郁金9g，陈皮6g，陈枳壳、生薏仁、姜半夏、苏叶各9g。

病人家长略知医，因其药辛温而畏惧。祝曰：君何惧之有，麻疹郁闷不出，肺气闭塞；如再不外透，则病变百出，用辛温透达，汗一外出，则汗出疹显而病退矣。于是先服一帖，汗出溱溱，疹子外出，颜面上身及四肢点点外显，咳嗽即爽，气急亦平，小儿喃喃作语，思欲饮食，举家欢欣。再服二帖，热退咳减，痰活而愈。（在本案前特别指出，治疗麻疹有时需要用温药，医麻疹也要辨症，不能以疹为热毒成见，横于胸中。大汗壮热不退，方须用凉药，如竹叶、石膏之类，其他如颜面及鼻上均未见疹，俗称白面痧子，即为中寒，温药可用，附子、肉桂一温即出。痧子初起，未见热象，宜忌辛凉，桂枝、葛根为主药，卫气闭时，可用麻黄。编者注）（《祝味菊医案经验集·医案》）

一患儿，痧稀未透，身热有汗，咳呛，便溏，舌白，脉弦数，恐其下陷。

药用：川桂枝、粉葛根、水炙麻黄、白杏仁、桔梗、郁金、薤白头、姜半夏、橘红、煨益智、破故纸、天浆壳。（《祝味菊医案经验集·医话》）

◆ 白痦

一病儿，白痦层布，汗出如雨，咳呛不畅，气急鼻扇，色肢冷，舌白，脉软滑。气阳暴脱，即在旦夕。

药用：别直参、黄厚附片、黄芪、龙骨、牡蛎、朱茯神、酸枣仁、巴戟天、破故纸、益智仁、黑锡丹。

原注：此例系重症肺炎。（《祝味菊医案经验集·医话》）

◆ 湿疮

李女，幼。

一诊：5月20日。

症状：湿疮痒甚，见于上部，脉细缓。

病理：湿邪郁蒸，三焦气化不调。

病名：湿疮。

治法：当与辛温淡渗。

处方：炒荆芥 3g，赤苓皮 12g，北茵陈 9g，炒防风 3g，大腹皮 9g，川桂木 4.5g，漂苍术 9g，夏枯草 9g，蝉衣 3g，生牡蛎 18g（先煎），黄附片 12g（先煎），生姜皮 4.5g。

外用粉末：锌养粉 10，硼酸粉 10，柳皮酸 1，米炒而和 200 倍水洗。（《祝味菊医案经验集·医案》）

◆ 白喉

一病儿，白喉五日，咽喉蒂丁块状白腐，两项肿胀，面色灰白，口唇青紫，头汗涔涔，哮咳音嘶，气急鼻扇，四肢厥冷，心烦不安，舌苔白腻，脉细数。时行疫毒内陷，心阳不振，浮阳欲脱，急予回阳救逆，佐以解毒祛腐之品。

药用：黄厚附片、桂枝、干姜、龙骨、牡蛎、龙齿、人中白、马勃、甘草。

另用别直参煎汁冲服。

一剂后心烦气急略减，头汗稍敛，四肢渐温，苔略化，脉较缓，予上方加射干，续进一剂。

三诊时咽喉白腐渐消，气平，烦躁已安，知饥索食，再守前法。原方去龙齿，加银花。

二剂后，诸症均除，惟面白、神疲、自汗，乃予玉屏风散加味善后。（《祝味菊医案经验集·医话》）

一病儿，丹痧密布，遍体肌红，身热汗微，喉关白腐，脉濡数，病已四日，白苔未化，不渴溺精。乃阳虚之质，感受时邪，治予兼顾。

药用：荆芥穗、炒防风、牛蒡子、射干、马勃、蝉衣、桔梗、

甘草、黄附片、活磁石。(《祝味菊医案经验集·医话》)

◆ **肠痈**

一患儿，缩脚肠痈，作痛甚剧，身热有汗，便秘溺少，舌薄白，脉数。恐其蒸脓，拟牡丹皮散加味。

药用：肉桂心、牡丹皮、延胡索、当归尾、三棱、莪术、淮牛膝、赤芍、橘络核、败酱草、丝瓜络、桃仁。

另用生苡仁、冬瓜仁煮汤代水以煎药。(《祝味菊医案经验集·医话》)

外科医案

◆ 疮疡

李君，年四十五。

左腿阴冷牵引疼痛，五天之后，恶寒发热，迁延不退，左腿痛楚又增，肿起包块1个，按之硬中有软，逐渐增大，红肿焮热。上午热度37.5℃，下午39.5℃以上，有针刺感，重症面容，食欲不振，四肢软弱无力，不能行路。邀请疡医诊治，一诊即曰：此病为热炽血瘀，病毒不轻，属于疔类，有走黄之危，用清热败毒之药，如野菊花、金银花、蒲公英、赤芍、天花粉、紫花地丁、黄芩之属。服药三帖，毫无效果，反致患处边缘不清，红肿而转硬，行动更难，口淡无味，饮食少进，形神萎弱，医曰热毒已清，可毋虞有疔疮走黄之危，前方既效，不须更改，仅于原方中略改一二，但病人心中颇为不解，即对疡医曰：吾全身颇为不舒，饮食日减，倘再迁延，将不起矣，何况红肿虽减，而反僵硬，不能动作，疼痛不止，将为之何！疡医只得安慰。并嘱其服二剂后再设法等语。适李之友人前来探视，见其病情严惩，建议应请有见识之医生力挽危局，否则后果不堪设想。于是邀请祝医生前来诊视：脉息沉细而弱，而容皖白，语言微，阳气耗伤，阴霾弥漫，患处红肿淡而坚硬，低热上下，均非佳兆。病人甚恐曰：吾日夜均惧疔疮走黄，多服凉药误事，请祝医生竭力救治，当终身不忘。祝曰：汝病虽重，尚可设法，希听信吾易改变宗旨为要。

处方：黄厚附片12g（先煎），黄芪、党参各20g，当归、炒白术、桔梗、川芎各9g，活磁石30g（先煎），淮山药9g，西砂仁6g（后下），茯苓9g，炙甲片6g，川桂枝、炒白芍各9g。

病人一见方颇有难色曰：服如此重药，是否疔疮走黄乎？吾甚胆怯。祝曰：汝服多剂凉药，毫无胆怯，致使病入膏肓，如惧药不服，岂能转危为安。再经亲友相劝，服药三帖，即有卓效，患处僵硬转软，转动稍便，精神振作，饮食能进，自揣可得重生，于是再邀祝师诊治，病情大有起色，一派悲伤之状，为之一扫。笑曰：幸逢名医如祝君者，真使吾起死回生也。祝为之再处方如下：

黄厚附片12g（先煎），黄芪20g，别直参10g，当归、白芍、川芎、白芥子各9g，大熟地12g，活磁石30g（先煎），炙甲片6g，皂角刺9g，桔梗12g，淮山药9g，炒白术12g。

此药连服三帖，精神大振，胃口奇香，晦暗之色渐清，言语甚为有力，患处疮口出脓，色黄白黏腻，局部消毒，脓出已清，逐渐收口，以后用温补之药，调理而愈。(《祝味菊医案经验集·医案》)

潘君，年七十有四。

性情急躁，喜食酒肉，体格尚称强健，惟左腿忽然肿胀疼痛。疡医谓之膏粱之变，足生大疔，况酒肉皆能化热，热聚壅成病。

处方：金银花12g，连翘12g，白芷9g，蒲公英15g，防风9g，生甘草6g。共服三帖，不见起色，患处平塌硬肿，日夜呻吟，莫可名状。乃辗转至祝门求医，告其情况。

师曰：病虽重，可愈也。诊其脉沉缓，视其患处，肤色灰暗，平塌硬肿，肿处有一白头，摸之则痛。师曰：此病实为阴疽，而非痈也。属穿骨流注、缩脚阴疼一类之疾，为阴寒凝聚而成。治以阳和汤温散之法。

熟地 12g，麻黄 6g，白芥子 6g，炮姜 6g，炙甘草 6g，附子 12g，鹿角胶 9g，党参 9g，茯苓 9g，炒白术 12g，炙甲片 6g。

此方仅服二帖，患处转为红肿，疼痛更增。病人信仰动摇，师嘱照前方续服二帖，患处化脓，脓赤白黏稠，肿痛立止，病人甚喜。（《祝味菊医案经验集·医案》）

一病人腋部红肿疼痛，医生用清热消肿之剂，如金银花、丹皮、赤药、当归、蒲公英之属。服药四帖后，腋部红渐淡，肿转硬，举动困难，换一疡医诊曰：阳症变阴矣，不能再用清凉之药矣。处方：生黄芪、当归、生熟地、川芎、党参、白术、茯苓、甘草、炒白芍、大贝母、陈皮。服药五帖后，寒热早退暮作，腋部肿胀较甚，高高突起，心情烦躁，曰：余病有增无减，此药不对症也。请祝医生诊曰：疡医处方大致不谬，希勿责怪，但手段太小耳。刻诊：腋部肿胀高起，按之软凹，而寒热早退暮作，医学上称为弛张热，为化脓之征象，疡医用温托之药，量轻似不够全面，吾于其方酌量修改，当可转愈矣。

处方：黄芪、当归、大熟地、人参、炒白术、炒白芍、黄厚附片（先煎）、活磁石（先煎）、柴胡、穿山甲、皂角刺、桔梗。

病人见曰：余请祝师诊视，实虑疡医之药太温，岂料君之药胜其数倍，余将何以服下？祝曰：腋部已经化脓，要点在使脓外出，汝体力不足以排脓，故用如此大剂，汝何恐之有，如有他变，当为负责也。病人曰：如是，余即服之。

三帖，脓出肿消，胃纳增，寒热退，继续服用前方，于桔梗一味加倍，腋部疮口脓白而稠，逐渐出清，肌肉渐增，手部操作如常，精神大增，后改用十全大补丸而愈。病人笑对祝医生曰：人谓医生有割股之心，今遇高明如祝君者，益信此言之不证也。（《祝味菊医案经验集·医案》）

一男，四十余岁。

大腿肿硬无头，疼痛呼号，不能转动屈伸，诊为阴疽。

方用黄附片（先煎）、炒白术各12g，大熟地20g，麻黄4.5g，肉桂3g，制乳香、没药各6g，全当归、炒白芍、白芥子、炮姜各9g。

服药三剂，痛大定，患处隆起，为化脓之佳象。用刀切开，出稠脓甚多，痛定热退，诸症旋愈。（《祝味菊医案经验集·医案》）

张君，年三十余岁。

体质一般，住于低洼之地，经常受著水湿浸，为日既久，左足胯部生了硬块一个，始则有蚕豆大小，逐渐发展有鸡卵大，边缘不清，不红不肿，左下肢呈痉挛状不能屈伸，手触患处，痛不可忍，行路维艰，面容晦暗枯萎，不思饮食，每日下午低热37.5℃～38.5℃左右，已一月有余，经医治未见小效，心中繁乱，日坐愁城，不能起立，动则疼痛更剧，硬块如铁板一块，自思此系一极恶之病，恐不起矣，思虑越多，病乃愈重，其友介绍疡医为其诊治，诊皆即曰：此病为寒湿交阻，瘀血内结，经络失和，故身不能动作耳，用活血化瘀、去湿通络之品，如当归、赤芍、桃仁、红花、丹参、丝瓜络、防己之属。临行时告病人曰：服此药数帖后，当可好转。病人信其言，即服药四帖，但毫无效果，心中更急，正在一筹莫展之时，其友邀请祝医生诊治，病人详述病之经过，并递前医之方，祝阅后即曰：诊断尚属中肯，但用药太轻而不能中的，故病情无进步也，依余之见，宜首温阳化湿，活血化瘀次之，附子为阴疽必用之药，以温热鼓舞气血之流行，帮助正气之恢复，然后再活血化瘀、通利经络，则疗效指日可待也。病人大喜曰：诚如君言，能使吾脱离病魔之苦，诚为幸事，不过吾系阴亏之体，服前医之药后头昏口干，附子为大热之品，其可服乎。祝师曰：对症用药，何所惧也，不听吾言，当敬谢不敏了。

157

病人曰：由君决之，吾当照方服之。

处方：黄厚附片（先煎）、大熟地各18g，川桂枝、生白芍、麻黄各9g，活磁石30g（先煎），白芥子、炮姜各9g，党参18g，当归、炒白术、茯苓、炙甲片各9g，黄芪20g。

服药二帖，自觉患处有热感，硬块略松。又二帖后，疼痛减轻一半，硬块已，胃纳转馨，精神渐振，再照原方服六帖而病愈。（《祝味菊医案经验集·医案》）

祝医生医治内科各病，以温药为主，外科亦不脱离此种方法。尝曰：阴疽之病，皆由自身阳弱和感受寒凉得之，外受寒邪，理应温散，用辛凉苦寒，甚至甘寒，邪留不去，日益加重。如阴疽平塌无头，边缘由软转硬，由阳虚所致，旷日持久，预后多凶。阳气者，若天与日，若得其所，则阴寒痰湿，一扫而光，气血旺盛，血行流畅，则病斯愈矣。祝又曰：依余之经验，疮疡症中，脓血之浓厚与清稀、气味之正常与腥臭，在诊断上亦至为重要。结肿成囊，疼痛有时，脓易成者为吉；疮部平塌，漫肿无头，不红不高，久不作脓者为逆。脓已溃，红白相间，无恶秽之气，皆属正候，即为阳气充旺、气血两调之佳象，惟有合并症，大致无妨碍。已溃脓水清稀，气秽腥臭，肿痛不消，形体日削，阳气衰惫，气血虚弱，脾虚不能运化精微，属于逆症。余必用温阳之剂，补气益血，使阴霾消散，阳气来复，由阴转阳，病入佳境。至若平塌者变红，患处肿起，脓出稠黏，胃纳必馨，此为病转危为安之关键。如因头昏口干，颜面升火，误认为阴虚火旺，竟用甘寒，其不败事者鲜矣。（《祝味菊医案经验集·医案》）

◆ 硬块

李君，年三十许。

经常行水温（疑为湿，编者注）作业，久则右小腿连及腘部，有硬块不能下地，医谓气滞血瘀，投当归、川芎、赤芍、桃仁、红花、姜黄、三棱等药治之，无效。祝氏改用阳和汤加附子，服药五帖，自觉患部有热气上下，不久腿即能动，继服数帖而能下地行走，右腿部之硬块均消失。（《祝味菊医案经验集·医话》）

◆ **湿疹**

钱君者，年三十余岁。

平素嗜酒与膏粱之品，大便经常秘结，为日既久，湿浊内蕴，血行不畅，胸腹部皮肤出现疙瘩，颜色鲜红，痛痒甚剧，只得用手搔破，皮破血出，始能缓解，以后蔓延全身，辗转反侧，不能入眠，心甚苦之。疡医诊为湿热蕴久化热，入于血分，发为湿疹，用清热化湿凉血之药，如生地、赤芍、龙胆草之属，服药二帖，湿疹较淡，瘙痒未减，疙瘩硬结，精神委顿，不思纳谷，心中烦闷，自思湿疹系属小恙，为何不见效果呢？经西医用针、药亦乏效，后由友人介绍祝医生诊治，但心有不释：祝君以用温药治内科取胜，外科皮肤病非其所长。另请疡医善治皮肤病者，亦用凉血清热之剂，仍不见起色，不得已，始决心请祝医生诊治。

处方：黄厚附片9g（先煎），活磁石30g（先煎），漂苍术、酒军各9g，海风藤15g，白鲜皮、地肤子各12g，生姜皮9g，生薏仁、苦参各12g，荆芥9g，陈枳壳12g，谷芽9g。

服药二帖，湿疹未化，疙瘩硬鼓，瘙痒不减，自信力丧失，仿徨无计，思之再三，仍请祝医生诊治。曰：湿（根据王云锋《祝味菊名医类案回忆录之六》应为温，编者注）药能治温（根据王云锋《祝味菊名医类案回忆录之六》应为湿，编者注）疹乎？而用大热之附子，我大惑不解。祝曰：汝寒凉多服，阳气受戕，气血凝聚，故用湿（根据王云锋《祝味菊名医类案回忆录之六》应为温，编者注）法耳，大便一畅，湿化则病去，阳气来复，病即可愈。病人照方服之，四帖后，大便通畅，湿疹隐退而愈。

弟子问师曰：湿疹大多用清化之法，夫子用温导燥湿何也？又以附子为主，服后湿疹未滋蔓难图，而反消失隐没，其故何在？请有以教我。师曰：湿疹之为病，肠胃湿浊引起者居多，病人服凉药太过，阳气受折，病发不愈，用附子以鼓舞阳气，帮助气血流通，苦参、海风藤为治湿疹要药，大黄以导便，使病毒下行，其他药达其相辅相成之效。故是病愈矣。（《祝味菊医案经验集·医案》）

◆ 瘾疹

孙女士。

一诊：2月23日。

症状：胸闷，纳少，风块时发，脉息沉细。

病理：风湿相搏，胃气不和。

病名：风湿。

治法：当与辛温淡化。

处方：炒荆芥 9g，漂苍术 15g，酒连 18g，炒防风 9g，赤苓 18g，大腹皮 12g，川桂枝 6g，姜半夏 18g，淡干姜 6g，麦芽 15g（炒），海桐皮 9g。（《祝味菊医案经验集·医案》）

◆ 疝气

徐先生，同孚路。

一诊：

症状：腹胀绕脐，脉见弦细。

病理：阳虚中寒，复为邪侵。

病名：寒疝。

治法：当与温化。

处方：制川乌15g（先煎），黑豆30g，仙半夏15g，胡芦巴12g，川桂木6g，大腹皮6g，橘核15g，台乌药9g，茅术12g，煨姜9g。（《祝味菊医案经验集·医案》）

朱先生，愚园路。

一诊：2月19日。

症状：睾丸偏坠，少腹胀痛，苔腻，脉息细迟。

病理：阳虚中湿，肾气不固。

病名：偏坠（膜破裂）。

治法：当与温化。

处方：制川乌15g（先煎），仙半夏24g，橘核15g（炒），生牡蛎60g（先煎），黑豆30g（炒），小茴香6g（盐炒），灵磁石45g（先煎），胡芦巴12g，大腹皮12g，川羌活6g，煨姜9g。（《祝味菊医案经验集·医案》）

◆ *痔疮*

王女士，蒲石路。

一诊：2月23日。

症状；胸痞而痛，头昏肢酸，苔腻，脉细缓，痔血。

病理：阳虚饮聚，心肾俱衰，阴络皮损。

病名：下虚，痔血。

治法：当与扶阳理脾，兼培心肾。

处方：灵磁石45g（先煎），破故纸18g，淡吴萸9g，云茯神15g，覆盆子12g，茅术15g（炒），酸枣仁24g，胡芦巴12g，

姜半夏 15g，黄附片 15g（先煎），炮姜 9g，桑寄生 15g，槐角炭 12g。(《祝味菊医案经验集·医案》)

姚女士，四十岁，白尔路太和里。

一诊：

症状：滞下经年不已，成漏症，目花力乏，脉息沉缓。

病理：久痢脾肾俱伤，消化不良，脏器俱失营养。

病名：肠癖，痔漏。

治法：当与温固脾肾为主。

处方：云茯神 18g，菟丝饼 18g，肉豆蔻 9g，酸枣仁 24g，巴戟天 18g，诃子肉 12g，破故纸 18g，赤石脂 24g，炒白术 15g，炮姜炭 9g，姜半夏 12g。另服卡白松（karbarsone），每服五天停一天。

二诊：

症状：前恙较瘥，脉息虚缓。

治法：再与前法损益。

处方：云茯神 18g，破故纸 18g，赤石脂 24g，酸枣仁 24g（打，先煎），菟丝饼 18g，肉豆蔻 9g，灵磁石 45g（先煎），仙灵脾 12g，炒白术 15g，诃子肉 12g，煨益智 12g，姜半夏 12g，带皮砂仁 9g。

三诊：

症状：便血止，腹膨，纳呆，寒热日作，汗出即罢，脉息虚数。

病理：寒邪外来，营卫不和。

治法：再与标本兼理。

处方：云茯神 18g，川桂枝 9g，酸枣仁 24g（打，先煎），北柴胡 9g，生牡蛎 30g，姜半夏 18g，破故纸 18g，肉豆蔻 9g，大腹皮 9g。

四诊：

症状：寒热已无，泄泻，腹膨稍瘥，脉息转缓。

病理：表邪解。

治法：再与益气理脾，兼培心肾。

处方：生西芪 15g，灵磁石 30g（先煎），破故纸 18g，云茯神 18g，生白术 15g，肉豆蔻 12g，酸枣仁 24g（打，先煎），姜半夏 15g，赤石脂 24g，炮姜 9g，带皮砂仁 9g，北柴胡 4.5g。(《祝味菊医案经验集·医案》)

◆ **脱肛**

陈先生。

一诊：1940 年 2 月 2 日。

症状：痔痛，肛脱，纳呆，脉虚缓。

病理：气虚下陷。

病名：脱肛。

治法：当予补中益气汤法。

处方：生西芪 15g，炒白术 15g，潞党参 9g，陈皮 6g，土炒当归 6g，大腹皮 9g，桑寄生 15g，炙升麻 4.5g，北柴胡 4.5g，槐角炭 12g。(《祝味菊医案经验集·医案》)

五官科医案

◆ 内障

赵先生，静安寺路。

一诊：3月25日。

症状：目睛内障，苔白腻，脉弦劲。

病理：中湿阳浮，血盛于上。

病名：白内障。

治法：当与潜阳化湿。

处方：灵磁石60g（先煎），干菊花6g，带皮苓18g，石决明60g，黄附片15g（先煎），炒茅术12g，明天麻9g，仙半夏18g，陈枳壳6g，谷精草15g。（《祝味菊医案经验集·医案》）

◆ 耳鸣

吴先生。

一诊：1941年2月20日。

症状：耳鸣目眩，心悸，肢麻，脉息弦艽。

病理：心肾阳气不足，神衰脾弱，消化不良。

病名：心肾两亏。

治法：当与温养为主。

处方：生鹿角18g，巴戟天30g，紫石英45g，仙灵脾12g，川杜仲15g，黄附片45g（先煎），酸枣仁24g，朱茯神18g，灵磁石45g（先煎），炒茅术15g，姜半夏18g，淡干姜9g，棉子霜

15g。

二诊：2月25日。

诸恙渐瘥，脉仍弦。再予温养。上方去茯神、紫石英，加桂枝 9g，炒牛膝 9g，磁石改为 60g。

三诊：3月11日。

头胀瘥，腰酸，脉息仍缓。再以扶阳益肾。

生鹿角 18g，灵磁石 60g，仙灵脾 12g，狗脊 15g，炒茅术 15g，黄附片 45g，巴戟天 30g，千年健 15g，川杜仲 15g，姜半夏 18g，淡干姜 18g，小茴香 4.5g，棉子霜 15g。(《祝味菊医案经验集·医案》)

◆ 音哑

茅先生。

一诊：1月22日。

病名：慢性气管炎。

处方：黄附片 24g(先煎)，炙细辛 1.5g，姜半夏 15g，灵磁石 30g(先煎)，淡干姜 6g，炙紫菀 12g，生牡蛎 30g，北五味 4.5g(打)，炙款冬 6g，炙苏子 6g(包)，云茯神 15g。

三、四诊改方，喉音哑。

上方加玉桔梗 6g，炙射干 6g，蜜炙麻黄 3g，去五味、款冬。(《祝味菊医案经验集·医案》)

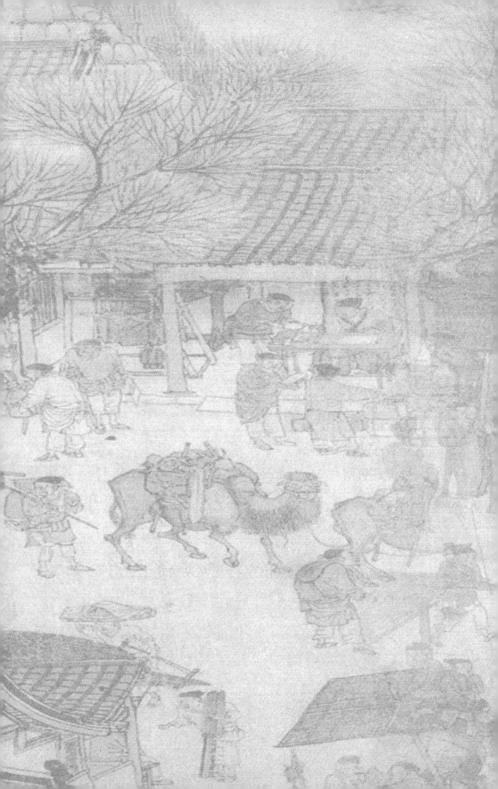

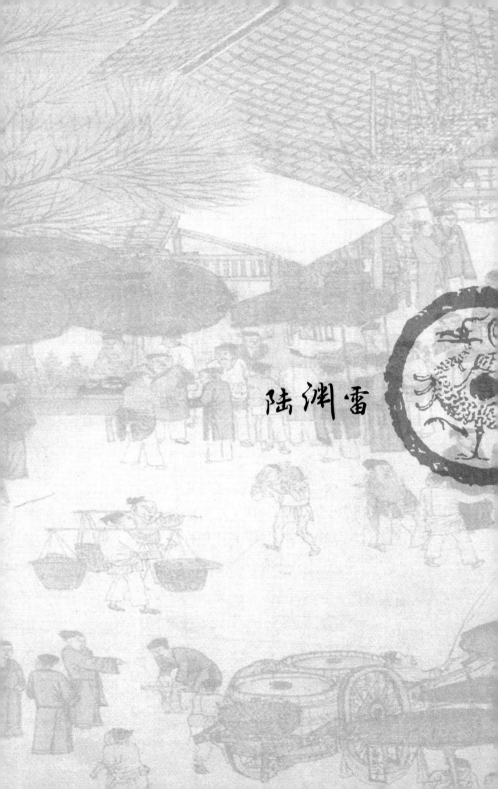

陆渊雷

内科医案

◆ 伤寒

施某，女，成人。

初诊：1954 年 6 月 25 日。

伤寒发热六日，昼轻夜重，大便数日不行，脘腹痛，舌苔黄，脉数。此真大柴胡证之兼心弱者。

处方：柴胡三钱，白芍三钱，厚朴一钱，炒枳实一钱半，生姜三钱，枣仁四钱，麻仁三钱（杵），玄明粉三钱（冲），磁石一两（先煎），黄附片五钱（先煎），甘露消毒丹四钱（包）。一剂。

二诊：6 月 26 日。

药后得大便，腹痛除，胸满减，惟有懊憹泛恶，微咳，脉甚数弱，舌中间微黄。

处方：柴胡三钱，太子参四钱，姜半夏三钱，淡芩二钱，炒栀子三钱，炙甘草八分，磁石一两（先煎），黄附片七钱（先煎），麻黄一钱，杏仁三钱，生姜三钱，红枣四枚。二剂。（《现代文章研究·著名老中医陆渊雷医案选》）

◆ 温病

胡先生。

初诊：7 月 22 日。

鼻伤风，兼微咳，有浓痰。头痛又曾骨楚，却不发热。口苦，舌绛，脉弦而滑。

香薷 1.8g，前胡 4.5g，兜铃 6g，佩兰 9g，桔梗 4.5g，淡芩 6g，葛根 6g，象贝 6g，苡仁 15g。(《陆渊雷医案·温病》)

汪先生。

初诊：病十日已来，身热汗多，泄泻清水。胸腹时闷。舌尖绛而无苔，脉濡而大。此温湿已成，不能速愈。

葛根 9g，川朴 3g (炒)，藿梗 6g，川连 1.5g，茅根 6g，佩兰 6g，淡芩 6g，苡仁 15g，柴胡 4.5g，姜夏 9g，赤苓 12g。(《陆渊雷医案·温病》)

王先生。

初诊：7 月 31 日。

初起战栗，旋发热，至谵妄。脘微痛，略感胸闷，口淡。热时手脚麻。脉濡软，舌白腻。非湿温即重性流行性感冒。

柴胡 6g，茅术 9g，赤苓 12g，藿香 9g，淡芩 6g，知母 4.5g，苡仁 12g，炙草 2.4g，姜夏 9g，生石膏 24g (打碎)，楂炭 9g。

陆渊雷评述本案说：此病脉舌俱似湿温，意必淹滞。岂知明日病者挈其妻，来诊小产后咳。自云服药奇效，诸证皆除，仅余胸微满。其妻本就治西医，因自己得效速，故挈来易医云。此意外之效，医者多贪天之功，此类是与。(《陆渊雷医案·温病》)

徐女。

初诊：头面与手发赤疹，颗粒而痒，去岁发，治之，约已十多个月，今又患，大便畅，舌腻，脉数，胸闷稍有咳。

柴胡 6g，牛蒡 9g，桔梗 6g，川连 1.5g，淡芩 4.5g，西河柳 12g，炙草 3g，陈皮 9g，川朴 3g，枳实炭 6g。

二诊：赤痒并减，脉殊沉细数，神气饮食无他。

柴胡 12g，防风 6g，连翘 9g，赤芍 6g，桔梗 6g，豨莶草 12g，西河柳 12g，生甘草 3g，陈皮 6g，楂炭 9g，枳实炭 6g。

三诊：痒犹未净，脉稍数，舌腻，痒愈处褪皮，犹须祛风。

柴胡 12g，僵蚕 9g，牛蒡子 9g，桔梗 6g，豨莶草 12g，西河柳 9g，淡芩 4.5g，枳实炭 6g，生甘草 3g。（《陆渊雷医案·温病》）

郑先生。

初诊：微有寒热，脉数甚，舌黄口苦，胸微闷，是痉夏之类。

藿香 9g，青蒿 6g（后下），苡仁 15g，佩兰 9g，银柴胡 6g，银花 9g，夏枯草 9g，北沙参 12g，六一散 12g（包）。（《陆渊雷医案·温病》）

朱。

初诊：伤寒十三日，喉间有黏痰，力咯始出，痰中夹血，口渴，舌苔黄而稀疏，舌上有不快之感，脉迟软，此汗伤津液也。

丹元参各 9g，麦冬 9g，焦山栀 6g，橘白 9g，柴胡 9g，淡芩 4.5g，姜夏 9g，太子参 9g，花粉 12g，炙甘草 3g，连皮子望江南 9g，生姜 6g。

二诊：药后痰较少，头中较清楚，口中感黏腻，时时需索茶汤润口，舌苔黄而不厚，见三角状，脉缓，真伤寒。

柴胡 9g，姜夏 12g，太子参 9g，淡芩 6g，黄附片 18g，磁石 30g，枣仁 9g，花粉 12g，竹茹 9g，活芦根 30g，生姜 9g。

三诊：昨颇轻快，乃进食太多而骤致胸闷作呕，仍口渴欲茶汤润，仍有黏痰，苔稀黄，脉不甚数。

柴胡 9g，太子参 9g，淡芩 6g，姜半夏 9g，竹茹 9g，北沙参 9g，川斛 9g，磁石 30g，黄附片 18g，焦枳实 6g，焦麦芽 9g。

四诊：每日欲啜水润口，今发现其喉左有白点，舌尖红。

麻黄 3g，生石膏 21g，杏仁 9g，板蓝根 9g，人中白 6g，桑皮 6g，桔梗 6g。

另：锡类散 3g，时时吹喉。（《陆渊雷医话医案选·医案选》）

施先生。

初诊：天热，汗出太多，忽然眩晕，吐利。舌白脉迟。急性肠炎之疑于霍乱者。

六一散 12g（包），干姜 3g，黑附块 6g（先煎），川连 1.5g，姜夏 12g，藿香 12g，淡芩 4.5g，太子参 9g，夏枯草 9g，楂炭 9g，炒麦芽 9g。(《陆渊雷医案·温病》)

◆ 感冒

傅太太。

初诊：久痢后溏泄未止。三日前寒热骨楚，服西药寒热稍止，而头痛骨楚欲呕依然。脉迟弱甚，舌淡甚而胖，当和营卫、运脾阳。

柴胡 6g，煅牡蛎 18g（打），白芍 6g，草果 4.5g，生姜铜元大 3 片，淡芩 6g，干姜 3g，炒白术 9g，生常山 6g，姜夏 12g，桂枝 6g（后下），太子参 9g，炙草 3g。

二诊：寒热不复发，骨楚亦减，头痛在两太阳，泄利日三数行，腹痛。脉软，舌胖。仍当温运脾阳而开胃。

炒故纸 6g，生白术 9g，蔓荆子 6g，草果 4.5g，黑附块 6g，太子参 9g，云苓 12g，陈皮 6g，干姜 3g，炙草 6g，川连 1.5g。

三诊：头疼骨楚亦瘥，新感已痊愈，惟旧所病痢尚未痊愈，食后乃感胀。脉极迟弱，肠病而胃亦不健也。

良姜 4.5g，炒故纸 6g，小朴 3g，云苓 12g，黑附块 9g，炒潞党 9g，赤石脂 12g，炙草 3g，茅白术各 6g，枳壳 4.5g，禹余粮 12g。(《陆渊雷医案·内科杂病》)

傅太太。

初诊：头痛，恶寒，骨楚，咽痛，微呕，不思食。脉浮紧，舌色平。昨发热，今日但寒不热。

葛根 9g，赤芍 6g，甘中黄 4.5g，麻黄 2.1g，桔梗 6g，板蓝根 9g，桂枝 4.5g（后下），桑皮 9g，杏仁 9g。

二诊：感冒热退，胃呆不思食。先是曾发角弓反张，如脏躁，今虽不发，仍复心悸，怕烦。脉舌自和。

云苓 15g，炙草 3g，白蔻仁 3g，陈皮 6g，桂枝 4.5g（后下），制香附 9g，太子参 9g，枳壳 6g，生白术 9g，煅牡蛎 21g，炒谷芽 9g。（《陆渊雷医案·太阳病》）

李先生。

初诊：疟愈后不慎饮食、风寒，遂再发寒热，形似疟，今热尚未尽。脉甚数，舌苔满白。头疼，腰痛。宜柴胡桂枝汤。

柴胡 6g，桂枝 4.5g（后下），草果 4.5g，生姜 4 片，淡芩 6g，赤芍 6g，槟榔 4.5g，红枣 4 枚，姜夏 9g，常山 6g，炙草 3g。

二诊：再发之间日疟，服药即止，药停复发，发时即服药，反剧不适。此本一定之事，惜前日未叮咛耳。今舌满腻，当兼利湿。

槟榔 6g，柴胡 6g，赤苓 12g，淡芩 6g，常山 6g，茅术 9g，陈皮 6g，炙草 3g，草果 3g，小朴 4.5g，姜夏 9g。

三诊：疟愈后，迄尚微乏，头晕。舌胖，脉软。此须健脾利湿，以善其后。

茅白术各 6g（土炒），炙草 3g，柴胡 6g，藿梗 6g，潞党参 12g（炒），陈皮 6g，草果 4.5g，云苓 12g，姜夏 9g，小朴 3g。（《陆渊雷医案·内科杂病》）

史夫人。

初诊：七月十八日。

长途受暑，遭丧哀痛，又新感寒。项颈强痛，腹微痛，昨数如厕，今已止。微咳。脉数弱，舌白不润。仍宜辛温发表，加润药。

葛根 9g，赤芍 6g，兜铃 9g（炙），生姜铜元大 4 片，麻黄 1.8g，花粉 9g，制香附 4.5g，桂枝 3g（后下），象贝 9g，益元散 9g（包）。

二诊：七月十九日。

项强瘥。咳较爽，曾泻一次。腹中雷鸣，稍欲食，食却不舒。自觉仍有热，诊之无热。口苦，舌苔薄白。宜理胃肠。

炙甘草 3g，干姜 2.1g，葛根 9g（煨），枳壳 6g，川连 1.5g，姜夏 9g，藿梗 6g，生姜铜元大 3 片，淡芩 6g，太子参 9g，连翘 6g。（《陆渊雷医案·太阳病》）

孙。

初诊：恶寒发热，咳嗽连声，欲呕，脉缓，舌薄白边尖而干，渴引饮，一啜五六杯。

麻黄 3g，生石膏 18g，杏仁 9g，炙紫菀 9g，苏子 9g，草果仁 4.5g，炒谷麦芽各 9g，炙甘草 3g，云苓 9g。

二诊：今晨热退色好，口渴亦大减，昨夜间咳仍频，苔渐正色，再治咳。

麻黄 3g，石膏 1.5g，杏仁 9g，沙参 9g，干姜 3g，五味子 3g，炙兜铃 9g，象贝母 9g，炙甘草 3g。（《陆渊雷医话医案选·医案选》）

王。

初诊：感冒发热四五日，神识时清时昧，气急微咳，喉有痰声，唇鼻燥，脉滑数，有支气管炎之倾向。

生麻黄 3g，杏仁 9g，石膏 24g，象贝 9g，炒莱菔子 9g，炒苏子 9g，钩藤 12g，炙甘草 3g。

二诊：药下病势大减，神识亦清，今侧重豁痰。

炙紫菀 6g，桔梗 3g，赤白芍各 6g，北沙参 9g，川象贝各 6g，葶苈子 6g，钩藤 12g，神曲 9g，杏仁 9g，苏子 6g，炙甘草 3g。（《陆渊雷医话医案选·医案选》）

朱女。

初诊：曾感冒发热，西医为注射，退而复作，有咳嗽，面肿多疹，舌苔厚脱处多，脉数。

柴胡 6g，淡芩 6g，姜夏 9g，僵蚕 6g，丹皮 6g，赤芍 6g，桔梗 4.5g，象贝 9g，炒枳实 4.5g，生姜 6g，红枣 4 枚。

二诊：药后发出风疹，极稠密而痒，退回后又发匐行疹（指略高出皮肤表面的鲜红色或暗红色的线状损害性疹块。编者注），唇肿舌红，脉数，清解之。

葛根 9g，桂尖 4.5g，淡芩 6g，赤芍 6g，焦山栀 9g，西河柳 9g，象贝母 9g，活芦根 45g，鲜茅根 12g，生姜 6g，六一散 12g。（《陆渊雷医案·少阳病》）

董小姐。

初诊：七月十四日。

鼻有涕，头痛咳嗽，有时致呕。脉细而迟，舌润无苔。此感冒有湿，又在暑令之证。

薄荷 2.1g(后下)，桔梗 3g，橘红 6g，云苓 12g，细辛 2.1g(后下)，杏仁 9g，姜夏 12g，益元散 12g（包），小朴 3g，象贝母 9g，苡仁 15g。（《陆渊雷医案·温病》）

◆ 发热

徐女士，青年。

初诊：1935 年 12 月。

发热十日，时复恶寒。而头不痛，脉不浮，非外感。脚冷体弱。发育早，月事十许日一行。此非细故，今作阴虚发热治。且其阳亦虚。口渴，舌无他。

处方：当归三钱，生地五钱，银柴胡一钱五分，青蒿二钱（后下），川芎一钱五分，白术二钱，云苓四钱，泽泻四钱，黑附块二钱（先煎）。二剂。

二诊：口渴脚冷俱瘥，热退而未净，夜间较盛。起则头眩，脉舌俱和，但见不足。

处方：黑附块二钱（先煎），云苓四钱，白术三钱，白芍三钱，当归三钱，川芎一钱半，生地五钱，太子参三钱，炙草一钱，菟丝饼三钱，炒谷芽四钱，青蒿二钱（后下）。二剂。（《现代文章研究·著名中医陆渊雷未刊医论医话医案选载》）

袁希濂律师。

初诊：8月27日。

每日但热不寒，而汗出多，似疟。颇觉少力。脉亦弱，不似平常洪大。惟舌红甚，中有黄苔，则热也。

柴胡 6g，淡芩 6g，生首乌 12g，红枣 5 枚，槟榔 4.5g，山栀 9g，太子参 6g，川连 1.5g，生常山 6g，炙草 6g。

二诊：8月29日。

服药两剂，疟遂不发。今苦大便不通，窘急，如厕但矢气。又汗多，因不耐风。小便畅而红赤，脉舌却不甚热。食不香，当理其胃。

川军 4.5g，生芪 15g，谷芽 9g，红枣 4 枚，玄明粉 9g（冲），浮小麦 12g，全瓜蒌 9g（切），炙草 3g，陈皮 6g，生常山 6g。服此方后，腑气通，遂愈。（《陆渊雷医案·内科杂病》）

唐某，老人。

初诊：1954年5月9日。

三天前发热至39℃，曾退尽，今日又热，顷测38.5℃。年已七十五，又素有咳喘，脉大而数，舌苔白，作疟治。

处方：柴胡四钱，淡芩一钱半，吉林参须四钱，姜半夏四钱，生首乌四钱，煨草果三钱，鸡骨常山三钱，枣仁五钱，炙甘草八分，生姜三钱，红枣五枚。

另，鸦胆子十粒，去壳取仁，白亮完整者，吞，勿嚼。一剂。

二诊：5月10日。

药后得汗，热退，但痞闷呕恶，大便不行。

处方：柴胡四钱，淡芩一钱半，川连五分，姜半夏四钱，干姜八分，太子参四钱，麦芽三钱，楂炭三钱，瓜蒌三钱，杜仲四钱，地龙一两，槐花三钱，红枣五枚。

服药三剂，热退神清，诸症霍然，举家悦然。（《现代文章研究·著名老中医陆渊雷医案选》）

◆ 咳嗽

函授学员邬亮问：肺病发热作咳，畏寒热者，麻杏石甘汤可用否？此汤亦治初起咳嗽有效。对于畏寒一点，有碍否？生家兄患咳多日，因夏日病心胃痛，但服雅片伽南香，日见轻减，而咳即加勤，痰少无血，特瘦甚。住院多日，愈见体弱无力，目下居家日以童鸡汁、羊肉等品补养，不能得全功，有何药可止其咳否？祈加教益是幸。

陆渊雷回复说：麻杏石甘治初起非肺结核之咳，无论畏寒与否皆可用。若令兄之病，恐非此方所宜。是否结核，来信不言，症亦不具，拟方试服之。

云苓 12g，上肉桂 1.8g，炙紫菀 6g，炙白前 6g，炙冬花 6g，北沙参 9g，干姜 3g，五味子 3g，姜半夏 9g，炙甘草 3g。(《陆渊雷医话医案选·医话选》)

施男。

初诊：喘咳宿病，早晨多痰，午后一阵咳，痰最不易出，出则脑次宽松，舌色白，能食而不敢多食，食后咽头有梗塞感，牙龈有脓，脉稍数。

炙远志 6g，桔梗 6g，活芦根 30g，桑皮 6g，橘白 9g，杏仁 9g，当归 6g，生芪 9g，枣仁 12g，生甘草 2.4g，生姜 4 片。

二诊：服前方，精神颇增，咳喘亦减，午后日晡稍有寒热，食后咽头梗阻之感未全除，牙龈脓止，脉不复数。

黄附片 15g，活磁石 45g，生紫菀 9g，炙远志 6g，活芦根 30g，杏仁 9g，桔梗 6g，云苓 9g，枣仁 12g，生芪 9g，炙草 3g。(《陆渊雷医话医案选·医案选》)

施男。

初诊：咳且喘，五月不愈，今有微热，胸闷，吐稠痰，舌白似积粉，食量减，脉数。

麻黄 3.6g，干姜 4.5g，细辛 2.4g，五味子 3g，柴胡 12g，姜半夏 12g，太子参 12g，炙紫菀 9g，炙款冬 9g，白芥子 4.5g，生内金 9g，生姜 9g。

二诊：热退咳瘥，胸闷亦解，仍有痰，舌白，脉缓。

象贝 9g，杏仁 9g，白芥子 6g，桔梗 6g，炙远志 6g，桑皮 9g，姜半夏 12g，五味子 3g，干姜 3g。

另，补方：吉林参粗须 6g，生芪 12g，怀山药 12g，百合 9g，桑皮 9g，陈皮 6g，炙紫菀 12g，茅术 6g，炙甘草 3g，生姜 9g。(《陆渊雷医案·内科杂病》)

苏某，年三十九。

初诊：病喘咳十年。本来秋发春瘥，去年经霍乱、伤寒后，仍终年不瘥。剧咳，气不足息，脉数弱，舌色平，能食，但人瘦。

黑附块三钱，干姜钱半，炙草八分，人参须二钱（煎冲），云苓三钱，杏仁三钱，炙紫菀三钱，萸肉钱半，五味子八分，仙鹤草四钱，炒苏子（包）四钱。

二诊：喘促稍减，咳亦减，脉稍起，舌仍虚，总之心脏稍好转，慢性支气管炎无除根之法也。

黑附块二钱，干姜钱半，炙草一钱，蛤蚧尾（另煎冲）一对，人参须（另煎冲）二钱，白术三钱，桂枝钱半，仙鹤草四钱，杏仁三钱，没食子钱半。（《现代文章研究·今理释古卓然一家》）

孙。

初诊：恶寒发热，咳嗽连声，欲呕，脉缓，舌薄白、边尖而干，渴引饮，一啜五六杯。

麻黄 3g，生石膏 18g，杏仁 9g，炙紫菀 9g，苏子 9g，草果仁 4.5g，炒谷麦芽各 9g，炙甘草 3g，云苓 9g。

二诊：今晨热退色好，口渴亦大减，昨夜间咳仍频，苔渐正色，再治咳。

麻黄 3g，石膏 15g，杏仁 9g，沙参 9g，干姜 3g，五味子 3g，炙兜铃 9g，象贝母 9g，炙甘草 3g。（《陆渊雷医案·太阳病》）

邬先生，12 月 12 日。

向苦肩背强痛，治之已痊愈。今惟髋骨部或时少不活络而已。劳心阶级用脑太多，睡眠不能甚酣，醒起后往往罢倦。每入冬，又常疲咳。大便比较难。舌不红，根有腻苔。血压稍高。脉弦而短。膏方拟补肾为主，即增加内分泌，而养血辅之，兼治咳，健胃肠。

淡苁蓉 150g，枣仁 120g（研），生熟地各 150g，五味子

30g，枸杞子120g，远志90g，延胡60g（炒），姜夏120g，制首乌150g，当归90g，川楝肉90g，紫菀120g，绵杜仲120g，生芪180g，柴胡60g，杏仁120g，怀牛膝210g，白芍90g，干姜30g，葛根90g，枳实60g，竹茹90g。

上药皆选道地，煎成去滓。加冰糖250g，真阿胶18g，龟板胶3g，鹿角胶6g，文火收膏，磁罐贮，每日晚开水冲服一小匙。渐加至一匙，若感冒则暂停。(《陆渊雷医案·膏方》)

许先生。

初诊：微热不净，每日午后咳。颇有肺病之嫌。脉弦重，按则大，舌略绛。

银柴胡6g，川贝9g，紫菀9g（炙），炙鳖甲9g，知母6g，北沙参9g，青蒿4.5g（后下），地骨皮6g，生芪12g，浮小麦30g，煅牡蛎30g（先煎），炙草3g。(《陆渊雷医案·内科杂病》)

曾先生。

初诊：咳嗽三个月不已，昼剧夜静。晨起逾时辄失音。经夜间休息乃复，可见病宜静摄。脉甚数，舌质绛。颈旁有淋巴腺肿，证象甚似结核。惟体格非劳瘵质。调养得宜，似可痊愈。

麦冬12g（去心），款冬花6g，川象贝各6g，瓜蒌6g，干地黄15g，杏仁9g，海带15g（洗去咸），丹皮4.5g，紫菀6g，桔梗3g，炙百部6g，炙草2.4g。(《陆渊雷医案·内科杂病》)

张女。

初诊：如伤风而咳，有寒热、头昏。前晚忽然咳吐有血，迄今不止，舌有苔，脉数而弱，食思减。

柴胡9g，淡芩4.5g，太子参9g，姜夏12g，炮姜2.4g，陈棕炭9g，仙鹤草12g，炙紫菀9g，炙款冬6g，杏仁9g，红枣4枚，炙草3g。

二诊：药二剂后，血全止，咳减，寒热减而未尽，脉弦细，舌有苔。

柴胡 9g，淡芩 6g，姜夏 9g，太子参 9g，炮姜 2.4g，仙鹤草 12g，杏仁 9g，兜铃 9g，象贝 9g，白芥子 9g，炙鳖甲 9g，生姜 3 片，红枣 4 枚。（《陆渊雷医话医案选·医案选》）

钟夫人。

初诊：体本弱，生产后不复原。寒热往来，剧咳无痰，耳鸣食少。脉数弱而细，舌淡光剥。血少心弱，又有外感，急治之。

柴胡 6g，姜半夏 9g，生常山 6g，云苓 12g，麻黄 2.1g（连根节），北沙参 9g，生首乌 12g，白芍 6g，生石膏 18g（打），黑附块 6g，炙草 3g。

二诊：服前方后，寒热不作，病者向为小学教师，因分娩辍业，家居受气恼而腹满，乃复就诊。现腹满，入夜更甚。舌色光泽，口燥裂。脉非常之弱。原因是气恼，此时似尚可治，然反复可虑。

防己 12g，川军 4.5g，小朴 3g，蜀椒 4.5g（炒去汗及开口），苏全（指全紫苏，编者注）9g，姜夏 9g，葶苈 6g，云苓 12g，生姜铜元大 3 片。（《陆渊雷医案·少阳病》）

朱先生。

初诊：恶性疟愈后，咳嗽月余不已，夜间剧，昼日瘥。脉数疾而细，舌淡白，中间向裂纹，血少，心脏弱。

云苓 15g，干姜 3g，苡仁 15g，炙草 3g，姜夏 12g，五味子 3g，川贝 9g，细辛 3g（后下），茅白术各 4.5g（生用），杏仁 9g。

二诊：咳嗽已愈，依理当健脾养血，今唇燥裂起泡，而舌白腻，是里湿外燥，用药较难。

川贝 9g，茅白术各 6g，当归 6g，苡仁 15g，蒌仁 9g（研），北沙参 9g，远志肉 6g，炙草 2.4g，花粉 9g，炒潞党 9g，良姜 3g。

三诊：临食颇快朵颐，食下乃觉不适，呼吸胸口不舒。舌色非常淡白，脉亦软，此寒湿，宜真武汤主之。

黑附块 12g，炙草 3g，炙款冬 9g，生姜铜元大 4 片，茅白术各 6g，陈皮 9g，炙紫菀 9g，白芍 9g，姜夏 12g，象贝 9g。(《陆渊雷医案·内科杂病》)

◆ **哮病**

罗老太太。

初诊：得柴胡桂枝汤，胸满略减。惟稍劳动，则喘如故。色脉是肾虚。补肾可以平喘，但不能除根耳。

菟丝饼 9g，白芍 9g，沙参 9g，绵杜仲 9g，柴胡 4.5g，姜夏 9g，上肉桂 1.5g，云苓 4.5g，川贝 9g，炙草 3g，蛤蚧尾一对（研末，冲）。(《陆渊雷医案·内科杂病》)

钱男。

初诊：自幼有气管炎哮喘病，近日曾发寒热，汗出，喘咳大作。几于不耐行动，脉极迟，病住肺部，防成结核。

生麻黄 3g，杏仁 9g，黑附片 9g，炙甘草 3g，生石膏 21g，炒苏子 9g，没实子 4.8g。

二诊：喘咳减，自云得寒辄增，向有胃病，脉变为数弱，心脏仍不健。

生麻黄 3g，五味子 3g，炒苏子 9g，谷麦芽各 9g，生石膏 24g，太子参 9g，杏仁 12g，炙草 3g，黑附块 9g，没实子 6g，陈皮 6g。

三诊：咳喘悉平，今可调补善后，赢人脉迟弱，舌润，食量本浅，大便却痛。

制首乌 12g，生苡仁 12g，熟附块 12g，枳实 15g，谷麦芽 9g，仙灵脾 6g，川象贝各 6g，干姜 3g，陈皮 6g，北沙参 9g，炒白术 9g，生黄芪 9g，炙甘草 3g。（《陆渊雷医话医案选·医案选》）

◆ **肺痨**

孟君。

初诊：五月二十四日。

第一方，据函（此系遥从同学陈渭滨函请拟方者。陈之原函已弃去，故患者年龄、职业诸项俱已忘却，此方乃渭滨函请方时抄存也。编者注）肺结核第二期，项间亦有淋巴腺肿。夜有微热，咳唾黄绿痰，时夹血。饮食少味，时腹遗泄，脉两手细数。舌色绛。宜葛可久法，一面颐养性情，善食将息。

银柴胡 6g，炙鳖甲 9g，青蒿 4.5g（后下），生熟地各 12g，天麦冬各 9g（去心），川贝母 9g（打，去心），叭杏仁 9g（去皮尖，打），炙紫菀 9g，款冬花 6g（炙），肥知母 6g，地骨皮 6g，莲须 6g，生龙骨 12g（先煎），煅牡蛎 24g（先煎），五味子 3g，桔梗 4.5g，真阿胶 9g（去滓后入烊），炙草 3g。

孟君服前方病减。陈君复来函求方。渊雷夫子详答如下：孟君病潮热退，口味佳，是极好现象。其咳嗽诸症，本非短期间可取效。另附第二方，服至全无潮热再换。

二诊：六月十二日拟，据函，服药五剂，口味已转，食思如平时，潮热亦大减，但未尽。咳痰，淋巴腺肿，胸中隐隐痛，遗泄，俱依然。此固非仓猝可愈者。脉细数有力。每分钟八十九至。舌绛，中心微黄，脚弱腰酸。

天麦冬各 12g（去心），大生地 18g，地骨皮 9g，青蒿 6g（后下），炙鳖甲 9g，银柴胡 6g，川象贝各 9g，桑白皮 9g，绵仲 12g，怀膝 12g，生龙骨 15g（先煎），炙草 3g，煅牡蛎 30g（先煎），炙百部 6g，五味子 3g，真阿胶 9g（去渣后下），茜草根炭 6g。(《陆渊雷医案·内科杂病》)

王女。

初诊：肺结核左肺有小点，咳甚吐血，头昏，心慌，善怒，消瘦，脉稍数，食思稍损，白沃（指白带，编者注）多。

柴胡 12g，花蕊石 15g，陈棕炭 9g，炮姜 2.4g，当归 9g，川芎 4.5g，炙紫菀 9g，炙款冬 9g，炙远志 6g，枣仁 12g，苡仁 15g，椿根皮 12g，炙甘草 3g。

二诊：血不复吐，但咳甚，胸痛，心慌甚，脉数，此虚也。

生芪 15g，潞党参 9g，五味子 3g，当归 9g，枣仁 15g，炙远志 6g，炙兜铃 9g，麦冬 12g，白术 6g，柴胡 12g，焦枳实 6g，苡仁 12g。(《陆渊雷医话医案选·医案选》)

杨先生。

初诊：年已五十一，而肺结核第三期证候极明确，咳痰带血，晡时发热，手指鼓槌形。左肺尖浊音、鼓音皆见。大便难，脉弦数，舌胖白。

银柴胡 6g，炙紫菀 9g，云苓 12g，知母 6g，炙鳖甲 9g，炙款冬 6g，茜根炭 6g，炙草 3g，青蒿 4.5g（后下），川贝母 9g，煅牡蛎 24g（碎），石钟乳 9g，杏仁 9g，炮姜炭 1.5g。

二诊：三期肺结核服药两剂，潮热与血俱愈，不可谓意外之效。今晨口渴，痰厚如脓。脉弦数，舌色白而质胖，当兼开胃，胃纳好，便延年。

银柴胡 9g，白蔻仁 3g（后下），紫菀 9g（炙），款冬花 6g，炙鳖甲 9g，太子参 6g，桔梗 4.5g，炒白及 4.5g（研末，吞），青蒿 3g（后下），陈皮 6g，赤白芍各 4.5g，炙草 3g，川连 1.5g，川

贝 9g，石钟乳 12g，云苓 12g。（《陆渊雷医案・内科杂病》）

◆ **肺痈**

蒋女。

初诊：腐败性支气管炎，咳吐臭痰、色绿，曾发二次，治之皆愈，今三次发，又有消化不良及带下，不能三病兼治，一顾二可也，苔厚，脉尚可。

连翘 6g，赤芍 6g，银花 6g，炒枳壳 6g，活芦根 30g，冬瓜子 9g，太子参 12g，川连 1.5g，干姜 3g，神曲 9g，桔梗 6g，生甘草 3g。

二诊：咳吐臭痰颇瘥，食思不佳，苔厚，终岁如此。

苡仁 15g，活芦根 45g，冬瓜子 12g，淡芩 6g，干姜 2.4g，太子参 9g，姜半夏 9g，神曲 9g，生内金 9g，炙甘草 2.4g，红枣 5枚。

三诊：腐败性支气管炎，服药则瘥，药止又作，人已颇虚弱，舌苔白，脉紧。

苡仁 15g，活芦根 45g，冬瓜子 12g，淡芩 6g，干姜 2.4g，太子参 9g，姜半夏 9g，神曲 9g，生内金 9g，炙甘草 2.4g，红枣 5枚。

四诊：咳止，亦不复吐臭痰，人则仍疲乏，腰酸带下，白苔消失。

生芪 15g，白术 9g，防风 4.5g，云苓 12g，当归 9g，杜仲 12g，狗脊 30g，川芎 4.5g，延胡索 6g，川楝子 9g，椿根皮 9g，生姜 6g。（《陆渊雷医话医案选・医案选》）

李先生。

初诊：病唾痰如脓，月必数发。发必于上午，时带血，略有腥臭。曾先后照 X 光三次。未见结核空洞。但左肺叶略有炎症。

苦桔梗 9g，冬瓜子 9g，黑山栀 9g，活芦根 60g，川贝母 9g（去心），赤白芍各 6g，败酱 9g，生炙草各 2.1g，苡仁 15g，丹皮 6g，制附片 4.5g。

二诊：唾痰脓血略减，减不足言。脉搏似心脏弱。然无恶寒、嗜睡诸证。舌苔如常。仍以排脓为主。

苦桔梗 9g，败酱 9g，当归 4.5g，活芦根 60g，苡仁 15g，丹皮 6g，炒白及 6g，生草 4.5g，冬瓜子 9g，赤白芍各 6g，黑附片 6g。（《陆渊雷医案·内科杂病》）

◆ **心悸**

沈男。

初诊：心脏扩大而震动，胸次微痛，其颈动脉搏动可以目见，寸口脉亦弦大，舌无他，病已甚严重，必须静养，切勿劳作。

大生地 15g，麦冬 12g，元参 9g，云苓 12g，五味子 3g，桂枝 9g，针砂 15g，煅牡蛎 30g，麻仁 9g，炙甘草 6g。

二诊：连日服炙甘草汤加味，颈动脉已目视不见搏动，惟苦心跳不寐。

朱茯苓 12g，真珠母 12g，煅牡蛎 30g，秫米 9g，针砂 12g，桂尖 6g，茅白术 9g，炙甘草 6g，枣仁 12g，夜交藤 12g，姜半夏 12g。（《陆渊雷医案·内科杂病》）

沈男，少年。

初诊：心脏扩大，常困顿无力，欲太息，有时气喘，脉不匀整，年仅十五，此病恐终身不耐劳作，舌无他。

云苓 12g，桂尖 6g，生白术 9g，煅牡蛎 30g，针砂 15g，黄附片 12g，活磁石 30g，枣仁 12g，炙甘草 3g。

二诊：心脏扩大，常太息，与苓桂术甘加针砂、牡蛎，太息颇减，苦咳而痰不畅，脉缓软。

云苓 12g，桂尖 6g，生白术 9g，炙甘草 3g，枣仁 12g，磁石 30g，黄附片 18g，煅牡蛎 30g，针砂 15g，川象贝各 4.5g，炙兜铃 9g，桔梗 4.5g，杏仁 9g。

三诊：心脏扩大，服药后，气力神色俱佳，咳亦轻。今大腹微痛，按之软，脉软，舌白。

黄附片 12g，磁石 30g，煅牡蛎 30g，醋炒针砂 15g，云苓 12g，白术 9g，桂尖 4.5g，枣仁 12g，干姜 2.4g，淡芩 4.5g，炙甘草 6g，杏仁 9g。（医话医案选·医案选》）

叶先生。

初诊：病后不健复。常手足汗而心悸，振振欲擗地。口渴不欲饮，大便不调，寐不安，多梦。脉左细右浮。舌上薄白。神经与心脏俱弱，胃肠又不和。

黄附片 12g，磁石 30g，煅牡蛎 30g，醋炒针砂 15g，云苓 12g，白术 9g，桂尖 4.5g，枣仁 12g，干姜 2.4g，淡芩 4.5g，炙甘草 6g，杏仁 9g。（《陆渊雷医案·少阴病》）

◆ **胸痛**

应女。

初诊：先胸上部痛，继吐血数次，胸部遂感麻木，时痛彻于背，建议透视，确诊为纵隔有瘤，须切除。此在中医若不经透视或不审有此种病，今参合诊断而选方用药，脉舌俱如常。

苡仁 30g，三棱 6g，莪术 6g，干漆 6g，硇砂 4.5g，当归 9g，赤芍 6g，柴胡 12g，炙甘草 3g。

二诊：纵隔瘤与祛瘀药颇见效，麻痛悉除，食思好，二便调，舌色正，脉今日细弱，当兼用补。

西芪 12g，潞党参 12g，白术 9g，当归 9g，苏木 9g，硇砂 2.4g，桃仁 6g，苡仁 30g，桔梗 6g，赤芍 12g，炙甘草 3g。

三诊：麻痛感不作，窒闷亦减，脉、舌、饮食俱好。

硇砂 2.4g，干漆 3g，桃仁 6g，赤芍 6g，当归 9g，生芪 12g，白术 9g，苡仁 30g，桔梗 6g，柴胡 9g，百合 9g，炙草 3g。

四诊：纵隔瘤下药以来，不复有麻痛感，今可斟服药丸。

当归 90g，赤芍 60g，丹皮 60g，棱莪各 45g，干漆 45g，硇砂 6g，茅白术各 45g，苡仁 150g，柴胡 120g，百合 90g，生芪 120g，生甘草 30g。

上药研细末，荞麦面煮稀糊，泛丸如绿豆大，阴干，每服一钱，渐加至二钱为度，早晚饭后开水送服。（《陆渊雷医话医案选·医案选》）

◆ 不寐

黄先生。

初诊，失眠垂三十年。夜中自觉脘闷。旋有若热气者，放射向胸胁。食少便溏，营养不良，舌苔满白。此胃寒。因消化不良，影响营养。"胃不和，则卧不安"。徒与催眠剂无益也。

丹参 12g，生白术 9g，小朴 3g，良姜 4.5g，川连 1.8g，炒乌药 6g，法夏 9g，陈皮 6g，人参须 6g，油当归 9g，肉桂 1.8g（末，丸吞），炙草 2.4g。

二诊：药后竟颇能睡。闷与热不复作。惟时时心跳致醒。此固营养衰，血少所致。然治仍须主胃，兼安心神。

丹参 12g，良姜 4.5g，法夏 9g，别直参 4.5g（另煎冲），乌药 4.5g（炒），煅牡蛎 30g（打，先煎），生炒白术各 4.5g，当归 9g，辰砂 3g（飞，冲），云苓 12g，远志 6g，川连 1.8g，油肉桂 1.8g（末，丸吞）。

三诊：药下颇得安睡。停药后，昨又失眠。大便少而难，今脉舌俱正常，胃病将次安和，可以侧重养血。大率出入于酸枣仁。

淡苁蓉 12g，全当归 9g，生芪 24g，远志 6g，丹参 9g，太子参 9g，姜夏 9g，云苓 12g，煅牡蛎 12g，川连 1.8g，油肉桂 1.8g。

谢诵穆分析说：渊师（指陆渊雷，编者注）近从安胃入手，颇有立竿见影之效。（《陆渊雷医案·内科杂病》）

凌君。

初诊：失眠愈半载，今又见。脉舌自平。

珍珠母 24g（先煎），川连 15g，秫米 9g（包煎），生地 15g，肉桂 1.2g（饭丸吞），川芎 3g，当归 9g，姜夏 9g，夜交藤 9g，朱茯神 12g，薄荷 2.4g（后下）。（《陆渊雷医案·内科杂病》）

宁先生。

初诊：病将半年，自觉证最苦闷失眠，次则不思食而力少。西医诊断心脏肥大。而心动如常，血压至二百度以上。今稍稍进食，稍稍能寐，而胸闷不除。脉颇濡，舌尚平。

云苓 15g，小朴 3g，柴胡 4.5g，煅牡蛎 21g（先煎），桂心 1.8g（丸吞），真铁砂 9g（先煎），冬术 6g，怀膝 30g，炙草 3g。（《陆渊雷医案·内科杂病》）

邬男。

初诊：书生用脑太多，睡眠又不能甚酣，醒起后往往疲倦，神经已衰弱。肩背挛急痛，有时牵连至腰股，病已三年，近更不耐长坐，宜先养血输津液。

生西芪 30g，归身 6g，葛根 12g，桂枝 3g，白芍 12g，炙甘草 3g，生姜 3 片，红枣 4 枚。

二诊：药后甚效，无须更张，然脉右大于左，大便时或燥结，舌苔根上黄，胸廓中有微痛。

生西芪 30g，归身 6g，葛根 15g，桂枝 4.5g，白芍 9g，全瓜蒌 9g，麻仁 9g，鲜藿香 9g，六一散 12g。

三诊：向苦肩背强痛，治之已全愈，今惟髋骨部或时少不活络而已。每入冬常患咳，大便尚较难，舌不红根有腻苔，脉弦而短，血压偏高。膏方拟补肾为主，即增加内分泌而养血辅之，兼治咳，健肠胃。

淡苁蓉 150g，生熟地各 150g，制首乌 150g，杜仲 120g，怀牛膝 210g，枸杞子 120g，当归 90g，枣仁 120g，远志 90g，白芍 90g，生芪 180g，干姜 30g，柴胡 60g，葛根 90g，姜夏 120g，五味子 30g，紫菀 120g，杏仁 120g，枳实 60g，竹茹 90g。

上药煎成去滓，加冰糖 500g，阿胶 90g，龟板胶 30g，鹿角胶 60g。文火收膏，贮磁罐，放置冷藏，每日早晚开水冲服一匙，渐加至一匙半，感冒则暂停。（《陆渊雷医话医案选·医案选》）

徐先生。

初诊：苦失眠年许。先是服药涤痰逐瘀之剂而愈。今脉迟细，舌干略萎。宜参温润。其咽肿，得醋睐自消。

生炒枣仁各 15g，当归 6g，姜夏 12g，知母 6g，白芍 9g，秫米 12g（包），朱拌茯神 15g，生白术 6g，黑附块 6g（先煎），柴胡 3g，绵杜仲 12g。（《陆渊雷医案·内科杂病》）

于先生。

初诊：病当是神经衰弱，及旧所谓阳虚见证。最苦失眠及消化不良，又常脚跗肿，晨起脚肿退而面浮肿。手指尖有麻。脉迟，舌质绛，而苔满白。欲补阳则碍于失眠，故用药较难。

生白术 9g，远志 6g，川连 1.5g，太子参 12g，当归 6g，瑶桂心 1.5g（研末，丸吞），枣仁 9g（研），云苓 15g，黑附块 9g（先煎），夜交藤 9g，陈皮 6g。（《陆渊雷医案·内科杂病》）

张男

初诊：神经衰弱甚至失眠，上盛下虚，晨半身以上烘热汗出，头晕，平常喜厚衣，脉缓，舌干白，大便燥结。

川连 1.8g，猺桂 3g，秫米 12g，真珠母 12g，当归 6g，太子参 12g，黑附块 3g，菟丝子 12g，生内金 9g，枳实 9g。

二诊：药后能睡三四小时，头不常痛，与人说话会复痛，舌白稍干，大便稍顺，脉缓软，前方中肯。

川连 1.8g，肉桂 3g，白术 6g，干姜 3g，太子参 12g，枣仁 15g，秫米 6g，枳实炭 9g，姜夏 12g，菟丝子 12g，炙甘草 3g。

三诊：入寐时间递增，头痛亦减，但眩晕如故，此由于血虚须补血，脉缓软，舌略干。

生芪 15g，当归 6g，大生地 12g，云苓 12g，白术 6g，远志 6g，枣仁 15g，川连 1.8g，肉桂 3g，干姜 3g，木香 3g，龙眼肉 7 枚，炙甘草 3g。

四诊：能安眠六小时，头不复痛，仍有眩，平时多说话或睡醒则咽喉痛，舌干液少。

生芪 18g，当归 6g，元参 12g，生地 12g，枣仁 15g，远志 3g，白术 6g，木香 1.8g，煨天麻 6g，龙眼肉 7 枚，炙甘草 3g。（《陆渊雷医话医案选·医案选》）

◆ 厥证

渊雷案：寸脉沉大以下十八字，亦是脉经家言。《伤寒》《金匮》中此类甚多，疑出于王叔和沾入，且与下文不相顺接，故《医宗金鉴》直以为衍文。血气，程氏及《金鉴》并改为厥气，以应下文卒厥字。然据调经论，血之与气并走于上则为大厥。知古人又以血气并走为厥之原因，则血字不改为是。厥训气逆，而又以血气并走为厥，何也？血之行，神经司其调节。所谓气以帅血，举气逆可以包血逆也。卒读为猝，猝厥，据脉经巢源，即是尸厥，《史记·扁鹊传》所载虢太子之疾是也。其证脉动而无气，耳中如有啸声，股间暖，详本经二十三篇尸厥条，此病罕见，不知是否身和汗出而苏。若寻常晕厥，则愚尝身经二次，一次约当十七八岁，其时方专攻许郑之学，手不停披，口不绝吟，忽有同学强以足球之戏，驰突一小时许，甚困乏，方坐定，即眩晕不能自持。急入室而卧，心中了了，而口不能言，身不能动，耳目不能视听，遍体汗出如渖，历半小时而苏。又一次，因右手患湿疮，不能执笔，就诊于西医。西医于胸口行皮下注射，其注射剂，据云是银质所制，注射讫，命护士揉之二百度，揉毕整衣，骤觉目昏无所见，势欲仆。急呼人扶持，比登床，亦已不能言动，而心中仍了然，亦大汗一刻许而苏，此皆所谓身和汗出而愈也。推求其故，第一次当是急性脑贫血，第二次不过药力反应，当晕厥时，肢冷汗出，作亡阳虚脱之状。所以然者，亡阳证因静脉郁血，淋巴液停滞，必有水毒蕴积，故姜附为亡阳主药。而吉益氏药征，谓附子主逐水，干姜主结滞水毒，盖亡阳与猝厥，皆有水毒须排除。出汗固排除水毒之一法，然大病亡阳，惧体温随大汗而尽散，必须姜附温经止汗，使水毒仍由淋巴管、血管，以排泄于肾脏。猝厥则体温之来源不伤，而汗腺之排泄水毒，更捷于淋巴管回流，故汗出则厥苏，不须姜附。故知身和汗自出云云，乃古人实验有得，非虚言也。入腑入脏，则想象之词，于病理实际，初不尽合。盖谓脏藏而不泻，腑泻而不藏，入腑则毒害性物质有去路而得愈耳。(《金匮要略今释·卷一》)

191

◆瘛疭

李先生。

初诊：瘛疭四月以来，共发三次，发必在睡眠时。痉挛不自知，约半小时而复。脉弦，舌稍萎。此病不易愈。

制南星9g，当归9g，淡芩9g，姜夏15g，干地黄15g，赤白芍各6g，全蝎4.5g（炙），川连1.5g，炙草6g。（《陆渊雷医案·内科杂病》）

◆胃脘痛

陈女。

初诊：胃脘痛彻背，槌之得噫气，痛无问饥饱，大便好，脉细弱，舌白。

良姜3g，制香附9g，瓜蒌9g，薤白12g，桂枝6g，白芍9g，炒乌药9g，炒小茴6g，姜半夏12g，陈皮6g。

二诊：脘痛止，今有头痛形寒，脉微弱，舌稍白，仍须温。

柴胡9g，桂枝尖6g，良姜3g，制香附9g，姜夏12g，蔓荆子6g，赤芍6g，炒乌药6g，炒小茴6g，红枣4枚。（《陆渊雷医案·内科杂病》）

崔男。

初诊：向有胃病，今心下腹部俱痛而烦，腰背也痛，腹雷鸣，纳尚好，大便二日一行，脉不振不称其体格，关部尤细，舌微白，头眩。

炒故纸9g，仙灵脾9g，巴戟天9g，良姜3g，生白术9g，川桂6g，生芪12g，当归6g，太子参12g，制香附9g，炙甘草3g。

二诊：腰背痛大瘥，腹痛亦减，头仍微眩，脉搏稍起，前方已效，略增损之。

炒故纸 9g，巴戟肉 9g，仙灵脾 9g，炒小茴 6g，桂尖 4.5g，赤芍 6g，制香附 9g，炒乌药 6g，川楝子 9g，良姜 3g，生芪 12g，核桃肉 3 枚。(《陆渊雷医话医案选·医案选》)

樊女。

初诊：宿有胃病，往日发惟胃脘膜闷，此次则痛作，痛处偏右，舌苔厚腻，偏右更厚，脉迟，有噫气。

川连 1.5g，桂枝尖 4.5g，干良姜 1.5g，太子参 12g，姜夏 9g，薤白 9g，瓜蒌 9g，炒茅术 6g，旋覆花 6g，代赭石 12g，炙甘草 3g，生姜 6g，红枣 4 枚。

二诊：药下，胃脘痛及舌苔腻均大减，噫气除，惟胸次仍觉膜闷，脉仍嫌迟。

太子参 18g，桂枝尖 6g，制香附 6g，炒茅术 6g，白芍 6g，内金炭 9g，生麦芽 9g，莪术 3g，三棱 3g，生姜 6g，炙草 3g，红枣 4 枚。

三诊：得小量棱莪，胸次松动，但脉殊微弱，此宜攻补兼施。又右侧自咽喉至胸脘，俱觉障碍，则病涉神经。

当归 9g，人参须 6g，黑附块 3g，白芍 6g，良姜 3g，制香附 9g，莪术 4.5g，三棱 4.5g，蝎尾 3 支，防风 3g，郁杏仁各 3g，内金炭 9g，生麦芽 9g。(《陆渊雷医话医案选·医案选》)

刘世兄。

初诊：饮冷过甚，致脘痛作止不休。口有气味。脉弦舌白，根腻而津润。

全瓜蒌 9g，姜夏 9g，楂炭 12g，桂枝 4.5g，薤白 9g，枳实 6g，干姜 3g，六一散 12g（包）。

二诊：七月二十一日。

脘痛瘥。遍身匍行疹，红色奇痒。温温欲吐，此血热。须忌口避风。

丹皮9g，枳实6g，防风6g，六一散12g（包），赤芍9g，竹茹9g，僵蚕9g（炙），大小蓟各6g，姜夏9g，银花9g。（《陆渊雷医案·内科杂病》）

宁老太。

初诊：1954年1月29日。

胃肠消化不良，轻度痛，下腹胀，大便不畅，口苦食减，不易入寐，有恶寒感，舌苔白，脉软弱。

处方：太子参四钱，生白术三钱，仙灵脾三钱，干姜一钱，黑附块一钱半，焦枳实二钱，煨草果三钱，茯苓三钱，柴胡三钱，姜半夏三钱，炙草八分，枣仁四钱，蒙桂一钱（研末，作小丸，吞）。二剂（隔日服一剂）。

二诊：2月6日。

服药后甚适，各症俱减。惟常有头痛，春秋剧，夏冬瘥，此必须适量柴胡，一则柔肝，二则转枢。

处方：柴胡五钱，姜半夏四钱，太子参四钱，生於术三钱，焦枳实二钱，黑附块二钱，干姜一钱，枣仁四钱，云苓三钱，仙灵脾三钱，炙草一钱，蒙桂一钱（研末，作小丸，吞）。十剂（隔天服一剂）。一月后，诸症痊愈。（《现代文章研究·著名老中医陆渊雷医案选》）

施男。

初诊：脘痛二年，往往因食而发，痛剧时连及背，脉右大左细，舌极腻，消化不良。

全瓜蒌9g，薤白9g，焦枳实6g，桂尖3g，赤芍6g，良姜3g，制香附6g，内金炭9g，楂炭9g，神曲9g。

二诊：脘痛缓减，食后仍微痛，然较往常不同，大便稍黑，因服药之故，未必是带血。脉缓软，舌白紧而润。此方药后如无其他，可再续服。

炒乌药 9g，良姜 3g，制香附 9g，桂枝 4.5g，白芍 12g，柴胡 6g，姜夏 9g，太子参 9g，茯苓 9g，槟榔 6g，炙鳖甲 9g，炙草 3g。（《陆渊雷医案·内科杂病》）

◆ **痞满**

袁姓，成衣铺主妇，年五十许，住南市王家嘴角三十四号。

卧病已两月，不能饮食已五十四日。体本肥，又略带浮肿，故不觉甚瘦。虽神识甚清，已不能下床。大小便俱承以盆。凡诊六次，服药二十余剂，而病除。录其历次案方如下。

初诊：九月二十五日。

痢疾之后，心下痞满。水米不入，辄吐酸苦水。舌色甚淡，脉亦迟软。病将两个月，颇不易速愈。今当温通降痰。

太子参 9g，川连 1g，淡吴萸 4.5g，旋覆花 6g（包），淡芩 4.5g，姜夏 12g，代赭石 12g，干姜 4.5g，川朴 3g（炒），赤白芍各 6g，炙草 3g，黑附块 6g（先煎），生姜铜元大 5 片。

二诊：九月二十八日。

稍稍能食，不复苦胀，吐及呃逆亦较稀。脉仍软而迟，舌仍白，中后稍有黑苔而润。前方中肯。

太子参 12g，炙草 3g，淡芩 4.5g，干姜 4.5g（勿泡淡），旋覆花 6g（包），姜夏 12g，白术 9g（土微炒），代赭石 12g，吴萸 4.5g（淡），陈皮 9g，生姜铜元大 5 片，黑附块 6g（先煎）。

二十九日改方，服前方感满。加川朴一钱，白术改生用二钱。

三诊：九月三十日。

胸腹不复感满闷，亦不复吐。但仍不思食。脉舌仍多黏液。腹皮软，重按则里甚痞硬挛急。

黑附块 9g（先煎），旋覆花 9g（包），陈皮 9g，代赭石 12g，茅白术各 6g（生用），姜夏 12g，云苓 12g，干姜 3g，川朴 3g，炒谷芽 12g，太子参 12g，枳实 6g，赤芍 9g，生姜铜元大 5 片。

四诊：十月四日。

进步虽迟，却甚顺利，胀满全除，渐知饥，渐知味。惟呃逆未净。痰虽少，仍有。脉仍弱。

太子参 12g，旋覆花 6g（包），缩砂仁 3g（研，后下），梗通（梗通草，为豆科植物田皂角茎中的木质部。有清热、利湿、通淋、下乳之功。主治水肿，热淋，热病烦渴，小便赤涩，乳汁不下。编者注）3g，黑附块 9g（先煎），代赭石 12g，炒谷芽 12g，丁香 1.8g，干姜 3g，朴花 4.5g，云苓 15g，陈皮 9g，生白术 6g，姜夏 12g，生内金 9g，炙草 3g。

五诊：十月七日。

寒证渐除。口味甜而舌润，是湿痰盛。夜不能寐，故头痛。虽不甚知饥。食入却已不胀。脉稍迟，已有胃气。

云苓 15g，太子参 12g，柴胡 3g，陈皮 9g，茅白术各 6g，制南星 4.5g，朴花 4.5g，黑附块 9g（先煎），桂枝 3g（后下），姜夏 12g，炒谷芽 12g，炙草 3g，夜交藤 9g，生内金 9g。

六诊：十月十四日。

食量将恢复常度。亦稍能行动，至此危险已过。只须调养，慎劳动、饮食。今有偏颇。贫血，有痰。

人参须 6g（另煎冲），川芎 4.5g，姜夏 9g，炙草 3g，土炒白术 9g，生芪 15g，缩砂仁 3g（研，后下），云苓 12g，生熟地各 15g，黑附块 9g（先煎），当归 9g，陈皮 6g，炒谷芽 12g。（《陆渊

雷医案·太阳病》)

◆ 嗳气

陈先生，爱文义路普益里四十二号。

初诊：八月一日。

胃弱，又执螯引冷（即吃螃蟹，伤食寒冷之意。编者注），常嗳气，大便虽坚，如厕频数。舌胖微黄，内寒已化热，慎食即佳。

炒茅术 6g，陈皮 6g，紫苏叶 6g，扁豆 9g，赤小豆 12g，厚朴 3g，炙草 3g，淡黄芩 6g，夏枯草 9g。

二诊：八月十三日。

稍稍命驾，或吟咏，辄自觉倦，曾吐痰颇多。食思反增。脉有神，舌胖苔白，是脾家湿，亦致困致泄也。

茅白术各 6g，陈皮 6g，菟丝 9g，枳实 6g，厚朴 6g，姜夏 9g，草果 4.5g，竹茹 9g，云苓 12g，绵仲 9g，制首乌 12g。（《陆渊雷医案·内科杂病》）

◆ 呕吐

本月（根据陆渊雷之妻沈本琰按，此指 1935 年 7 月。编者注）曾遇剧吐利如真霍乱者二人，一是保姆，其主人汪姓，曾办安徽矿务者，住愚园路口。夜十句钟许，辗转经人介绍邀诊。视之，吐已稍平静，利未止，云：腹不痛，所下为清水，脉微，微汗出。予四逆汤加辟瘟丹、藿香等味，嘱凉饮缓缓下。如再三吐不受，须送时疫医院。其二，某日下午，胡朴安先生急足邀诊，往视之。云：中饭时致健好，饭后微觉胸闷，遂呕吐，继以利，亦下清水而腹不痛，亦脉微，冷汗出，亦予四逆汤加吴萸、川连等味。二方皆用生附子四钱，干姜不泡淡者一钱半，皆不邀复诊。

前一人或入医院，或易医，不可知。胡先生则因向患发作性黄疸，诊疗甚久，其后每有他病，必邀我诊治，信赖甚坚，即使病不减，亦必邀去再诊。今不邀，盖病愈矣。（《现代文章研究·著名中医陆渊雷未刊医论医话医案选载》）

黄男。

初诊：曾病胃穿孔，愈已三四年，近时病频食积吐出乃已。自感胃部有横索状硬物作痛，痛泛小腹冲逆而上，舌苔厚糙，脉缓。

桂枝尖 12g，白芍 6g，良姜 3g，制香附 9g，生白术 6g，焦枳实 4.5g，生内金 9g，神曲 9g，山楂炭 9g，太子参 12g，炙甘草 3g。

二诊：据述：药后下利得坚粪，诸症缓解而有腹鸣，此宜黄连汤。

川连 9g，桂尖 9g，干姜 3g，太子参 12g，姜夏 9g，豆豉 9g，楂炭 9g，神曲 9g，生姜 9g，炙甘草 3g，红枣 4 枚。（《陆渊雷医话医案选·医案选》）

金女。

呕吐不止，大便不通，脉细迟，舌清润，非可下者，止吐兼利湿可也。

苏梗 6g，生半夏 12g，茅白术 6g，桂枝 6g，茯苓 15g，枳实 6g，炙甘草 3g，生姜 15g。

药后吐即止，大便亦通，全愈。（《陆渊雷医话医案选·医案选》）

唐夫人。

病逾月，今冲气上逆，时时呕，腹痛雷鸣，大便溏，脉尚有滑意，舌微白而干，此须先止其呕，使能受药，然后再与对证方。

生半夏（汤洗去滑）五钱，伏龙肝五钱，云茯苓一钱，生姜五钱。

上药煎成，缓缓呷一二口，服不再吐，再呷，以用尽能不复呕，随即服第二方。

第二方：川连七分，人参须（另煎冲）三钱，上肉桂（研末，米饭糊小丸，分二次吞）七分，干姜一钱，姜半夏一钱，炙紫菀三钱，瓜蒌壳二钱，炙甘草一钱，沉香片七分，生姜三片，红枣四枚。（《现代文章研究·陆渊雷医案选》）

◆ 吐酸

施先生，感寒咳嗽。服西药咳止，而忽胸闷呕酸，当是药带涩性之故。

葛根二钱，姜夏四钱，制香附二钱，桂枝二钱，良姜一钱，射干二钱，赤芍三钱，炒乌药三钱，象贝三钱，桔梗三钱，炙草一钱。（《陆渊雷医学论文集·临床性论文·医案》）

◆ 反胃

王先生，有反胃宿疾，发则勺饮不得下，今先生以小半夏加茯苓汤，缓缓饮之。药尽呕当止，再议对证方。

生半夏八钱，汤洗去滑。医生负责，药铺照配。

云茯苓六钱，伏龙肝一两，生姜一两。（《陆渊雷医学论文集·临床性论文·医案》）

◆ 腹痛

刘世兄。

初诊：食桃五枚，遂绕脐作痛。大便仍通。脉迟，舌苔稍厚。

饮水自觉作水声。

干姜 3g，陈皮 9g，桂枝 4.5g（后下），延胡 4.5g，姜夏 12g，云苓 15g，木香 2.4g（后下），六一散 12g（包）。（《陆渊雷医案·内科杂病》）

沈女。

初诊：腹痛而呕，呕止而痛仍在，冲逆至右肩，有阑尾炎压痛。舌苔颇垢，脉弱。

川连 1.5g，良姜 3g，桂枝尖 6g，姜夏 12g，太子参 12g，红藤 15g，马齿苋 15g，柴胡 9g，炙甘草 3g，生姜 9g，红枣 4 枚。

二诊：药后呕痛俱止，精神渐振，食思亦生，今小腹底稍有痛感，用黄连汤。

川连 15g，良姜 6g，桂尖 6g，太子参 12g，姜半夏 12g，炒延胡 6g，金铃肉 9g，丝藤 15g，马齿苋 12g，炙甘草 3g，生姜 9g，红枣 4 枚。（《陆渊雷医话医案选·医案选》）

徐某，成人。

初诊：1953 年 12 月 19 日。

西医诊断为小腹与大肠有粘连。苦膜胀、疼痛，进流汁食物，大便数日一行，脉颇软，舌无苔。

处方：连翘三钱，桃蒌仁各三钱（杵），红藤五钱，马齿苋四钱，木香八分，淡芩二钱，干姜一钱，太子参四钱，当归三钱，生甘草八分，生姜三钱，红枣五枚。三剂。

二诊：12 月 22 日。

肠部粘连处发炎疼胀，与上药三剂，膜胀大减，痛亦轻微。脉舌未好转，再治之。

处方：当归尾三钱，丹皮二钱，连翘三钱，红藤六钱，马齿苋五钱，败酱草三钱，苡仁五钱，黑附块一钱半，干姜一钱，生黄芪三钱，生甘草一钱。三剂。

其后病家来告，腹痛已愈。(《现代文章研究·著名老中医陆渊雷医案选》)

杨男。

初诊：两年前曾经阑尾炎手术，发现大肠有二寸（约6.6cm）许硬结，身体至今赢瘦，近时时觉阑尾部毛糙感，又有一次因大痛失神，舌苍，脉略弦。

当归12g，赤白芍各6g，川芎4.5g，白术9g，云苓12g，泽泻12g，焦枳实6g，桔梗6g，蒌仁9g，麻仁9g。

二诊：初一剂下，似有隐痛，继二剂无所觉，大便下而不畅，每畅行则舒适。外证甚似肠痈。

生锦纹3g，元明粉6g，桃仁15g，丹皮15g，冬瓜子12g，败酱草9g，苡仁15g，桔梗6g，生甘草3g，丹参9g，活芦根60g。

三诊：服大黄牡丹皮汤三剂，每日大便二三行，行则腹痛，阑尾部细按之较高起，甚酸，放散至腰后，脉甚弦。

太子参12g，生芪12g，当归9g，赤白芍各6g，桃仁12g，丹皮12g，桂枝4.5g，茯苓12g，冬瓜子12g，桔梗6g，炙甘草3g，黑附块3g，连翘6g。(《陆渊雷医话医案选·医案选》)

袁老太太。

初诊：八十高年，平时大便难，得泻盐始行一次，改服燕医生补丸（民国时期上海比较流行的一种自称可以清洁肠道，排除毒素，解除便秘的保健品。编者注），致腹痛。小便至今涩小，今胸腹满闷，恐是肝脾肿，噫与下气俱不行。脉弱舌白。

人参须9g（另煎冲），当归9g，莪术6g，木通3g，黑附块6g，生白术6g，干蟾皮4.5g，陈皮6g，淡苁蓉12g，三棱6g，制香附6g。(《陆渊雷医案·内科杂病》)

钟小姐。

初诊：大病后肌体已复，旋复气短少力，腹痛食减，二便不畅。脉甚迟，舌白苔，略有寒热。

太子参9g，干姜3g，炙草3g，陈皮4.5g，炒白术9g，枳壳6g，桂枝4.5g（后下），谷麦芽各9g（炒）。

二诊：寒热除，食饮可，惟仍觉胀满。二便如常，而脉软舌清，仍当补益。

炒潞党12g，小朴3g，云苓12g，当归6g，柴胡4.5g，炒白术9g，枳壳4.5g，生芪9g，陈皮6g，炙草3g。

三诊：胀满已愈，有时盗汗出，气少，大便间日一行。脉细舌润，可以补中益气。

生芪15g，当归6g，远志肉6g，麻仁9g（研），潞党9g，桂枝4.5g（后下），柴胡4.5g，炙草3g，白术6g（土炒），白芍9g，升麻3g。（《陆渊雷医案·内科杂病》）

◆ **腹胀**

陈先生，酒后骤之冷气间，遂腹胀腿强，此病及神经，不速治，或成痼疾。脉迟，右尤沉细。

赤白芍各二钱，黑附块（先煎）二钱，木瓜三钱，炙草一钱，木香（炒）八分，槟榔钱半，葛根二钱，枳椇子三钱。（《陆渊雷医学论文集·临床性论文·医案》）

◆ **腹满**

刘男，少年。

初诊：年十六弱小如十三四岁，腹满而四肢瘦，日晡骨蒸，夜寐盗汗，舌白花剥，脉细弱。

柴胡 12g，青蒿 6g，鳖甲 9g，蟾皮 6g，白术 9g，太子参 12g，雷丸 6g，使君肉 9g，干姜 3g，神曲 9g，内金炭 9g，六一散 9g。

二诊：药后热减，饭量增，腹满已软，盗汗瘥；舌仍花剥。

柴胡 9g，青蒿 6g，鳖甲 9g，白术 9g，怀山药 12g，太子参 12g，干姜 2.4g，神曲 9g，内金炭 9g，蟾皮 6g，使君肉 9g，雷丸 9g，炙甘草 3g。（《陆渊雷医话医案选·医案选》）

严先生。

腹满三个月，上及心下，旁支两胁，睾丸亦胀而不痛，二便少，据云向患失眠气郁，脉细弱，舌淡白，虽未见恶象，但不易愈。

鳖甲三钱（炙），白芍三钱，苏全三钱，云苓四钱，蟾皮二钱，炒潞党四钱，厚朴二钱，当归二钱，白术三钱（土炒），姜夏三钱。（《陆渊雷医学论文集·临床性论文·医案》）

◆ 泄泻

刘男。

初诊：时时腹中雷鸣，或下气，或下黄水，日六七行，却不腹痛，脉带细，下利晨起较多，内寒而小肠之吸收滞，所谓脾阳不运也。

生炒白术各 6g，川连 1.5g，太子参 9g，干姜 3g，淡芩 6g，姜夏 12g，炒故纸 6g，炙甘草 4.5g，红枣 5 枚。

二诊：服药二剂，胃肠病大瘥，雷鸣仅见，食后亦舒，今苦不耐思虑，寐不酣，时腰酸，此则神经衰弱，旧说所谓肾亏。

制首乌 15g，生炒白术各 6g，炒故纸 9g，人参须 6g，枣仁 6g，杜仲 9g，菟丝子 9g，淡苁蓉 9g，川断 9g，干姜 6g，枳壳

6g，神曲 9g。

三诊：胃肠已无他症，舌心无味蕾，尚须补益，神经衰弱，读书则头略晕而痛，耳闻声则又惊惕，此则药物不易速效，须善调摄。

丹参 9g，远志 6g，白芍 9g，郁金 3g，枣仁 9g，制首乌 15g，当归 6g，淡苁蓉 12g，杜仲 9g，川断 6g，菟丝子 9g，枳壳 6g，钗斛 9g，煅牡蛎 15g。（《陆渊雷医话医案选·医案选》）

熊先生。

初诊：常下利，且便血，曾服补中益气，利益甚，此不可解者。右腹回肠部痛，无盲肠炎之压痛点。脉不甚实，舌色平。

淡芩 6g，炒故纸 4.5g，土炒白术 9g，伏龙肝 30g（包），干地黄 15g，黑附块 9g，云苓 12g，白芍 6g，炒槐米 12g，地榆炭 9g。

二诊：昨大便两行，俱不稀溏，血亦只余沈（指便血已经很少，只有几滴。编者注），是大势已定。脉太数而有压力，此须平之。舌色淡而润。

赤石脂 12g，生熟地 12g，炒槐米 12g，熟附块 6g，禹余粮 12g，淡芩 6g，炒故纸 4.5g，怀膝 15g，伏龙肝 30g（包），白芍 9g，土炒白术 9g，炙草 3g。（《陆渊雷医案·少阴病》）

杨女士。

初诊：九月二日。

下利，腹中雷鸣，却不痛。人甚困顿，有时且汗出黏冷。脉尚有滑意。舌微黄而湿重。

川连 15g，姜夏 9g，苡仁 15g，淡芩 6g，太子参 6g，炙草 3g，干姜 2.4g，赤苓 12g，藿香正气丸 9g（鲜荷叶一角，刺孔，包煎）。

二诊：九月三日。

下利一药遂止，今日得干便。惟腹中仍有雷鸣。腰重脚酸。晨起胸微满，口渴，有时吐沫。脉已细，舌苔平。但调胃便得。

生白术 6g，淡芩 6g，太子参 9g，炒谷麦芽各 12g，厚朴 3g，生草 3g，生山药 12g（打碎，勿炒），陈皮 6g，云苓 12g，原钗斛 9g。

谢诵穆评论说：秋间疟疾及胃肠病，渊师治愈甚多。（《陆渊雷医案·太阳病》）

恽男。

初诊：滑泄而大便溏，脉浮大，舌苔白。

黑附块 12g，磁石 45g，龙骨 12g，煅牡蛎 30g，白芍 6g，茅术 6g，莲须 6g，炙甘草 3g，生姜 9g，红枣 4 枚。

二诊：药后不泄而大便仍溏，小便时清时黄，尿已，或有浑浊，脉仍浮大，苔稍减。

生龙骨 12g，煅牡蛎 30g，活磁石 45g，黑附片 6g，巴戟肉 12g，莲须 6g，桂尖 6g，杭白芍 6g，块滑石 12g，炒故纸 9g，炙甘草 3g，生姜 9g，红枣 5 枚。

三诊：不泄，大便亦较干，但腰脚无力，食思不增，脉缓，舌白，眼涩，此须兼补肝肾，惟不宜滑肠之品。

生龙骨 6g，活磁石 30g，煅牡蛎 30g，黑附块 6g，枸杞 12g，川断 9g，巴戟肉 12g，仙灵脾 9g，滑石 12g，楂炭 9g，生姜 9g，红枣 4 枚，炙甘草 3g，炒谷麦芽各 9g。（《陆渊雷医话医案选·医案选》）

周先生。

初诊：肠中阿米白未尽，又不慎于食，致泄泻。服对食灰（食灰，即石灰。《本草纲目》谓其"散血定痛，止水泻"，内服止泄痢。编者注），稍可。今舌质甚绛而苔白，脉弦。其不瘝当亦是胃肠不健使然。

川连 1.5g，太子参 9g，楂炭 9g，淡芩 6g，姜夏 12g，陈皮 6g，炒谷麦芽各 9g，干姜 2.4g（炒黑），炙草 2.4g，防风 4.5g，炒故纸 9g。(《陆渊雷医案·内科杂病》)

◆ **便秘**

孙夫人。

神色较华，四五日不大便，脚酸，舌苔仍甚花剥，脉甚迟弱，日来食少，殊不须通大便，脉舌亦断不可攻。

人参须三钱（另煎冲），淡苁蓉一钱，白芍二钱，当归三钱，黑附块二钱，瓜蒌仁一钱，木香一钱，生首乌一钱，干姜一钱，炙甘草一钱，白蔻壳一钱（后下）。(《现代文章研究·陆渊雷医案选》)

吴先生，记忆力弱，时时眩晕。

夜不能寐，寐则齘齿，或觉心悸。又有口气，每病必见肠胃证。今大便硬而难，先是多遗泄，今颇瘥。面皮微黄，但不羸瘦。脉甚沉细。舌胖苔少。此肾虚血少，且有慢性胃病。

制首乌 120g，生西芪 240g，竹茹 90g，枸杞子 120g，炒潞党 90g，牡蛎 240g（煅，打），金狗脊 90g（去毛），川连 150g，枣仁 120g，绵杜仲 90g，干姜 30g，远志 90g，生熟地各 150g，姜夏 120g，蒌仁 120g，当归 60g，枳实 60g，知母 90g，龙眼肉 120g，云苓 120g。

以上二十一味，浓煎去滓。入冰糖 240g，真阿胶 120g，龟板胶 60g，文火收膏，磁罐贮。

每早空腹开水冲下一小匙，渐加至一大匙，感冒则停。(《陆渊雷医案·膏方》)

郑先生。

初诊：七月三日。

病五日，大便闭，小便短赤，头眩胀，胸闷欲呕，口渴甚。脉洪大而弦，舌白。病证是伤寒。幸为日尚浅。当不致十分棘手。

柴胡 6g，枳实 6g，山栀 9g（炒），鲜藿香 9g，淡芩 6g，赤芍 9g，川连 1.5g，六一散 12g（包），姜夏 12g，川军 4.5g，厚朴 3g。

二诊：七月四日。

热颇减。大便三次，却只少许，无清粪。腹肌仍挛，胸闷甚，舌苔微黄，脉濡不数。

柴胡 6g，川连 1.5g，枳壳 6g，赤芍 9g，熟附块 6g，姜夏 12g，藿梗 6g，桔梗 3g，炒山栀 9g，厚朴 4.5g，谷麦芽各 9g（炒），赤苓 15g，六一散 12g（包）。

三诊：七月五日。

热起落，小便少，口渴甚，饮多又作呕。此明是五苓散证。但舌中心作嫩黄色，却不合病情正轨。

赤猪苓各 12g，桂枝 3g（后下），柴胡 6g，枳壳 4.5g，茅白术各 6g，茵陈 9g，青蒿 6g（后下），泽泻 12g，山栀 9g（炒），草果 4.5g。

四诊：七月六日。

得五苓散，热渴俱减，小便亦利。离药稍久，渴复作。今日舌色较正。脉搏大，当合白虎再进。

生石膏 24g（打碎），赤猪苓各 12g，炒山栀 9g，炙草 3g，肥知母 9g，泽泻 12g，小朴 3g，粳米一撮（包），茅白术各 6g，川桂枝 4.5g（后下），柴胡 6g。

五诊：七月七日。

湿本难遽去。昨夜热高。其末次饮药，约在午夜。至天明热降，惟睡即大汗，此须止。舌仍湿腻，脉仍濡。

茅术12g（生用），泽泻12g，草果6g，银花9g，浮小麦12g，厚朴4.5g，桂枝3g（后下），常山6g，夏枯草9g，赤猪苓各12g，陈皮6g，六一散12g（包），煅牡蛎30g（先煎）。

六诊：七月十六日。

病后停药旬日，精神颇好，惟食饮未复。今日忽恶寒发热。腹中雷鸣，下溏便。今热渐低。脉浮大，舌白润。喜热饮。

厚朴4.5g，黑附块6g，太子参9g，炙草3g，姜夏12g，桂枝3g（后下），陈皮6g，生姜铜元大4片，茅白术各4.5g，赤白芍各4.5g，谷芽6g（炒）。

谢诵穆评论说：病者，寓大通路培德里四号。邀诊时病势颇剧。先后六诊而疾除。因向病家索得旧方，录刊于此。夏令以遭暑感风冷及胃肠病为多。（《陆渊雷医案·少阳病》）

周太太，十二月十五日。

向病肝胃气痛，发作反复。近治之已不发。但神经衰弱，血压高。见风证，将痉时，手抽掣，额上麻痹。大便向来难，胸微闷，入冬见咳，稠痰中稍带紫血。脉弦微劲，舌苔白厚微干。今当平血压、祛风养血为主，健胃以防痛发为佐，兼顾咳痰盗汗。

炒潞党60g，生芪15g，生熟地各150g，杭菊60g，生白术60g，浮小麦15g，怀膝240g，柴胡30g，枣仁90g（研），当归90g，蕲蛇60g，制香附45g，远志60g，川芎45g，防风45g，枳实60g，煅牡蛎240g，白芍90g，独活30g，薤白60g，竹沥半夏120g，良姜45g，紫菀60g（炙），款冬60g（炙），杏仁90g，炙苏子60g，焦山栀90g。

上药选道地，煎成去滓。入冰糖240g，真阿胶120g，文火收膏，将起锅时，加砂仁末30g，上好肉桂末15g，搅匀，磁罐贮。

每早开水冲服一匙,感冒则暂停。(《陆渊雷医案·膏方》)

◆ **痢疾**

李先生。

初诊:下痢近一年,虑是阿米白,然屡验非是。腹中脐旁及左,时硬痛。今日二三行,带冻,微似后重。当是大肠炎有脓者。舌淡白。

归尾9g,枳实4.5g,干姜3g,赤白芍各9g,生芪12g,淡芩4.5g,桔梗6g,炙草3g,败酱9g,赤石脂12g(焠)。上药空腹服。(《陆渊雷医案·内科杂病》)

刘某,成人。

初诊:1954年6月21日。

赤痢昼夜二十余行,腹痛里急,困顿甚,脉弦细有歇止,舌红,微有黄苔,病颇不廉。

处方:淡芩三钱,桔梗二钱,油当归三钱,木香八分,赤芍三钱,马齿苋四钱,白头翁三钱,枳实二钱,川楝子二钱,楂炭三钱,干姜六分,炙草一钱五分。二剂。

二诊:6月23日。

痢大瘥,次数减,腹痛轻,下亦爽。脉弦,舌上白苔干糙,可以平剂善后。

处方:淡芩一钱五分,枳实二钱,桔梗二钱,马齿苋三钱,干姜五分,白芍三钱,川楝子二钱,油当归二钱,鲜谷芽三钱,炙草一钱,原钗斛三钱。二剂。(《现代文章研究·著名老中医陆渊雷医案选》)

沈姑奶。

痢疾腹痛,后重甚,下不爽,食则恶心,身身无热,脉沉细,舌色亦不红。

淡黄芩 6g，枳实 6g，山楂炭 10g，白头翁 10g（酒洗），干姜 3g，赤白芍各 5g，木香 3g，油当归 10g，桔梗 6g，制川乌 6g，炙甘草 3g。

二诊：本是脾虚浮肿，日来又感痢疾，腹痛后重甚，今日虽略瘥，脉尚滑，则未可遽补，舌薄而苔白。

淡黄芩 6g，赤白芍各 5g，枳实炭 10g，山楂炭 10g，炙甘草 3g，干姜 3g，桔梗 5g，炒川楝子 6g，生白术 10g，谷芽 10g。（《现代文章研究·陆渊雷医案选》）

渊雷案：此条似痢疾，又似伤寒，注家不敢质言，惟山田谓便脓血三条，并系今之痢疾，绝非伤寒。余谓桃花汤既治痢病，亦治伤寒，山田说非是。其证候为虚寒而带血，多滑脱失禁，少里急后重。盖传染性赤痢，虽属杂病，亦是急性热性病，其药法亦不离伤寒矩矱，故其虚寒者，亦得称少阴，而伤寒之寒利，滑脱带血者，亦得称脓血也。利至滑脱，则所下者非复稀粪，多胶黏之物，故谓之脓，此即后人所谓肠垢，乃黏液及肠黏膜之上皮细胞等混合而成。亦有下真脓者，作秽褐色，其臭如鱼腥刺鼻，所谓坏疽性粪便是也。桃花汤治肠窒扶斯之肠出血，余早有此理想，一九三〇年之秋，得实验而效。盖肠窒扶斯病人，患肠出血者，以西医所统计，不过百分之四，乃至百分之七，本不多见，故自来治伤寒者，皆不论列。而桃花汤之一部分效用，为之湮没不彰，可慨也。肠出血多见于肠窒扶斯之第二第三星期，正值阳明时期，肠将出血，则突变为少阴证，颜面失色，四肢厥冷，脉数疾而弱，罹此者多不救，甚则血未及排出而死，亦有绝无外证，猝然而死，死后解剖，始知其死于肠出血者。余所治，系三十余岁妇人，先服单方签方等不愈，往诊时，腹微痛，下溏粪及黏液，杂以鲜红血星，舌苔非常垢腻，脉非常沉数，手足微冷，胸腹有白色小水泡，细视始见，俗所谓痦也，与桃花汤加附子、阿胶，增干姜至三钱，两服血止，调治十日，杖而后起。此病虽无细菌诊断，以证明其为肠窒扶斯，然询其经过证候，全是中医所谓湿温证，知是肠窒扶斯无疑，肠出血少见。余所治，迄今（一九四〇）不足十人，故附记于此。又案：铁樵先生谓：钱注大肠受伤，皮拆血滞，与肠穿孔无别，足以误人。又谓黑粪中有星星血点者，即是肠穿孔，其有非胶黏之鲜血并下者，尤其是肠穿孔确证。今案肠穿孔与肠出血，是两事，不过穿孔者无有不出血，出血者不必皆穿孔耳。先生所说肠穿孔之征候，实是肠出血，其虚寒滑脱者，正是桃花汤所主，不审先生何以致误也。出血间或可救，穿孔无有不死。据统计，出血者甚少，穿孔则尤少，不过百分之三，余所遇，迄今不过三数例。（《伤寒论今释·卷七》）

朱居士。

初诊：佛教居士林，十月四日。

痢，后重腹痛，昼夜无度。身热呕恶，不思食。舌白无苔。病势颇不廉，为其脉大也。

煨葛根 9g，川柏 2.4g，赤芍 12g，桔梗 6g，炙草 3g，白头翁 9g（酒洗），川连 1.5g，枳实 6g，油当归 9g，秦皮 4.5g，淡芩 6g，木香 3g，干姜 3g。（《陆渊雷医案·内科杂病》）

◆ 胁痛

单男。

初诊：自诉昨忽得右背至右胁下有掣痛，此乃胸膜炎十枣汤主症，脉弦，舌有苔，询之果验得胸膜炎。

大戟 9g，甘遂 3g，芫花 6g，红枣 10 枚。

上药服一剂，无论利下与否。掣痛若大减即再服下方：

柴胡 6g，赤芍 6g，太子参 9g，淡芩 6g，枳壳 6g，姜夏 9g，大戟 6g，芫花 3g，桔梗 6g，生甘草 3g，生姜 9g，红枣 4 枚。

二诊：胸膜炎大势定后，咳不全除，时吐黏白痰，胁膈部不适，食思亦少，舌白脉滑，涕出鼻塞。

葶苈子 6g，苡仁 15g，桔梗 4.5g，陈皮 9g，活芦根 30g，冬瓜子 9g，枳壳 4.5g，煅牡蛎 24g，桃仁 9g，柴胡 6g，辛夷 1.8g。（《陆渊雷医案·太阳病》）

刘男，初诊，佚。

二诊：药后肝肿减，胃肠舒适，饮食则吐清水，时或背上、胸前痛，痛则噫气下气，若不得噫下则尤苦，服前药本已不常噫，昨又发，脉本缓，舌稍有糜，口干。

柴胡 12g，太子参 12g，赤芍 6g，姜半夏 12g，薤白 12g，生白术 9g，瓜蒌 6g，连翘 9g，鳖甲 4.5g，三棱 4.5g，莪术 4.5g，炙甘草 3g。

三诊：肝肿减而不发痛，但触之仍有痛感，肠亦不健，雷鸣易利，胸背痛瘥而纳又不佳，舌微白，治当止其腹鸣、启其胃纳及柔肝为法。

柴胡 12g，良姜 3g，姜半夏 12g，川连 1.5g，太子参 12g，桂尖 6g，鳖甲 4.5g，生内金 9g，谷麦芽各 9g，生姜 9g，炙甘草 2.4g，红枣 4 枚。（《陆渊雷医案·内科杂病》）

沈男。

初诊：右胁痛，咳嗽痰多，人剧消瘦，手指有结核征，脉弦细而数，受寒冷则哮喘而咳甚，舌色淡，此结核性胸膜炎。

柴胡 9g，淡芩 4.5g，姜夏 9g，太子参 12g，枳壳 6g，干姜 3g，黄附片 15g，磁石 30g，炙紫菀 9g，款冬花 6g，杏仁 9g，桔梗 4.5g，炙草 3g，红枣 4 枚。

二诊：胁痛已瘥，咳仍剧，喘亦甚，脉微而数，舌淡，夏天曾吐血，现今之咳，别有慢性气管炎，但他人作肺结核。

连根节麻黄 6g，五味子 3g，细辛 3g，干姜 3g，枣仁 18g，射干 6g，炙紫菀 9g，款冬 6g，杏仁 9g，麦冬 9g，局方黑锡丹 15g。

三诊：结核病加外感剧咳，与射干麻黄汤，咳减痰仍多，右侧背部挛急，饭后尤甚，舌薄甚淡，脉数。

柴胡 9g，葛根 12g，太子参 12g，干姜 3g，黑附块 6g，桔梗 4.5g，远志 4.5g，炙紫菀 9g，款冬 9g，杏仁 9g，枳壳 6g，炙草 3g。（《陆渊雷医案·少阳病》）

孙君。

初诊：八月十二日。

左胁痛甚，不可仰卧，咳则震痛。脉弦数，舌苔干而花黄。病是肋膜炎。

柴胡 6g，蒌壳 9g，楂炭 9g，赤芍 9g，红枣 4 枚，川连 1.5g，槟榔 4.5g，枳壳 6g，生草 3g，淡芩 6g，制香附 4.5g，桔梗 4.5g，花粉 9g。

二诊：胁痛瘥减。热亦较平，但炎未消退，则病不能即愈。面色甚黄，唇鼻俱燥。舌奇绛，苔干，脉弦。

柴胡 6g，炒山栀 9g，原钗斛 9g，槟榔 3g，赤芍 6g，川连 1.5g，蒌壳 9g，花粉 12g，香附 4.5g，炙兜铃 9g，淡芩 6g，小生地 15g，知母 9g，桔梗 4.5g，炙草 3g。

三诊：八月十四日。

肋膜炎向愈。不知何故，忽服别药，遂汗漏不止，蜷卧，郑声。舌质尚干绛，而脉已无根。本已出险，乃招亡阳，自取之。

黑附块 9g，云苓 12g，桔梗 3g，炙草 3g，生芪 9g，干姜 3g，白芍 9g，浮小麦 15g，太子参 9g，川贝 9g，桂枝 3g（后下）。

四诊：八月十五日。

热已退，汗漏未止。咳尚引胁痛。舌厚苔干，脉弦而迟。宜敛汗镇咳，微通便。

黑附块 6g，杏仁 9g，柴胡 6g，白芍 9g，生龙骨 12g（打，先煎），生芪 15g，麦冬 12g，蒌壳 9g，枳实 6g，煅牡蛎 15g（打，先煎），南北沙参各 6g，五味子 3g，桔梗 4.5g，玄明粉 6g（冲）。

五诊：八月十七日。

热不作，汗遂止，咳虽不除，已不觉痛。舌色渐淡，苔薄而松。渐引食。脉弦细，皆向愈之象。

全瓜蒌 9g，花粉 9g，北沙参 12g，柴胡 6g，当归 9g，谷芽 12g，麦冬 12g，白芍 9g，川芎 9g，钗斛 9g，桔梗 4.5g，枳壳 6g。

谢诵穆评论说：孙君病肋膜炎，就渊师诊治，已向愈。误信药肆伙友语，易医用大队表药，遂致亡阳。幸回向渊师求诊，乃得转危为安。(《陆渊雷医案·少阳病》)

汪男。

初诊：患慢性肝炎已愈半年，精神不振，右胁有块而痛，脉迟舌白。

生黄芪 12g，吉林参粗须 9g，干姜 6g，白术 9g，当归 6g，胡芦巴 9g，槟榔 9g，煅牡蛎 30g，黑附子 6g，怀山药 15g，柴胡 12g，生甘草 3g。

二诊：得益气补中强肾之剂，精神好转，脉渐有神，胁下痛仍作，此当然不能速治。

柴胡 12g，桂枝 6g，干姜 3g，赤芍 6g，瓜蒌根 15g，三棱 6g，蓬术 6g，白术 9g，黑附块 6g，怀山药 15g，当归 6g，炙甘草 3g。

三诊：得破血剂，肝肿之痛顿减，今有干咳，寐不酣，咽喉痛。

柴胡 12g，桂枝 6g，赤芍 6g，干姜 3g，淡黄芩 6g，干漆 4.5g，硇砂 3g，瓜蒌根 12g，生黄芪 12g，当归 9g，白术 6g，枣仁 15g，朱茯苓 12g。

四诊：慢性肝炎肝肿逐渐缩小，但脉颇迟弱，神色恢复不足，须稍停攻破之剂，补益其本。

吉林粗须 6g，西黄芪 15g，生白术 9g，干姜 3.6g，黑附块 6g，当归 6g，白芍 6g，金樱子 12g，菟丝子 12g，枣仁 15g，柴胡 12g，姜半夏 9g，炙甘草 3g。

五诊：脉右手已起，左手仍弱，人反觉容易疲劳，此当是节以培身中元气之故。

吉林粗须 9g，黄芪 15g，当归 6g，赤芍 6g，干漆 4.5g，金樱子 12g，玉竹 12g，枣仁 15g，柴胡 12g，干姜 3.6g，鳖甲 15g，黑附块 6g。（《陆渊雷医案·内科杂病》）

王男。

初诊：去腊感冒以后，迄不甚健，时恶寒，胁下刺痛，咳而痰多，食尚可，大便通，脉弦细，舌白苔。

柴胡 6g，淡芩 6g，桔梗 6g，炙草 3g，桂枝 1.8g，北沙参 6g，瓜蒌 9g，赤芍 6g，枳实 6g，黑附块 3g，生姜 3 片，红枣 4 枚。

二诊：服二剂后，自觉爽适，咳亦瘥，胁中刺痛减轻而未除，头微眩，脉甚细弱，可加养荣汤。

柴胡 9g，瓜蒌 9g，太子参 12g，炙草 3g，当归 9g，杭菊 9g，黑附块 6g，干姜 3g，枳壳 6g，桔梗 1.8g，白芍 9g，红枣 4 枚。

三诊：胁痛几全止，痰爽而易出，此肋膜炎向愈之象，脉不细弱而仍稍弦，舌色正，感目干。

柴胡6g，白芍9g，枳壳6g，桔梗4.5g，紫菀9g，当归9g，小生地6g，花粉6g，生甘草3g，太子参9g，杭菊9g。(《陆渊雷医案·少阳病》)

吴太太。

初诊：月事二旬一行，行辄十日不止。昨从蜀中来，持螯顾曲（即吃螃蟹，喝老酒之意。编者注），遂胸胁痛连背，至今胁满不已。脉弦而鼓，舌色尚无他。胃有水声，子宫有疣。

制川乌6g，赤白芍各6g，苏全9g，炙鳖甲12g，高良姜3g，枳实6g，当归9g，姜夏9g，柴胡9g，炙草3g，川芎4.5g。

二诊：胸背痛皆愈，今苦胁下硬痛，不可按。脉右弦左平，舌色平。此肝脏肿大，病甚至发黄，今眼白甚清。

柴胡6g，赤白芍各6g，姜夏12g，桂枝4.5g（后下），鳖甲12g（炙），制香附6g，云苓12g，生姜铜元大3片，枳实6g，陈皮6g，炙草3g。

三诊：肝脏之肿痛，平卧时已瘥。行动时未能无痛，则亦向愈矣。适值经行，只差三日，色始黑继淡。脉舌尚无他。

软柴胡6g，当归9g，白芍9g，制香附6g，炙鳖甲9g，川芎6g，熟地9g（砂仁拌），陈皮6g，枳实6g，艾叶9g，红花6g。

四诊：肝部肿痛痊愈。月水行五日已止，然故事第六日又稍见，必淋沥至十许日乃已。西医诊是子宫疣，云须割，今内治之。有咳嗽，食无味。

川芎6g，苡仁15g，炙紫菀9g，高良姜3g，当归9g，红花4.5g，川贝母9g，赤白芍各6g，莪术4.5g，谷麦芽各9g。

五诊：药治匝月，向者月事二旬即行，今乃足期，则方中肯。近以入浴冒寒，头痛而咳，喉痒。脉不数，体质寒也，先解外。

麻黄2.1g，炙草3g，当归9g，水蛭两头，黑附块6g，桔梗

216

4.5g，川芎 6g，地鳖 5 枚（去足），细辛 2.4g（后下），象贝 6g，赤白芍各 6g。

六诊：月事下块物，较前时尤多，此或疣消蚀，反是好象。口苦，咽干，然此时不宜过予寒凉。

全当归 9g，淡芩 6g，水蛭 2 头，桔梗 4.5g，川芎 3g，桃仁 12g，地鳖 5 枚（去足），干姜 6g，赤白芍各 4.5g，红花 4.5g，天冬 6g（去心），生草 3g。（《陆渊雷医案·内科杂病》）

◆ 胁胀

吴太太。

思归，道阻，每郁勃，辄胸胁胀满，气坠不能食，脉细。舌薄，药物调理外，仍须自作宽解。

生白术二钱，制香附二钱，桂枝（后下）一钱半，桔梗一钱，厚朴一钱半，柴胡二钱，云苓四钱，干姜一钱，陈皮二钱，白芍三钱，枳壳二钱，炙草一钱。

复诊：胸胁胀坠颇解，仅腹微满，月事前期二日到，舌色平，脉沉细，其颈后强痛，恐是夜间枕蹾所致。亦可兼治。

厚朴一钱半，制香附二钱，葛根三钱，苏全三钱，太子参三钱，陈皮二钱，枳壳二钱，姜夏三钱，良干姜各七分，生白术三钱。（《陆渊雷医学论文集·临床性论文·医案》）

◆ 积聚

汪某，成人。

初诊：1954 年 11 月 17 日。

患慢性肝炎已逾半年，精神颇不振，右胁有块而痛，脉迟，舌干白。

处方：生黄芪四钱，吉林（指吉林人参，编者注）粗须三钱，干姜二钱，白术三钱，当归二钱，葫芦巴三钱，槟榔三钱，煅牡蛎一两，黑附子二钱，生淮药五钱（杵），柴胡四钱，生甘草一钱。三剂。

二诊：11 月 20 日。

得益气补中强肾之药，精神颇好，脉渐有神，胁下痛仍作，此当然不能速治。

处方：柴胡四钱，桂枝二钱（后下），干姜一钱，赤芍二钱，瓜蒌根五钱，棱术各二钱，白术三钱，黑附子二钱，生淮药五钱（杵），当归二钱，炙甘草一钱，淡菜六钱。三剂。

三诊：11 月 23 日。

得破血剂，肝肿之痛颇减，今有干咳，寐不酣，咽喉痛。

处方：柴胡四钱，桂枝二钱，赤芍二钱，干姜一钱，淡芩二钱，干漆一钱半（炒令烟尽），硇砂一钱，蒌根四钱，生黄芪四钱，当归三钱，白术二钱，枣仁五钱（杵），朱茯苓四钱。二剂（隔日服一剂）。

四诊：11 月 27 日。

慢性肝炎肝肿逐渐缩小，但脉颇迟弱，神色亦不足，须稍停攻破之剂，补益其本身精神。

处方：吉林粗须二钱，西黄芪五钱，生白术三钱，干姜二钱，黑附块二钱，当归二钱，白芍二钱，金樱子四钱，菟丝子四钱，枣仁五钱，柴胡四钱，姜半夏三钱，炙草一钱。二剂。

五诊：11 月 29 日。

脉右手已起，左手仍弱，人反觉容易疲劳，此当是节以培身中元气之故。

处方：吉林粗须三钱，西黄芪五钱，当归二钱，赤芍二钱，干漆一钱半（炒令烟尽），金樱子四钱，玉竹四钱，枣仁五钱，柴胡四钱，干姜二钱，鳖甲五钱，黑附块二钱。间日一剂，服至肝肿消退。(《现代文章研究·著名老中医陆渊雷医案选》)

赵太太。

初诊：小腹起块，阅八年。月事如常，恐是子宫疣。难以服药治愈。肥人故脉细，舌上有浮黑。

桂枝 30g，丹皮 60g，川芎 45g，云苓 120g，赤白芍各 45g，三棱 45g，桃仁 120g，当归 90g，莪术 45g。

上药共研细末，水泛丸，如绿豆大，每早晚空腹服 6g，渐加至 9g。(《陆渊雷医案·妇科病》)

◆头痛

仝夫人。

初诊：九月十日。

向苦头痛，遇风则发。又苦胸满，食不化。舌质薄而色淡。脉亦细，仍是寒湿。近日睡眠不足，因常心悸。

茅白术各 6g（炒），干姜 3g，煅牡蛎 24g（打），白芷 3g，厚朴 4.5g，黑附块 6g，采芸曲 9g（包），川芎 3g，陈皮 6g，云苓神各 9g（朱拌），炙草 3g。

谢诵穆评论说：病者貌丰盛而质亏，忌表药。或表药在所必用，亦须以姜附等调剂之。否则困惫不堪，亦异事也。(《陆渊雷医案·少阴病》)

王君。

初诊：病一候，头痛身热，胸闷口渴，唇干舌白，不大便六七日，脉数微弦。

柴胡 6g，赤芍 6g，川军 4.5g（后下），淡芩 9g，花粉 12g，

炙草 3g，枳实 6g，生姜铜元大 3 片。

二诊：大便已行，胸闷瘥减。今尚头胀，夜间有热。今虽脉静身和，恐入夜再发。脉略弦。舌绛苔白而干。

柴胡 4.5g，炒山栀 9g，青蒿 6g（后下），淡芩 6g，香豉 9g，玄参 9g，花粉 12g，炙草 3g。（《陆渊雷医案·少阳病》）

◆ **眩晕**

呈夫人。

伤寒中小产，至今不健复，常头晕眼花心悸，脉非常细弱，舌色亦淡，此真武证耳。面部如有虫行，胃有水。

云茯苓 13g，生附块 10g，太子参 13g，菊花 13g，生白术 10g，生龙齿 13g，陈皮 10g，生姜 3 片，白芍 6g，煅牡蛎 30g，独活 6g，炙甘草 3g。

二诊：伤寒中小产，阅五个月，常头晕心悸，皮中如虫行，与真武汤，阳虚蓄水之证颇瘥，惟经行太多，遂觉食减少力，脉已转起，舌亦不白，但淡耳。

生黄芪 15g，黑附块 5g，木香 3g（后下），当归 10g，川芎 5g，生石决明 28g（打），炙甘草 3g，生姜 3 片，太子参 13g，生白术 10g，煅牡蛎 30g，龙眼肉 7 枚。

三诊：伤寒小产致虚弱，今皮痒已止，头晕亦减，唯行动稍劳微晕，左脉甚虚弱，当兼补肝肾，食思渐加，大便不多，不忌腻也。

人参 5g（另煎），生黄芪 10g，制首乌 13g，黑附块 5g，生冬术 10g，川芎 5g，大生地 15g，陈皮 6g，炙甘草 3g，当归 10g，白芍 6g，淡苁蓉 13g，木香 3g，生姜 3 片。（《现代文章研究·陆渊雷医案选》）

欧阳老太爷。

初诊：高龄七十有二，平时体质甚佳，近日时患眩晕，晕已汗出。脉硬任按，血压甚高，可知晕是急性脑充血。忌沉醉大饱，甚喜甚怒。

煅牡蛎30g（先煎），赤白芍各6g，防风4.5g，怀牛膝30g，生地黄15g，全蝎4.5g（炙），湖丹皮6g，当归9g，桑叶9g，桂枝3g（后下），滁菊9g。

二诊：前数日，晕与汗俱止，遂停药，昨又发。又服原方一剂，遂已。然脉弦长任按。舌战而萎，病根未除，仍当间数日服一剂。

大生地15g，丹皮6g，原钗斛9g，怀膝30g，白芍15g，麦冬6g，丹参9g，桂心1.5g（研丸吞），防风6g，全蝎6g（炙），杭菊9g，炙草3g。（《陆渊雷医案·内科杂病》）

沈男。

初诊：两肩胛自觉寒，时时眩晕欲呕，此属痰饮，是胃炎之一种，故脉小软而舌白津润。

带皮赤苓15g，太子参6g，泽泻12g，陈皮9g，川朴3g，生白术1.8g，茅术4.8g，姜半夏12g，炙甘草3g。

二诊：眩晕与呕吐颇瘥，然每恼怒则肩背又寒，此肝旺所致。午后疲，体温稍低，此不可使凉药，凡体肥多痰者，多阳虚也。

带皮苓15g，柴胡6g，泽泻12g，蒙桂心1.5g，白芍9g，太子参9g，炙草3g，川朴3g，枳壳6g，陈皮6g，生茅白术各4.5g。

三诊：痰饮所发肩背寒与眩晕，已不复觉。惟舌上有腻津，则仍须利湿，脉已平。

当归18g，带皮苓30g，细辛9g，防风18g，川芎9g，白芷18g，生白术18g，槐花18g，太子参18g，软柴胡18g，泽泻24g，炙草 12g。

上药研极细末，水泛丸如绿豆大，阴干。早晚各服二钱，淡盐汤或白开水送下，每次稍加丸量，加至每服三钱为度。(《陆渊雷医话医案选·医案选》)

沈颂徕先生。

初诊：牙龈出脓，已就西医治局部，其两肩胛自觉寒。时时眩晕欲呕，乃痰饮，慢性胃炎之一种，故脉小软而舌白津润。

带皮赤苓 15g，太子参 6g，桔梗 4.5g，福泽泻 12g，陈皮 9g，小朴 3g，茅白术各 4.5g（生用），姜夏 12g，炙草 3g。

二诊：眩晕与恶颇瘥，然每恼怒则肩背又寒，此肝旺所致，午后疲，体温稍低，此不可使凉药，凡体肥多痰者，多阳虚也。

带皮苓 15g，柴胡 6g，泽泻 12g，桂心 1.5g（末，丸吞），茅白术各 4.5g（生用），白芍 9g，太子参 9g，炙草 3g，小朴 3g，枳壳 6g，陈皮 6g。

三诊：丸方，痰饮所发，肩背寒与眩晕已不复觉。注意时似有自觉证，此则心理使然。惟舌上有腻津，则仍须利湿。脉已平。牙龈出脓血，西医屡治不效，乃疑糖尿或肾病，以我观之皆非也。

犀角 4.5g，藁本 18g，当归 18g，带皮苓 30g，细辛 9g，防风 18g，川芎 9g，生白术 18g，白芷 18g，升麻 15g，槐花 18g，太子参 18g，地骨皮 18g，柴胡 18g，炙草 12g，泽泻 24g。

上十六味，研极细末，水泛丸，如绿豆大，阴干，早晚各服 6g，淡盐汤或白开水送下，每次稍加丸，加至每服 9g 为度。(《陆渊雷医案·内科杂病》)

周太太。

初诊：向病肝胃气痛，日必痛一次，痛则魄汗出，下气乃已。气或上冲，头眩目花。脉非常弦硬，高血压。舌苔尚可，忌大喜大怒大饱。

柴胡 6g，煅牡蛎 24g，生乳没各 6g（去油，勿见火），枳实 6g，制香附 6g，当归 6g，赤白芍各 6g，高良姜 3g，薤白 9g。（《陆渊雷医案·内科杂病》）

◆ 中风

李男，三十岁。

初诊：病者系伶人跟包，午夜归来忽患猝中，左手足不遂、头中昏，其先人嗜酒以猝中死，得自先天，今又如此，难根治，脉颇大，舌亦红。

蝎尾 6g，川连 1.5g，姜夏 9g，蕲蛇 12g，石膏 24g，天麻 3g，独活 6g，大生地 18g，麦冬 12g，防风 6g，当归 9g，炙草 3g。

另：回天再造丸三颗，每日磨服一颗。

服汤剂三剂及回天丸六颗竟愈。（《陆渊雷医话医案选·医案选》）

胡男。

初诊：血压高，久服药如故，又自诉肩际胸椎时痛，痛后手臂及拇食二指麻木，脉沉硬，此真风信，好为预防。

独活 6g，防风 6g，炙全蝎 4.5g，怀牛膝 30g，当归 6g，大生地 12g，煅牡蛎 30g，赤白芍 6g，丹皮 6g。另：回天再造丸 2 丸。

二诊：麻木略轻，血压仍高，先是因纵酒致半身冷，今麻木在右手而左脚又时时作冷。此风症见于对角者，比较难治。

炙全蝎 4.5g，炙僵蚕 9g，防风 6g，独活 6g，当归 9g，地黄 15g，怀膝 24g，枳实 6g，白石英 9g，北秫米 9g，酒炒桑枝 9g，丹皮 6g，龙胆草 1.8g，赤芍 9g。（《陆渊雷医话医案选·医案选》）

◆ **水肿**

王君。

初诊：脚肿，腹满，短气。脉舌俱不足，殆心脏衰弱所致。

黑附块 12g，肉桂 1.5g，太子参 9g，干姜 3g，生白术 9g，生怀药 9g，云苓 12g，白芍 9g，枳实 6g，炙草 3g。（《陆渊雷医案·少阴病》）

应先生。

初诊：九月五日。

常眩晕，服苓术剂则瘥，又时时脚肿，用利水及鸡鸣散，皆不应。脉滑带劲。心跳，纯浊音达左乳线。疑是心脏瓣膜病。

云苓 15g，冬术 6g，煅牡蛎 30g（打，先煎），黑附块 9g，桂枝 4.5g，炙草 3g，真铁砂 15g（先煎），蒌根 9g。

二诊：作心脏瓣膜病治，服药三剂，寒已食增，而脚肿不除。晨起退，退则腹重，起则脚肿，肿则腹轻。似水随体位流动所致。又小便甚少，大便初头甚硬，脉则较前缓软甚多。

云苓 15g，桂枝 6g（后下），真铁砂 9g（先煎），黑附块 6g，泽泻 12g，玄明粉 9g（冲），生白术 9g，防己 9g，煅牡蛎 24g，炙草 3g。

谢诵穆评析说：应君服务于华成烟草公司，病情极错杂，年必一发。去夏经多医不愈，惟服渊师药颇效，故今年仍就渊师诊治也。（《陆渊雷医案·太阳病》）

◆ **淋证**

高硐庄友贵恙，明是古所谓血淋膀胱。尿道中久惯出血，其破裂之血管一时难以愈合，别无深奥之病理。凡血证下出者（便血、尿血、血崩），除骤失大量之血有危险外，皆无生命之险，先生处猪苓汤乃极对证，但久病则一切祛毒攻击之法宜诚用，反宜稍参补益以助其抵抗力。今孙君体质既强，猪苓汤亦非十分攻伐之品，予理似不必更张。今熟思斟酌别拟一方，请转致孙君试服，其效当胜猪苓，但病经二十载，当然无一药乍愈之理，还祈婉告孙君耐心服药为是。方意用小品生地黄汤为主。此方《外台》似不见，乃出《医心方》中，复以鄙意加味者。

生地黄24g，侧柏炭6g，煅牡蛎30g，黄芩3g，块滑石15g，仙遗粮（仙遗粮即土茯苓，此物人多知治癥毒，名不雅驯，故用别名。编者注）18g，阿胶12g（烊入），生草梢4.5g。每日一剂。（《陆渊雷医话医案选·医话选》）

马男。

初诊：小便浊而痛，左腹股有疬。经西医注射后，不复知酸痛，脉略弦，舌苔干黄。

萆薢6g，海金沙12g，赤苓15g，泽泻12g，仙遗粮24g，象贝9g，桔梗6g，木通3g，土牛膝9g，生草梢6g。

二诊：得药，溺清无浊，停药后，似稍复作，然甚轻，晨起口苦且头晕，右脉浮大，有胃火。

猪赤苓各12g，飞滑石12g，阿胶12g，泽泻12g，生白术9g，仙遗粮18g，川萆薢12g，竹茹9g，枳实6g，生草梢3g。

三诊：淋向愈，用西法洗涤，偶不慎入睾丸，致左睾丸炎肿，腰酸甚，身有微热，淋易治，但淋入睾丸则麻烦。

荔枝核7枚，炒延胡6g，炒小茴4.5g，川萆薢6g，海金沙12g，木通3g，赤苓12g，赤芍6g，橘核9g，飞滑石12g。（《陆渊雷医话医案选·医案选》）

◆ 遗精

赵男。

初诊：遗泄多年，夜寐多梦，体质尚好，脉稍迟，一面服药，一面清心寡欲。

生龙骨 9g，煅牡蛎 30g，白芍 9g，地骨皮 6g，莲须 6g，桂枝 3g，炙甘草 3g，赤茯苓 12g，赤石脂 9g。

二诊：药后遂不泄，惟胃口不佳，舌上犹有湿象，脉右弦大，可以常服丸方。

生龙骨 30g，赤石脂 30g，菟丝饼 30g，杭白芍 30g，煅牡蛎 30g，云苓 30g，泽泻 30g，猺桂心 12g，茅白术 15g，淡苁蓉 18g，莲须 30g，地骨皮 30g，陈皮 15g，枳壳 15g，金钗斛 24g，谷麦芽各 15g，生内金 12g，炙甘草 15g。

上药研细末，水泛为丸，如绿豆大，每早晚用姜 1 片，红枣 3 枚，煎汤送服 12g，渐加至 15g，感冒暂停。（《陆渊雷医话医案选·医案选》）

◆ 血证

丁先生。

初诊：吐血旧疾，无端复作。舌色平，脉左微细，右弦大。左胁似痛非痛，稍有咳。须封闭已裂之血管。

焦山栀 9g，炙紫菀 9g，参三七 2.1g（研，冲），柴胡 4.5g，茜根炭 6g，杏仁 12g，白芍 9g，黑芥穗 3g，侧柏炭 6g，钟乳 9g，蒌壳 9g。

二诊：药后血不复见。惟咳呛旧疾，难以骤除。痰颇黏。时似喘，自觉胸中热。舌绛，亦不湿。脉仍左细右大。

炙紫菀 9g，杏仁 9g，钟乳石 6g（研），炙款冬 6g，焦山栀 9g，苏子 9g（炒），云苓 15g，茜根炭 3g，天麦冬各 9g（去心），桔梗 3g。(《陆渊雷医案·内科杂病》)

范先生。

初诊：曾数次痰中带血，服药已愈。胸廓外形甚健康，惟脉太数，舌裂，手颤。应有肝郁，然自言无拂逆事，信是。不过止血凉血矣。

丹皮 3g，茜根 6g，参三七 1.5g（研末，冲），白芍 9g，炒小蓟 9g，生地 15g，黑荆芥 2.1g，干姜 2.4g（炒黑），炙草 3g，苏梗 6g。(《陆渊雷医案·内科杂病》)

王先生。

初诊：咳在早晨。前昨吐大口鲜血，见身热。今日脉数，舌色仍平。

南沙参 9g，青蒿 4.5g（后下），参三七 2.1g（研），杏仁 9g，知母 6g，花蕊石 15g（打），黑芥穗 3g，炙紫菀 9g，白薇 6g，炒白及 4.5g（研末，吞），川贝 9g。

二诊：血虽止。喘咳不可平卧。夜间盗汗多。脉不若前日之数。

生麻黄 1.8g（连根），苏子 6g（炒），花蕊石 12g（碎），青蒿 6g（后下），生石膏 18g（打碎），炒白及 4.5g，银柴胡 6g，炙草 3g，杏仁 9g，没食子 4.5g，炙鳖甲 9g，浮小麦 12g。

三诊：热与咳嗽虽略减。然痰多血不能绝，日晡骨蒸。难治。

天麦冬各 6g，桔梗 3g，石钟乳 6g（碎），浮小麦 12g，川贝母 9g，杏仁 9g，地骨皮 6g，知母 6g，炒白及 6g（末，冲），炙款冬 6g。

四诊：咳喘潮热俱瘥。精神较好。惟血未净，此或因破裂动脉较大血管故。

参三七1.8g（研，冲），炒白及4.5g，川贝9g（去心），杏仁9g，花蕊石9g，天麦冬各9g，知母6g，云苓12g，茜根炭6g，地骨皮4.5g，炙款冬6g。

谢诵穆分析说：此病四诊以后，病势剧减，现在修养调理中。（《陆渊雷医案·内科杂病》）

刘女。

初诊：吐血常满口而无泡沫，肺X线检查三次，肺亦无他。舌白，脉细，膝酸。入冬喜厚衣，此须温经，使血运调畅，非凉药止血之治也。

黄附片18g，磁石4.5g，炮姜2.4g，血余炭4.5g，黑荆芥4.5g，当归9g，太子参9g，柴胡9g，白芍9g，姜夏12g，生姜6g，炙甘草3g。

二诊：血渐止，苦喉痒，痒则呛，若从深处呛出，仍有少许血，又易心悸，脉细舌淡，是寒湿弱体。

桔梗4.5g，兜铃9g，远志6g，款冬6g，炒小蓟5g，煅牡蛎24g，花蕊石12g，太子参9g，云苓9g，炮姜2.4g。

三诊：血止。喉痒咳呛未除，昨日左胁痛，今犹未已，左脉极细，肝肾虚。

柴胡6g，白芍6g，当归9g，川芎4.5g，麻黄2.4g，射干6g，巴戟肉12g，菟丝饼9g，萸肉6g，制香附12g，槟榔3g。（《陆渊雷医话医案选·医案选》）

孙男。

初诊：昨晚又吐满口血，自去腊以来第三次矣，体格不似肺病，脉甚弦，出血破裂处急须封塞。

花粉15g，炮姜2.1g，荆芥炭3g，焦山栀9g，参三七2.4g，阿胶 9g，煅牡蛎 30g，炒苏子 9g，白芍 9g，炙甘草 3g。

二诊：血渐少，仍未尽，胸胁微闷，今脉虽滑但已缓，舌色略糙。

川连 1.5g，淡芩 9g，焦山栀 9g，紫菀 9g，款冬花 6g，杏仁 9g，炙白前 6g，炒小蓟 6g，参三七末 2.1g，黑附块 4.5g。(《陆渊雷医话医案选·医案选》)

王先生。

初诊：忽然吐血，大便多日不行，心下痞。脉数甚。舌却不绛。

川军 3g（后下），淡芩 6g，干姜 3g，川连 1.5g，黑芥穗 3g，炙草 3g。(《陆渊雷医案·太阳病》)

张女。

初诊：如伤风而咳，有寒热、头昏。前晚忽然咳吐有血，迄今不止。舌有苔，脉数而弱，食思减。

柴胡 9g，淡芩 4.5g，太子参 9g，姜夏 12g，炮姜 2.4g，陈棕炭 9g，仙鹤草 12g，炙紫菀 9g，炙款冬 6g，杏仁 9g，红枣 4 枚，炙草 3g。

二诊：药二剂后，血全止，咳减，寒热减而未尽，脉弦细，舌有苔。

柴胡 9g，淡芩 6g，姜夏 9g，太子参 9g，炮姜 2.4g，仙鹤草 12g，杏仁 9g，兜铃 9g，象贝 9g，白芥子 9g，炙鳖甲 9g，生姜 3 片，红枣 4 枚。(《陆渊雷医案·内科杂病》)

傅太太。

初诊：便血发作，色红且多。头中空痛，胸次热闷，心悸，食思损，食后噫气。此因去血过多，影响胃力故也。

干地黄 18g，丹皮 6g，炒白术 9g，当归 6g，黑附块 9g，槐米

12g，炙草 3g，伏龙肝 60g（包煎），淡芩 9g，地榆 9g，枳壳 6g。

谢诵穆评论说：贫血者多消化不良。(《陆渊雷医案·内科杂病》)

顾先生。

初诊：平时易致食积感冒。舌苔常腻，脉甚迟细。是胃肠、心脏、营卫俱弱。昨大便见血甚多，当是直肠血。

伏龙肝 30g（包），淡芩 6g，炒槐米 12g，冬术 6g，白芍 9g，地榆炭 9g，干地黄 15g，炙草 3g，黑附块 6g（先煎），炒麦芽 9g，生内金 9g。(《陆渊雷医案·内科杂病》)

胡先生。

初诊：忽然便血甚多。劳动尤甚，从前曾病痔疮。愈已久，痔血亦不致如是多。脉软。他无所苦，急止之。

炒槐米 12g，黄芩 6g，当归 9g，地榆 12g，黑附块 6g，白术 9g，伏龙肝 30g，大生地 15g，炙草 3g，侧柏炭 9g。(《陆渊雷医案·内科杂病》)

◆ **汗证**

苏太太。

初诊：伤食感寒，吐利之后，时时欲寐。目闭则汗出，此是阳虚。然阴亏体质，偏用阳药，虑其劫津，故用药较难。

生西芪 12g，陈皮 6g，桂枝 4.5g（后下），谷麦芽各 9g（炒），煅牡蛎 21g（打，先煎），浮小麦 12g，赤白芍各 4.5g，原钗斛 9g，炙草 3g，黑附块 4.5g，丹玄参各 9g。

二诊：盗汗瘥减。早晨苦头痛。脉较有神，但甚迟。舌苔薄而润，中作沉香色。大便多日不行。

淡苁蓉 12g，生白芍 12g，钗斛 9g，黑附块 3g，柏子仁 9g，桑叶 9g，谷麦芽各 9g，浮小麦 12g，生西芪 12g，杭菊 9g，丹参 9g，枳壳 6g。

三诊：前药进两剂后，诸恙悉愈，思食。今日忽又头痛微热。脉极迟细，舌上稍有灰苔。阴虚之甚，殊棘手。

大生地 12g，丹玄参各 9g，银柴胡 9g，象贝 9g，地骨皮 6g，淡苁蓉 12g，青蒿 4.5g（后下），海藻 15g（去盐），原钗斛 9g，生山药 15g，生谷芽 9g，黑附块 3g。

谢诵穆评价说：服此方后极恬适，连服收功。（《陆渊雷医案·少阴病》）

◆ **痹证**

邬先生。

初诊：肩背挛急痛。有时牵连至腰股。病已三年。宜养血输津液。

生西芪 30g，桂枝 3g（后下），葛根 12g（后下），归身 6g，白芍 12g，炙草 3g，生姜 3 片（如铜元大），红枣肥大者 4 枚。

二诊：药后甚效，无须更张。脉右大于左，似稍有问题。大便时或燥结。舌苔根上黄。胸廓中微痛。

生西芪 30g，桂枝 4.5g（后下），枳实 6g，归身 6g，白芍 9g，麻仁 9g（研），葛根 15g（后下），全瓜蒌 9g，鲜藿香 9g，六一散 12g（包）。

三诊：肩背痛瘥而未尽。午起口中甚腻，舌苔黄厚。头痛。大便无序。此皆胃肠不健之征。

川连 1.2g，干姜 2.4g，葛根 12g，淡芩 6g，太子参 9g，桂枝 3g，姜夏 12g，鲜茅根 12g，赤芍 9g，炒麦芽 9g，六一散 12g（包），赤苓 12g。

四诊：肩背之挛痛。服药即瘥，药停即作，但较轻耳。其胸满，大便无序，舌腻如故。脉右大，胃肠仍有湿积。

葛根 60g（生用），生黄芪 90g，桔梗 24g，桂枝 30g，当归 21g，炒茅术 24g，赤芍 30g，枳壳 30g，陈皮 30g，炙草 15g。

以上十味研细末，水泛丸如绿豆大。每早晚用姜 2 片、红枣 3 枚，煎汤送服 12g。

五诊：挛痛几痊愈。食不甚多，大便仍未畅，舌上有黄苔。脉右弦大，左平。

川连 15g，太子参 90g，赤白芍各 60g，淡芩 30g，姜夏 90g，桂枝 30g，蒌全 90g（全瓜蒌，编者注），柴胡 30g，葛根 60g（生用），云苓 90g，生白术 60g，炙草 24g，生黄芪 90g，当归 30g。

上作细末，水丸如绿豆大。每日早晚用姜 2 片、枣 3 枚，煎汤送服 12g。（《陆渊雷医案·内科杂病》）

巫先生。

初诊：左臂重痛，左脉殊细弱。此恐局部血管之病。因影响营养，难以骤愈。

桑枝 9g（酒炒），制首乌 15g，生白术 9g，川连 1.5g，当归 9g，绵仲 12g，上肉桂 1.5g（冲），淡芩 6g，白芍 9g，川断 9g，生熟地 12g，枳壳 4.5g，珍珠母 21g（先煎）。

二诊：左臂酸痛颇减，脉亦斠若划一（指患者脉象正常有神之意，编者注）。乱梦减少，寐不能甚酣。脉平，舌尖绛。目精有肾亏证。

生芪 24g，桑枝 9g（酒炒），白蒺藜 12g，川连 1.5g，竹叶 9g，当归 9g，制首乌 15g，枣仁 9g，上肉桂 1.2g（冲），生熟地各 1.5g，菟丝饼 12g，远志肉 9g，朱灯心 2 扎。

三诊：左臂不复作楚，两手脉同一。惟睡眠仍多梦，此为疲劳伤脑所致。脉亦肺肾两虚。

制首乌 15g，北沙参 9g，桑枝 9g（酒炒），白蒺藜 12g，百合 9g，竹叶 9g，山萸肉 6g（去核，净），生芪 15g，枳壳 6g，生山药 15g（打碎，勿炒），当归 6g，陈皮 4.5g，白芍 9g，炙草 3g。（《陆渊雷医案·内科杂病》）

姚先生。

初诊：髋骨于睡梦中剧痛。寐愈酣，痛愈甚。天愈热，亦愈甚。脉迟，舌厚而白，应是水气。

赤白茯苓各 12g，茅白术各 6g，炙草 3g，赤白芍各 12g，干姜 3g，黑附块 6g（先煎），当归 9g，泽泻 12g。

二诊：腰髋痛，与苓姜术甘芍草附合剂，痛处颇瘥。而新加齿痛，是上部不耐温药，舌白腻。

赤白芍各 12g，干姜 3g，泽泻 12g，苍白术各 6g，炙草 3g，杏仁 15g。（《陆渊雷医案·太阳病》）

袁太太，劳尔东路六十六弄三十七号。

初诊：十月十七日。

坐骨神经痛，脚常挛急作剧痛。又贫血，致种种液干证。脉细舌白。

赤白芍各 9g，炙草 6g，当归 9g，黑附块 9g（先煎），生芪 30g，赤石脂 15g（包）。（《陆渊雷医案·内科杂病》）

◆ **腰痛**

沈先生。

初诊：并不羸瘦，而有种种虚弱之自觉证。口淡舌腻为湿，脉细弱为阳虚。近因负重，致腰脊酸痛为微伤，先治之。

桃仁 12g（打），怀膝 9g，绵仲 9g，赤芍 9g，川断 9g，苡仁

15g，归尾 9g，金狗脊 9g，莳术 6g，云苓 12g，六一散 12g，七厘散 1.5g。分作三包，每日空腹开水送服一包。

二诊：痛处已瘥，恐逢节再发，以药善其后，脉舌之寒湿，可稍稍兼顾。

绵仲 9g，桃仁 12g，生白术 6g，川断 9g，赤芍 9g，云苓 12g，怀膝 9g，黑附块 6g，泽泻 12g，归尾 9g，炙草 2.4g。（《陆渊雷医案·内科杂病》）

◆ 腰酸

徐男。

初诊：心脏扩大，血压骤升，脉殊硬，舌有纹。又重夏时多汗，今秋凉多小便，能俯不能仰，苦腰酸，验小便有蛋白。

云苓 12g，针砂 15g，煅牡蛎 30g，生白术 9g，楮实 9g，化橘红 4.5g，干姜 2.4g，姜夏 12g，炒故纸 9g。

三诊：自诉血压与肾脏俱好转，气喘亦减，现小便及腰部无所苦，诊脉亦较柔和，饮食如常，舌多纵纹，是胃肠虚，故大便消化不健全。

别直参 15g，土炒白术 9g，云苓 12g，炙甘草 3g，楮实 9g，牛膝 21g，连皮子望江南 9g，姜夏 12g，炒故纸 9g，煨草果 6g。

四诊：服前方，有两夜寐不酣，当是补剂兴奋，致见上盛之象，缓缓加之，再除致兴奋之故纸。

别直参 3g，土炒白术 9g，云苓 9g，炙甘草 2.4g，楮实 9g，怀牛膝 21g，煅牡蛎 30g，姜夏 9g，柴胡 6g，干姜 3g，连皮子望江南 9g。

五诊：前方服后，不见兴奋，睡眠颇安，脉虽较前和软，仍较硬，舌白多纹。

太子参 12g，生白术 9g，赤苓 12g，芪皮 9g，炙甘草 3g，桂枝 4.5g，楮实 9g，怀牛膝 24g，望江南 9g，针砂 15g，黄附片 15g，磁石 30g，煅牡蛎 30g。

六诊：舌色，虚象已好转，气亦平，肾脏亦无变化，可专意稳定心脏。

黄附片 15g，针砂 15g，煅牡蛎 30g，磁石 30g，云苓 9g，白术 9g，桂尖 3g，望江南 9g，夏枯草 3g，藿香 9g，炙甘草 3g。

七诊：脉益软细，大便亦调，舌苔薄而白。

黄附片 15g，针砂 15g，磁石 30g，芪皮 9g，云苓 9g，桂尖 4.5g，太子参 12g，炙甘草 3g，望江南 9g，干姜 1.8g。(《陆渊雷医话医案选·医案选》)

◆ 麻木

学生（孙光祖）患一手足麻痹病，将逾两月，服药打针，全不见效，未卜是何原因，深思焦虑。兹将患病之原因及症状，略述于后。

一、得病原因：生于本年（1935 年）旧历正月二十，至个市矿区视察。当起身之初，即步行山坡十余里，汗流浃背，精神疲倦，遂乘马而行。是日夜间，即觉身体不适，难于安枕。次日夜间，即患遗精。遗后左手由脉口以下，即麻木不仁，似觉肿胀之状。忽然惊醒，用力将手伸直，倏忽即愈。生初以为手被身体覆压，血脉不能流通，故尔有此现象。自此以后，继续发现数次，不惟左手如此，而右手右足亦然。遂急延医诊治，据医云：系步行山坡之际，偶然乘马，汗出当风，湿伏肌腠，汗液不能外达，血脉不克内流，故有此病，医书名曰：血痹症。用《金匮》黄芪五物汤治之，不效。又用他方加减治之，亦不效。再请西医打针服药，亦未痊可。

二、现下病状：舌苔微黄而腻，脉搏迟缓而涩，小便微黄，饮食如常。昼则安然无恙，夜至睡眠后，两手自腕骨以下，即麻木不仁，偶然惊醒，将手伸直，即行痊愈。一月以来，莫不如是。因此忧心如焚，坐卧不安，不知如何是好。

三、此病疑问：1. 此病昼轻而夜重，是何原因？是否昼为阳而夜为阴，阳动而阴静，动则血液流通，静则血液停滞？ 2. 此病忽而左手麻痹，忽而右手麻木，究竟是血痹症，抑或是行痹症？ 3. 血液循环至腕骨，即不能通达手指，是何原故？是否肌腠伏湿而阻止，抑或是血液混有毒物而障碍？ 4. 此病须经若干时日始能痊愈，尚若不愈，将发生何种危险？

以上病症，恳祈夫子详为解答其原因究竟，并拟治疗方法数则，俾便遵方服药，以冀斯疾早日痊愈，则感激不尽矣。

陆渊雷回答说：所病手脚麻痹，是心脏衰弱，喷血之力不能及远，手脚距心脏最远，其静脉血不能还流而停滞，于是该处知觉神经受静脉血中废料之刺激，又不得新鲜动脉血之营养，遂成麻木。将手脚伸直即已者，伸直则静脉血管条直，而血之还流较易，又因伸舒之功作，静脉管受压力而易于还流故也。病发于夜眠时者，夜眠则血行更缓。且行于里者多而行于外者少，即"卫气昼行于阳，夜行于阴"之理。卫气本指体温，然体温随血流行，卫气行于阴，可知营血先自行于阴，此处阴阳乃指里外也。以上据所述症状以论断，若所断不误，则麻甚时当微肿，试向上揉搓之，则麻愈当更速。此病并无直接的生命危险，无须恐慌。用药须强心益血，助血畅流于四肢。用当归四逆汤加味，拟方如下：

当归 9g，细辛 2.4g，干地黄 15g，桂枝 4.5g，木通 3g，生芪 9g，赤白芍各 4.5g，桑枝 9g，炙草 3g，黑附块 9g，红枣大者 4

枚。(《陆渊雷医话医案选·医话选》)

◆ **奔豚**

黄男。

初诊：曾病胃穿孔，愈已三四年，近时病频食积吐出乃已。自感胃部有横索状硬物作痛，痛泛小腹冲逆而上，舌苔厚糙，脉缓。

桂枝尖 12g，白芍 6g，良姜 3g，制香附 9g，生白术 6g，焦枳实 4.5g，生内金 9g，神曲 9g，楂炭 9g，太子参 12g，炙甘草 3g。

二诊：据述，药后下利得坚粪，诸症缓解而有腹鸣，此宜黄连汤。

川连 9g，桂尖 9g，干姜 3g，太子参 12g，姜夏 9g，豆豉 9g，楂炭 9g，神曲 9g，生姜 9g，炙甘草 3g，红枣 4 枚。(《陆渊雷医案·内科杂病》)

夏先生。

初诊：服黄连汤后，颇能不吐。前昨又发，脐下起冲逆。舌色仍淡萎，津多，脉迟。

陈皮 9g，太子参 9g，干姜 3g，丁香 3g，桂枝 6g，淡吴萸 4.5g，姜夏 15g，赤白芍各 6g，枳实 4.5g，竹茹 6g，云苓 15g。(《陆渊雷医案·内科杂病》)

薛右，曹家渡人。

初诊：奔豚发作时，痛极不可触。其块上冲至胸，呕吐，今痛稍减，而痞满食少，脉迟舌淡。

桂枝 12g(后下)，干姜 3g，枳实 4.5g，白芍 6g，蜀椒 3g(炒，去汗)，炙草 3g，太子参 12g，姜半夏 12g，红枣 5 枚。(《陆渊雷医案·内科杂病》)

一案是二十余岁壮盛男子，来诊时，两人扶绰而行，看他呼吸，连头颅肩背一齐动摇，油光光的一脸极汗，自诉胃气痛，困苦欲死。历数医，痛愈剧。细问痛发情形，乃小腹右边先起一块，渐大渐上攻而痛，在下告以此非胃气痛，特奔豚耳。病家问：诸医一律断为胃气痛，先生云何说是奔豚？且奔豚之名，未之前闻，世岂有此病耶？在下告以：胃气痛但痛而已，此则疼痛之外，腹中似有气上冲，更为难受。病人虽不能言，闻言亦点头首肯。病家乃问：性命可保否？务请直说。在下大笑告之曰：只吃我的药，不许乱吃别的东西。倘若有人见了我的药方吐舌害怕，休得睬他。如此依我施治，倘或死了，我可以自己偿命。病家亦知重病须重药，表示唯命是听。乃与桂枝加桂汤，桂枝用五钱。隔了一天，病人走来复诊，已气息安和，语言无阻，惟隐隐小痛未全止耳。原来在下治病的善堂给药，与近地两家药铺订了合同，凭条付药，限定每条一剂。这两家药铺，看惯了在下的经方，倒也恬不为怪。那人取服一剂后，一身大汗，奇臭非常，痛与冲逆便好了大半，觉得药方对，明天自己掏腰包连一剂，却换了别一家药铺。药铺里一见五钱桂枝，咕哝着说：哪里来的野郎中，桂枝可以用五钱的么？这药怕吃不得！病家告以：业已吃了一服，病都好了一大半，你省得什么？药铺才照配给他。于是复诊，把方减轻些，加些大黄通了大便，完全复原。后来过四个月光景，又发一次，远不如前次之剧烈，吃了一服三钱桂枝，马上全愈，至今不复发。（《陆氏论医集·卷四》）

周夫人。

初诊：初病因惊悸，曾发热，服奎宁旋止。今稍见吐血，自觉咽喉胀，常冲逆失眠，食饮亦不多，脉甚弱。除神经与心脏衰弱外，无他病。可以痊愈。

厚朴 4.5g，干姜炭 2.4g，大生地 18g，黑附块 6g，姜夏 12g，干苏叶 9g，谷麦芽各 9g，上肉桂 1.5g（研末，饭丸吞），焦山栀 9g，珍珠母 21g（先煎），云苓 12g，陈皮 6g。

二诊：药后冲气遂平，咽头亦宽，血不复见，稍稍能寐。前方颇中肯，再斟酌损益之。

干姜 3g（炒黑），姜夏 12g，上肉桂 1.5g（研末，饭丸吞），白芍 6g，焦山栀 9g，小朴 4.5g，制首乌 9g，珍珠母 15g（先煎），云苓 15g，原钗斛 9g，大生地 18g，干苏叶 6g，银柴胡 6g。

三诊：精神颇复，能起坐，食亦稍增，喉但燥，不复胀。口苦，晡时两颊红，皆虚损之象，宜甘寒滋上，甘温养下。

天麦冬各 9g，当归 9g，桔梗 4.5g，黑山栀 9g，败龟板 12g，远志肉 4.5g，甘中黄 6g，川芎 4.5g，制首乌 12g，人参 2.4g（另煎，冲），生龙骨 12g（先煎），玄参 9g，菟丝饼 12g，上肉桂 1.8g（研末，饭丸吞），煅牡蛎 30g（先煎），钗斛 9g。（《陆渊雷医案·内科杂病》）

◆ 疟病

陈某，女，成人。

初诊（1954 年 7 月 12 日）：每日寒热，而一日轻且晚，一日重且早，此两种间日疟并发也。舌白，脉沉弱，食减，大便不行。先与小柴胡汤加味：

柴胡三钱，淡芩二钱，姜半夏四钱，太子参四钱，鸡骨常山一钱，草果二钱，生首乌四钱，枳实炭二钱，赖氏红一钱五分，炙甘草八分，生姜三钱，红枣四枚。二剂。

二诊（7 月 14 日）：两种间日疟交互并发，服药二剂，已止不发，今胸闷腹胀，大便不通，舌白，稍腻，脉沉，口渴，宜大柴胡善后。

处方：柴胡三钱，炒常山二钱，草果二钱，赤芍二钱，太子参三钱，淡芩二钱，姜夏四钱，炙草八分，枳实炭二钱，当归三钱，真绵纹一钱（后下），生姜三钱，红枣四枚。一剂。（《现代文章研究·著名老中医陆渊雷医案选》）

丁先生。

初诊：昨上午怕冷，下午身热，汗出而热解，胸中痞塞，又本有咳喘证，时时带发。今脉颇弦，舌颇淡，手微厥，体质不足。

柴胡 9g，草果 4.5g，杏仁 9g，生姜 3g，槟榔 6g，生麻黄 2.1g（不去根节），太子参 9g，红枣 5 枚，常山 9g，小朴 3g，生首乌 12g。

二诊：疟遂不发，尚胸闷、心下痞硬，心悸，脉迟甚弱。心脏弱，带发之喘咳颇苦，强心定喘，兼防疟再发。

生麻黄 2.1g（不去根节），炙草 3g，常山 6g，红枣 5 枚，生石膏 21g（打碎），柴胡 4.5g，草果 3g，苦杏仁 9g，太子参 9g，没食子 6g。

谢诵穆评论说：秋间疟疾流行，渊师用柴胡、常山、草果等药，取效甚捷。时医谓治疟不可用柴胡，柴胡果不可用耶？（《陆渊雷医案·内科杂病》）

李先生。

初诊：时时寒热起落，左胁下痛。左腿又有淋巴腺肿。面色萎黄。脉弱不任按。舌淡，略有薄黄苔。当从疟治。

生常山 6g，柴胡 6g，炒白术 9g，草果 3g，姜夏 12g，象贝 9g，槟榔 4.5g，炒潞党 9g，桔梗 4.5g，鳖甲煎丸 15g（包煎），红枣 5 枚。（《陆渊雷医案·内科杂病》）

刘世兄。

两次发热如疟，左颊下肿成小块，连咽微痛，口渴，此腮腺炎，曾服婴孩药片果子盐，利四五行，则为小逆。

柴胡 6g，生石膏 20g（打），桔梗 5g，生姜 3 片，姜半夏 10g，太子参 6g，清炙草 3g，红枣 4 枚，淡芩 5g，赤芍 6g，象贝母 10g。

按：寒热往来如疟，属少阳。少阳病宜与柴胡汤和之，忌汗、吐、下。若"柴胡汤证具，反以他药下之"，"柴胡证罢，则为坏病。"今此例虽经误下，于治为逆，然仅下利四五行，而未至成痞，亦未有结胸、惊、悸之变，且柴胡证仍在，斯谓之"小逆"，因而可"复与小柴胡汤"。小柴胡汤虽间有口渴之例（101 条），然其渴乃口苦咽干之特甚者，原非阳明病烦渴引饮之可比。惟渴甚索饮而咽痛，并见舌红苔黄，庶为入里之确据，此时当加石膏于小柴胡汤中，以和少阳而清阳明，此日人汤本氏之法。伍入象贝化痰散结，赤芍活血化瘀，桔梗宣肺利咽，处方精严可法。（《现代文章研究·陆渊雷医案选》）

杨妈。

寒热往来，有呕意，脉弦细，舌白口渴而味淡，先时多涎，其渴为燥湿不能互化。

柴胡 6g，桂枝尖 5g（后下），姜半夏 5g，常山 6g，淡黄芩 6g，炒茅术 6g，红枣 4 枚，牡蛎 25g（煅），干姜 3g，天花粉 12g，炙甘草 3g。

二诊：寒热似已退，稍见热象，舌苔白，边尖红，大便硬，可兼与消导。

柴胡 6g，常山 5g，姜半夏 10g，生姜 3 片，青蒿 6g（后下），槟榔 5g，瓜蒌仁 10g（研），大枣 4 枚，淡黄芩 10g，枳实炭 6g，炙甘草 3g。（《现代文章研究·陆渊雷医案选》）

妇科医案

◆ 月经先期

邓夫人。

初诊：体虚有虚热。月事二十余日一行。近因惊惧，薄暮辄觉胸次气浮而毛戴，又善呕。脉甚迟软，舌苔微黄。

人参4.5g，煅牡蛎30g，桂枝3g（后下），於术9g，云苓15g，制香附4.5g，枣仁12g（研），姜夏12g，炙草3g，天王补心丹15g（包煎）。（《陆渊雷医案·妇科病》）

欧阳夫人。

初诊：经水月辄两行，初少后多，淋沥不止。初服通破稍效，继服补涩药反愈多，仍服通破又不效。脉舌腹候，皆无异征。

乌贼骨12g（炒），桂枝3g，煅牡蛎24g（打，先煎），丹皮6g，赤白芍各6g，藘茹4.5g，生白术6g，铁砂9g（包，先煎），当归6g，云苓15g，炙草3g，桃仁9g，川芎6g。

二诊：淋沥已止，脉甚柔和，舌光无苔，不能食。行楼梯则心悸，有心脏肥大之疑，今予开胃防护心脏。

生白术9g，良姜3g，云苓12g，煅牡蛎24g（打，先煎），茜根9g，小朴3g，谷芽12g，桂枝3g（后下），乌贼骨9g（炒），陈皮6g，白豆蔻3g（后下），炙草3g，真铁砂9g。

谢诵穆分析说：藘茹即茜草根，与乌贼骨同用，乃《素问》"四乌贼骨—藘茹丸"法也。病者淋血久，迭进补破无效，服此方而止，殆二药善于止涩也。（《陆渊雷医案·妇科病》）

王夫人。

初诊：常不及期而经行，每以劳动引起，行辄淋沥不止。头眩腰酸，胃呆，面色尚好。脉弦细，舌淡白。

生白芍 12g，土炒白术 9g，绵仲 9g，乌贼骨 9g，当归 9g，云苓 12g，菟丝饼 9g，干地黄 15g，川芎 4.5g，泽泻 9g，黑附块 6g，真阿胶 9g（去滓，后入）。（《陆渊雷医案·妇科病》）

◆ 月经过多

欧阳夫人。

初诊：经行十余日不止，量且甚多。始鲜红，继渐淡，服诸灰炭之剂反多。今肢清神疲。脉弱。急须止之，否则成崩。

归身 9g，白芍 9g，牛角腮 12g（炙），赤石脂 15g，川芎 4.5g，白术 9g，升麻 2.4g，陈皮 6g，生地 15g，生芪 15g，桔梗 3g。

二诊：血大势已止。惟余沥未净。今脉迟，恶寒，心悸。小腹痛，大便溏，血少而虚寒。

生芪 15g，白芍 9g，干姜 3g，赤石脂 12g，当归 9g，生熟地各 12g，黑附块 6g，禹余粮 12g，川芎 4.5g，生白术 6g，牛角腮（又名牛角胎、牛角笋，是牛科动物黄牛或水牛角中的骨质角髓。苦温，无毒。止血，止痢。治便血，衄血，妇女崩漏，带下，赤白痢，水泻。编者注）9g，陈皮 4.5g。

谢诵穆评论说：前医与炭剂止血，血故不止。一与温补升提，遽障碍不流。中医治疗之活变，大率类此。（《陆渊雷医案·妇科病》）

朱太太。

初诊：耳鸣而聋，垂二十年。行动稍久，手脚辄肿。用脑则烦躁不自宁。将届断绪，经行反多。脉舌俱不足，血液少，心脏及内分泌亏损。

菟丝饼 12g，山萸肉 6g（去核，净），川芎 4.5g，柴胡 3g，淡苁蓉 12g，丹参 9g，白芍 9g，制首乌 12g，大生地 18g，当归 9g，煅牡蛎 30g（煅，先煎），生山药 15g。（《陆渊雷医案·妇科病》）

◆ 闭经

季夫人。

初诊：生产三载，迄不行经，无痛无块，近加口渴、潮热、齿衄，食后作恶，皮色干枯。贫血，脉亦细弱。此虚损之证，难以复原。

生熟地各 12g，白豆蔻壳 4.5g，瑶桂心 1.5g（末，丸吞），水蛭 2 头，生山药 15g（打碎），当归 9g，炙草 3g，银柴胡 6g，淡吴萸 4.5g，白芍 9g，虻虫 5 枚（去翅足）。（《陆渊雷医案·妇科病》）

刘小姐。

初诊：月事常阻，服药小通，次月又停。脐下似有癥。脉弦数，舌质中裂甚深。

云苓 15g，丹皮 9g，柴胡 4.5g，桂枝 4.5g（后下），赤白芍各 6g，鳖甲 12g，桃仁 12g（打），生白术 6g，怀膝 15g，全当归 9g，制香附 6g。（《陆渊雷医案·妇科病》）

◆ 痛经

高夫人。

初诊：向有经痛，此次因经中引冷，中止复下。遂痛不可忍。又胸闷泛恶，不能食。脉细数，舌白腻。

肉桂末 1.5g（丸），丹皮 6g，姜夏 12g，云苓 15g，赤芍 9g，

干姜 3g，桃仁 12g，柴胡 6g，炙草 3g，当归 9g，木香 2.4g。(《陆渊雷医案·妇科病》)

胡小姐。

初诊：四五年前，曾坠河，尔后至黄梅时令，辄苦少腹痛。月经时或不准。痛上半夜重，下半夜瘥。脉濡舌平。

当归 9g，川芎 3g，云苓 12g，赤白芍各 9g，生白术 9g，泽泻 12g，延胡 4.5g，川楝肉 6g。(《陆渊雷医案·妇科病》)

◆ **崩漏**

函授学员邬亮问：时疫盛行中，一女子年方及笄，经潮初至便成崩状，日夜绵绵，人既昏晕，手足冷而面色苍白。一医以虚治，谓脉带浮象，有时症也。便用清宣药如栀豉前杏等兼止血药品，数日后便见发热现疹点之时症。此种是否属正治？

陆彭年回复说：此女子初病时是否发热，若发热而经水适行，以小柴胡为主，今服药数日始见流行之病证，则初时多用凉药，恐于月事有妨。(《陆渊雷医案·医论医话选集》)

◆ **断经前后诸证**

贺太太。

初诊：年岁未至而断绪。而经水若将断绪者，腹微满而胀，自觉走胸腹四肢。脉细，此血少而有内风。可服人参再造丸。

当归 12g，白术 6g，柴胡 3g，赤白芍各 6g，云苓 12g，制香附 4.5g，川芎 4.5g，泽泻 12g，生地 15g，蕲蛇 4.5g，枳壳 4.5g，甘菊 6g。(《陆渊雷医案·妇科病》)

◆ 带下病

史夫人。

初诊：小月后（即小产，编者注）匝月，仍带下黄绯。腰酸痛，精神困惫。脉甚细，舌苔白。当从血虚治。

生熟地各12g，归身9g，绵仲9g，乌贼骨9g（炒），生西芪9g，川芎4.5g，椿皮9g，炙草3g，白芍9g，白薇6g，苡仁15g。

二诊：红色已净，带下未止，精神不振，时时心烦，寐则多梦。脉细弱，舌色淡，可以补心脾、振阳气。

生芪12g，川芎4.5g，木香2.4g（后下），桂圆肉18g，炙草3g，当归9g，远志肉6g（炙），生熟地各15g，椿皮9g，太子参9g，枣仁9g（研），黑附块9g，苡仁15g。

三诊：心烦遂止，带下亦稀，精神渐好，能安寐。脉仍细弱，舌色白淡不萎，仍须补血强心之法。

大熟地24g，生芪15g，远志肉6g（炙），桂圆肉18g，生怀药15g（碎），归身6g，枣仁9g（研），椿皮9g，黑附块9g，云苓12g，木香2.4g（后下）。

四诊：得补血强心之药，精神颇振，前数日月期乍见乍止，色却正，前方中须除治带收敛性药。

生熟地各12g，赤白芍各3g，泽泻9g，炒延胡3g，川芎4.5g，生白术9g，黑附块6g，当归9g，云苓12g，制香附4.5g。（《陆渊雷医案·妇科病》）

◆ 妊娠衄血

陈夫人。

初诊：孕将临蓐，时时衄。从前曾患此。当时初孕不胜内分泌之刺激。口渴舌干。

生芪 15g，白术 6g，茜根炭 6g，黑芥穗 3g，当归 9g，小生地 15g，子芩 6g，川芎 3g，炒山栀 9g，银花 9g。(《陆渊雷医案·内科杂病》)

◆ **积聚**

谢夫人。

初诊：右腹角瘕块，痛连及子宫及胫。月事，月辄二至，此次相隔三数月。小腹痛，胸闷，有微热。下紫黑块。脉细带弦，舌清。

赤白芍各 9g，生白术 9g，柴胡 6g，延胡索 6g（炒），当归 9g，云苓 12g，姜夏 9g，金铃肉 6g，川芎 4.5g，泽泻 12g，太子参 9g，艾叶 9g。

二诊：小腹痛已除。月水尚未净。瘕块移动，皆佳象，前方中病。脉太细，寐不酣，是血少阴虚。

全当归 9g，川芎 4.5g，生熟地各 12g，金铃肉 9g，赤白芍各 9g，云苓 12g，生芪 24g，真阿胶 9g（烊，冲），生炒白术各 6g，泽泻 12g，艾叶 9g，夜交藤 9g，枣仁 9g（研），远志 9g，陈皮 6g。

三诊：月水已净。瘕块下移，有时不见。今脉仍细弱。晨起如厕，辄腹痛甚剧，下有陈寒故也。

炒故纸 4.5g，赤白芍各 6g，云苓 12g，生熟地各 12g，枣仁 6g，细辛 2.1g（后下），川芎 4.5g，泽泻 12g，夜交藤 9g，陈皮 6g，全当归 9g，生炒白术各 6g，生芪 24g，真阿胶 6g（后下）。

四诊：瘕块消尽，腹痛亦除。病愈之速，殊出意外。今苦胃气不佳，厌油腻物。食不香，宜健胃。兼顾下焦。

原钗斛 9g, 生炒白术各 4.5g, 当归 9g, 川连 1.5g, 炒谷芽
12g, 云苓 12g, 川芎 4.5g, 良姜 2.4g, 人参须 6g, 姜夏 9g, 赤白
芍各 6g。(《陆渊雷医案·妇科病》)

◆ **脏躁**

一家小本经商的江北人，来报急病，要求拔号出诊。去时，
见病人是四十岁左右的妇女，盘膝坐在地板上，三数人扶持之中，
闭着眼睛张着嘴，面赤筋胀，浑身大汗，望她胸脯的呼吸，只见
一阵阵上气，不见下气。抚她下颊，试使闭口，则僵硬如石，再
也闭不拢来。摸她肚子，皮肉一块块虬结起，形状委实可怕，热
度大概高起一度左右。脉象舌色，却甚平和，方持脉时，旁人慰
之曰：先生来了，来搭救你，你有命了。病人则张目微仰其头，
作困苦求救状，告以病尚可治，安心服药，可以即愈，则复闭目
俯头，作安慰感谢状。因其闻言能表示态度，知其神志目清，并
非中风脑出血。细问既往症，据云，十年以前有宿病，常常发
厥，十年之内久不发，近因新殇幼女，时时啼泣，顷中饭时忽然
泪下，放下饭碗，即便发厥，自始发厥至诊察，不过两小时。在
下因其病有发作性，断为脏躁，又以其冲逆挛急特甚，遂用甘麦
大枣、桂枝加桂汤合方，桂枝用四钱。明日上午，病人安然来复
诊，适门诊甚拥挤，病人与其他候诊者杂坐闲谈，喉咙甚高，满
耳朵"拉块拉块"，听得在下烦躁起来戏之云：替你医好了病，不
知言谢，反来高声拉块，是何道理！因问其服药情形，据云：药
下刻许钟，即困倦思睡，扶上床去酣眠，黄昏醒来，病已霍然若
失。(《陆氏论医集·卷四》)

儿科医案

◆ 温病

杨宝宝。

初诊：寒热夜盛，头肿如斗，色红亮。脉数而软。舌色如常。此是丹毒，俗称大头瘟。别有病原菌，非因倾坠受伤所致。

炒牛蒡 6g，板蓝根 9g，连翘 4.5g，升麻 2.4g，薄荷 2.4g（后下），黄芩 6g，玄参 12g，生草 3g，陈皮 6g，黄连 1.5g，桔梗 6g，柴胡 6g，僵蚕 6g（炙）。（《陆渊雷医案·温病》）

朱，幼儿。

昨汗出热退，颇引食，今日热度又起，腹部发白痦，舌苔黄白斑剥，脉数，病尚未可恣食。

初诊：水炙麻黄 3g，桂尖 4.5g，枣仁 6g，黄附片 15g，磁石 24g，炒茅术 6g，姜夏 9g，桔梗 4.5g，神曲 9g，楂炭 9g，甘露消毒丹 12g。

二诊：热退至 36.5℃，此乃病向愈时之现象，脉缓，惟舌苔尚在，大便未行，导之不可攻之。

当归 9g，花粉 12g，柴胡 6g，黄附片 18g，磁石 30g，枣仁 12g，炒茅术 4.5g，姜半夏 9g，太子参 12g，藿香 9g，干姜 3g。（《陆渊雷医话医案选·医案选》）

◆ 发热

董宝宝。

初诊：痧子（指麻疹，编者注）后，身热弥月不退。下利日四五行。面色白，神气委顿，大有危险。

黑附块 6g，白术 6g（生用），生炙草各 2.1g，干姜 3g。（《陆渊雷医案·少阴病》）

林宝宝。

发热一星期以上，初起涕出咳嗽如伤风，至今仍在，脉数汗出，舌质不甚红。

葛根 10g，象贝母 10g，姜半夏 10g，鸡苏散 10g，桂枝 5g（后下），杏仁 10g，橘红 6g，生姜 3 片，赤芍 6g，焦麦芽 10g，莱菔子 6g（姜汁炒）。

二诊：据述热不解，下酱色黏液粪便，当用柔和之剂通之。

葛根 10g，枳实炭 5g，藿香 10g，清炙草 2g，川连 1g，山楂炭 10g，佩兰 10g，淡黄芩 6g，制军炭 3g，六一散 10g（包）。（《现代文章研究·陆渊雷医案选》）

欧阳宝宝。

初诊：壮热烦渴，四五日不已。大便不行，小便赤。脉滑数，舌苔不厚。

生石膏 21g（碎），杏仁 9g，蒌仁 9g（研），粳米一撮，肥知母 9g，象贝 9g，炙草 3g。

二诊：热退脉静。大便仍未行，夜寐不安，皆胃不和所致。

谷麦芽各 9g，原钗斛 9g，炙草 3g，陈皮 6g，赤白芍各 4.5g，麻仁丸 9g，桂枝 4.5g（后下）。

谢诵穆评论说：前医与药多辛热。身热大炽。渊师以白虎加味矫之。一剂即脉静身凉。（《陆渊雷医案·太阳病》）

施宝宝。

初诊：疹点虽出，热甚，气喘。两目眵黏。脉滑疾之甚，唇舌干。此当是支气管炎。

生石膏 30g，杏仁 6g，象贝 9g，生麻黄 1.5g，桑皮 9g，扁衣 3g，建曲 9g，生草 3g，鲜茅根 15g。（《陆渊雷医案·医案赏析》）

◆ **感冒**

沈宝宝。

初诊：感冒发热而咳，昨忽身冷晕厥，此因夹有食积之故，宜五积散，然稚弱，当小其剂。

葛根 9g，赤芍 6g，枳实 6g，生姜铜元大 3 片，麻黄 1.8g，象贝 9g，楂炭 9g，桂枝 3g（后下），杏仁 9g，神曲 9g（《陆渊雷医案·太阳病》）

王宝宝。

初诊：感冒发热四五日，初时面色如常，昨忽带青色，气急微咳，喉中痰声，唇鼻燥。脉滑数，有支气管性肺炎之倾向。

生麻黄 2.1g，杏仁 9g，钩尖 12g（后下），生石膏 24g（打），象贝 9g，炙草 2.4g，炒莱菔子 9g，苏子 9g（炒）。

二诊：服药两剂，病势颇减，咳势减，傍晚忽然咬牙面青，或是心理上怒恼所致。

紫菀 6g（炙），桔梗 3g，赤白芍各 4.5g，北沙参 9g，川象贝各 4.5g，葶苈 4.5g（炒），钩尖 12g（后下），神曲 9g，杏仁 9g，苏子 6g（炒），炙草 2.4g。

谢诵穆评论说：病孩未服第一方时，神识时明时昧，服第一方病势大挫，神识清，畏药苦，不肯饮咽，强灌之，乃咬牙面青，以第二方调之而安。通过这段文字可以看出，患病的小孩没有用药前，神识已经出现异常，而用药后神识转清，再经过第二方的调理，最终病愈。（《陆渊雷医案·太阳病》）

◆ **肺痨**

季男，儿童。

初诊：年十一，傍晚形寒，旋汗出而体温仍不高，脉不数，舌苔白厚，纳不良，肺有黑影，边不清晰。

银柴胡 9g，淡黄芩 3g，桂枝尖 6g，浮小麦 9g，糯稻根 12g，煅牡蛎 30g，黄附片 15g，干姜 3g，花粉 9g，红枣 5 枚，鸡内金 9g。

二诊：药后汗大减，形寒亦瘥，舌苔渐退，尚未正常，有沉寒凝结之象，今日诊时，脉稍数，有涕出，诉头痛，小便涩。

柴胡 9g，淡芩 3g，姜夏 9g，桂尖 6g，干姜 3g，赤芍 6g，太子参 12g，黄附片 15g，灵磁石 45g，内金炭 9g，红枣 5 枚，煅牡蛎 30g，神曲 9g。

三诊：轻症渗出性肺结核，脉舌有沉寒之象，与姜附温药，一切好转，此事实即可驳倒时医肺病不堪温药之谈。今可带补，兼防再度感冒。

生芪 12g，吉林须 6g，牡蛎 30g，磁石 45g，黄附片 18g，干姜 4.5g，茅术 6g，百部 9g，柴胡 9g，防风 6g，炙甘草 3g，红枣 5 枚。(《陆渊雷医话医案选·医案选》)

◆ **疳积**

欧宝宝。

初诊：食少多嗳，时咬人。舌黄，根有厚苔。手掌热，但平时胃弱，不耐大凉剂。

淡竹叶 9g，楂炭 9g，赤芍 9g，生石膏 12g（打），川连 1.2g，苏全 9g，焦麦芽 9g，姜夏 12g，蒌仁 9g，朱灯心 3 扎。(《陆渊雷

医案·儿科病》）

王男，幼儿。

初诊：曾下痢，身微热，起落二月不止。羸瘦甚，腹中央膨满，两旁凹陷。脉舌神气皆无异症，此将成疳。

柴胡 6g，鳖甲 9g，胡连 12g，淡芩 4.5g，知母 4.5g，土炒白术 9g，茯苓 9g，乌梅 4.5g，使君肉 4.5g，雷丸 4.5g，生姜 3 片，炙甘草 3g。

二诊：发热夜剧，头汗多，常挖鼻，腹满按之痛，此慢性结核性腹膜炎，所谓疳劳，当责虫。

柴胡 6g，鳖甲 9g，川胡连 1.2g，芦荟 3g，芜荑 4.5g，蟾皮 6g，使君肉 4.5g，白术 9g，陈皮 6g，神曲 9g，炒麦芽 9g，桑皮 6g，知母 4.5g，淡黄芩 3g，人参须 4.5g，炙甘草 3g。

三诊：结核性腹膜炎，服药后好转，身热仅微，食思亦好。

人参须 4.5g，白术 9g，干姜 2.4g，生芪 9g，柴胡 6g，鳖甲 9g，知母 4.5g，陈皮 6g，蟾皮 6g，芦荟 3g，芜荑 6g，炙甘草 3g，生姜 3 片。（《陆渊雷医话医案选·医案选》）

许宝宝。

初诊：腹胀多青筋，触之痛，此是慢性腹膜炎。面目亦浮肿，微下利。恶寒冷汗出。脉弱。甚危险，难治。

生炒白术各 6g，炙草 3g，川胡连各 9g，芜荑 3g，黑附块 6g，云苓 12g，青皮 6g，使君肉 6g，干蟾皮 4.5g，太子参 6g，缩砂仁 3g（后下），神曲 9g。（《陆渊雷医案·儿科病》）

◆ 呕吐

郑宝宝。

初诊：七月十九日。

吐利并剧，身不甚热。脉滑不甚数。舌光。此急性胃肠炎，疑似霍乱者。

生半夏 9g（另洗，去滑），干姜 2.1g，陈皮 4.5g，太子参 4.5g，川连 1.5g，赤苓 15g，竹茹 6g，生姜铜元大 5 片，淡芩 4.5g，莱菔子 6g（炒），枳壳 4.5g，六一散 9g（包）。

二诊：七月二十二日。

吐甚不受药。因吐剧，故利反减，非病退也。病已四五日，而心脏尚不甚弱，则非真霍乱。然太稚，总有危险，今先止吐。

生半夏 9g（汤洗，去滑），连翘 6g，竹茹 6g，伏龙肝 60g（煎汤代水），赤白苓各 9g，陈皮 4.5g，生姜铜元大 5 片。

三诊：七月二十一日。

吐仍未能止，但较缓。面色青白，神气萎靡。脉浮大。仍有水泻，则非鬲塞，以其太稚，颇危险。

淡吴萸 3g，黑附块 4.5g，生白术 6g，云苓 12g，姜夏 2.1g，太子参 6g，炙草 1.5g。

四诊：七月二十三日。

吐利虽减，乃是病久正衰，非向愈之象。睡中撮空。昨夜发高热，又呕。稚弱甚，仍有险。

柴胡 3g，淡芩 4.5g，白术 6g，藿香正气丸 9g（包煎），姜夏 9g，太子参 6g，炙草 2.1g，淡吴萸 3g，干姜 2.4g，黑附块 6g。

五诊：七月二十四日。

吐利俱瘥，得正式软粪，知引食，知嬉戏，病向愈。脉亦好，舌光略绛，当兼养胃。一面仍宜慎食。

太子参 9g，干姜 1.5g，制附片 4.5g，款冬花 6g，生炒白术各 3g，钗斛 9g，姜夏 12g，藿香正气丸 9g（包煎），炙草 2.4g，生谷芽 9g，炙紫菀 6g。（《陆渊雷医案·太阳病》）

◆ **腹痛**

同世兄。

初诊：七月十五日。

有清涕，多哭吵，不喜粥饭，乃嗜柠檬等杂食。入晚呼腹痛，大便却好。平时食水果，必酯（即漱口，编者注）以热汤，否则腹痛。舌有砌苔黄白。

香薷 1.5g，楂炭 9g，木香 2.1g，鲜荷梗尺许（去刺），小朴 3g，麦芽 9g(炒)，前胡 4.5g，枳实 6g，干姜 2.4g，桔梗 3g。(《陆渊雷医案·儿科病》)

◆ **泄泻**

林宝宝。

初诊：疹出三天，尚未退净。神疲，脉数而弱。但欲寐下利。舌色甚白。此殆多服寒凉药所致，有危险。

葛根 6g，杏仁 9g，云苓 12g，生炙草各 1.5g，麻黄 2.1g，象贝 9g，黑附块 9g，生石膏 18g（打，先煎），淡芩 4.5g，干姜 3g。

二诊：神气较清醒，抚之知哭吵。咳较畅，痢较瘥。可望有生路。今鼻煽，多水泡声。

麻黄 1.8g（连根节用），象贝 9g，炒白术 6g，炙草 3g，生石膏 18g（打），北沙参 9g，炒扁衣 9g，桔梗 4.5g，海浮石 9g，黑附块 6g。(《陆渊雷医案·少阴病》)

◆ **痢疾**

丁宝宝。

初诊：先洞泄，转为痢，红白杂下。日三四行。神色饮食自若。脉不数，舌色淡。

藿香 9g，赤白芍各 6g，陈皮 6g，桔梗 3g，枳实 4.5g，干姜 3g，淡芩 3g，楂炭 9g，炙草 2.4g。（《陆渊雷医案·内科杂病》）

袁宝宝。

初诊：下痢二十许行。夜间身热高。脉不甚数，舌苔尚净。

煨葛根 9g，白头翁 6g（酒洗），桔梗 6g，淡芩 6g，油当归 9g，枳实 6g，干姜 3g（勿泡淡），赤芍 9g，炙草 3g，木香 2.4g。（《陆渊雷医案·内科杂病》）

◆ 惊风

萧宝宝。

初诊：起居神气如常，惟寐中握拳，伸食将二指，醒时取物亦尔。此神经系之病变，当留意感冒，恐引起惊风。

银花 9g，夏枯草 9g，全蝎 4.5g（炙），丹皮 9g，小生地 15g，防风 4.5g，赤芍 9g，当归 9g，六一散 9g（包），钩尖 1.2g（后下）。

二诊：服药四剂，挛握之三指稍柔和。汗多小便少。脉舌俱和，久有微咳，大致无大问题。

桑枝 9g，当归 6g，木通 2.4g，丹皮 6g，地黄 12g，全蝎 6g（炙），赤芍 9g，炒山栀 6g，防风 6g，煅牡蛎 24g（先煎），钩尖 1.2g（后下）。（《陆渊雷医案·儿科病》）

◆ 痰饮

翁宝宝。

初诊：民国二十四年一月十五日。

发热五日，有起落。验血疑是三日疟。但热不退，左胁下痛。本是脾肿，今痛上移。咳则甚，又高热不退。恐是肋膜有炎症。

舌苔正是柴胡所主。

柴胡 6g，枳实 4.5g，淡芩 6g，象贝 12g，蒌壳 6g，赤芍 9g，生常山 6g，大枣 5 枚（去核），桔梗 6g，花粉 12g，炙草 3g。

二诊：痛无进退。咳渐数，肋间吊痛。舌上湿。脉虽软，可与十枣汤。

制甘遂 9g，大戟 6g，炒芫花 4.5g，红枣肥大者 10 枚（去核）。

三诊：病势减退，痰中稍带血。此因肋膜之炎波及肺体所致。舌色仍有湿，又曾鼻衄。

制甘遂 9g（打碎），柴胡 6g，紫菀 6g，炒山栀 9g，炒芫花 6g，制香附 4.5g，杏仁 12g，赤芍 9g，大戟 6g，槟榔 3g（带皮），桔梗 6g，枳壳 4.5g。

四诊：服十枣汤不下利。咳与胁痛俱减，痛有移动。脉已不若昨日之沉。舌色仍可服十枣汤。

制甘遂 9g（打碎），大戟 6g，桔梗 6g，赤白芍各 4.5g，炒芫花 6g，柴胡 6g，枳壳 4.5g，红枣肥大者 10 枚（去核）。

谢诵穆案评说：翁子光先生与渊师交谊甚笃，家人或不适，辄邀渊师诊治。此案承夫人叶蓁女士录示，补刊于此。此病经西医诊察，或云疟疾，渊师则断为肋膜炎，以十枣汤愈之。肋膜炎在中医归之痰饮。十枣则逐除水饮之药也。《金匮要略》云：脉沉而弦者，悬饮内痛。病悬饮者，十枣汤主之。渊师今释云：本篇云：饮后水流在胁下，咳唾引痛。又云：咳烦，胸中痛。《伤寒论》太阳下篇云：心下痞硬满，引胁下痛（百六十条）。盖浆液性肋膜炎之类，胁下偏痛，上引胸中而咳者，皆所谓悬饮，而是十枣汤证也。（《陆渊雷医案·太阳病》）

◆ 瘫痪

函授部学员林隐滨隔邻女孩，年方三岁，与其母相戏于卧床之上，时在上午八时，其女孩嬉戏方酣，踊前扑向其母背上，偶失手而扑下地。乃大哭，母急抱起，多方诱骗，哭息，是日仍嬉竟日，及晚睡熟，子夜半时忽然半身震掉，比及天明，其头右俯，右手足不举，此成为半身不遂之脑出血病矣。乃延西医诊治，服药不效。因多延中医治之，其断语则多歧，有称血虚者，有称气闭不行者，有称气血俱衰者，有称伤骨者，有称中风中邪者，然服药皆补气活血之类，而亦罔效。因停服药及至月余，其头能举仰，足亦安步，独一手仍自若，然尚能知痛痒寒暖之感觉如故，因再多方访问内外名医、江湖术士，再行治疗，更行变坏，因其肩胛锁骨与肱骨头脱离。于今三年矣。然伶俐异常，而双手全冷，且严冬时，此手久垂则肿大，须以绳高持之及以棉布包裹之，则复如故。噫，此女终成废人矣，不亦大可悲乎！

一问，女孩之右手不举，为是脊脑经之右前根运动束一部受伤，则何故不予扑后即行发现，必待之夜半熟睡始发？二问，脑经兴奋之速度，每秒钟行120米，何此女孩之运动脑经改变，如是其迟，岂脑经呆钝乎？若其呆钝，应不能嬉戏竟日。三问，手足不举之病，必须震掉始发，是何原理？四问，半身不遂之病，有医治数日不效，而停药至月余，何头能举，足能步，独一手仍不能举，此为脑经上之何变化？五问，右手不能运动且全冷，独痛痒寒暖之感觉如故。手冷为气血不升，脑经当先养，故不能运动，此无疑义，何独痛痒自如？六问，严冬时其手冷，直垂则肿大，必用绳高持之，以棉布包裹之，仍冷，而肿则自消，是何原理？七问，半身不遂病，停药后月余，头足能动自如，独一手不举，治疗上不知有误否？以上诸问，实为学理之不明，非论证之比，伏乞赐予指教，庶免由惑误人，则拜赐多多矣。

陆渊雷回答说：答一，是脑受伤非脊髓伤。女孩之病，盖是脑出血，所谓真中风，而非脊髓之病矣。扑地时，脑部直接受震，因扑地惊恐，则脑部充血，有此两种原因，乃于睡眠时，脑血管破裂矣。凡脑出血多有起于睡眠时者，其理由未详。答二，不关脑神经兴奋之速度，扑下时虽震惊，血管则未裂。其后震虽停止，惊意仍在，脑部继续充血，故管裂而出血。其睡后必作惊恐恶梦故也。答三，半身震掉，是脑中血管破裂出血所致。答四，出血处，血渐被吸收，则病状次第渐除，此须经过若干时日，非关停止服药。答五，冷是血循环障碍，而感觉不病，当是病灶不在大脑之感觉部故。答六，将手举起，则静脉血易于回流，故肿退。答七，病势自如此，非治疗之误，其他可等候内科讲义中之脑出血读之。若脱出肩关节前，脑出血已愈合，其不动与冷，乃神经血管被牵掣所致矣。（《陆渊雷医话医案选·医话选》）

函授部学员林隐滨问：庄某，小男孩，出生才十一月，于前五日夜，与其母熟睡卧床之上，至半夜，其孩返身扑下地上，大哭。母闻声急起抱之，多方诱骗，哭始息，忽见其头左俯，左手足不举，亦不知痛痒之感觉，比及天明，其孩之头略能动，然尚不复举，而手足仍不能动。急延一中医治之，渠断言曰：脉与色未有他变，独一手一足不动，殆无可医治也，不过，且用生葱数根炒酒，温而擦之，或可复手足之自动，然试之无小效，现正多方访问名医治之。

林隐滨问，据此中医之言，为脉与色未有他变，则脑经得仍旧维持血行之序，独失此运动与感觉，此为脑经上与血养有何关系？失运动与感觉者，为混合脑神经受伤，然头部不见有混合脑筋所布，亦何故受累，岂累及中枢性之运动脑经乎？左半身之知觉运动，大脑右半球司之，今此孩之头既受累及，何不右俯？依此孩之近况，不知有可医治之希望否？

陆渊雷回答说：庄某男孩，亦是脑溢血，大脑只可知觉运动。因交感神经不病，故血脉如常。因是大脑病，非脊髓病故也。左俯病反在右，因右边之肌肉宽弛故也。似尚可医。(《陆渊雷医话医案选·医话选》)

◆ 疟病

孙宝宝。

初诊：疟愈后复发，热多寒少，面色萎黄，脉甚细，苔甚薄，当补益。

柴胡 6g，生白术 6g，陈皮 6g，常山 4.5g，炒潞党 9g，枳实 4.5g，草果 3g，鲜首乌 12g，云苓 12g，炙草 3g，谷麦芽各 9g。

二诊：疟遂轻减，脉亦略起。神色较活，惟舌白甚，可知寒多。

柴胡 6g，干姜 2.4g，姜半夏 9g，桂枝 3g（后下），炒潞党 9g，陈皮 6g，生常山 4.5g，生白术 6g，谷麦芽各 9g（炒），炙草 2.4g，红枣 4 枚。(《陆渊雷医案·内科杂病》)

张世兄幼儿。

初诊：初次病疟，俗名胎疟（多因孕妇脾胃虚弱，饮食停滞，或夏伤于暑及感受疟邪所致。编者注）。曾服规宁及他中药。虽中止，仍反复不已。今脉迟舌白，贫血甚，却不脾肿，疟发后小便频数。

柴胡 4.5g，淡芩 4.5g，白术 9g，草果 9g，姜夏 9g，云苓 12g，常山 4.5g，潞党 6g，炙草 3g，陈皮 6g，红枣 5 枚。

二诊：服药四剂，疟递轻，仅微有寒热意。小便亦不复失禁。今贫血虚寒，时时汗出。

黑附块6g（先煎），白芍9g，云苓12g，生芪12g，潞党9g，炙草3g，桂枝4.5g，白术9g，柴胡4.5g，草果3g，生常山4.5g，陈皮9g，红枣5枚。（《陆渊雷医案·内科杂病》）

◆ **疫病**

洪宝宝，家住霞飞路二八三号锦泰洋服店。

初诊：十二月十五日。

猩红热疹点只一天便隐。今气急甚，心脏弱，又下利，极险。用药当急治肺炎，兼顾心脏，而疹点次之，为其已出故也。

生麻黄1.8g，桔梗4.5g，川连1.2g，生石膏18g（打极碎），生草3g，淡芩4.5g，黑附块9g（先煎），象贝9g，荷蒂两枚，白苏子9g（炙）。

另：西河柳60g煎汤熏。

二诊：十二月十六日。

药后下利止，气急平，咳嗽爽，疹点隐隐再见，此皆意外之好现象。惟脉不数，心脏仍未健好，未可十分乐观。

生麻黄2.1g，象贝9g，桔梗4.5g，花粉9g，柴胡3g，荷蒂两枚，生石膏21g（打极碎），桑皮6g，苏子9g，生草2.4g，葛根6g。

三诊：十二月十七日。

经过尚好，昨大便一次，仍不成粪块。咳颇频数，毒势已减。脉亦平，舌边绛而中有苔。

麻黄2.1g，赤芍4.5g，生石膏15g，川象贝各6g，化橘红4.5g，桑皮6g，鲜茅根1.2g（去心），炙款冬6g，生炙草各1.2g，扁衣 9g（炒），神曲 9g（包）。

谢诵穆评析说：初诊气急下利，病势极险。再诊三诊已化险为夷。病者系遥从同学孙师韩君之亲戚。由孙君介绍往诊者也。

又案：二十五日晨，孙君来寓改方，云：将买舟返宁波原籍。盖行将痊愈矣。（《陆渊雷医案·儿科病》）

◆ 麻疹

林宝宝，男，4 岁。

初诊：1936 年 4 月 6 日。

疹出三天，尚未退净，神疲，脉数而弱，但欲寐，下利，舌色甚白。此殆多服寒凉药所致，有危险。

处方：葛根 6g，麻黄 2g，生石膏 18g（先煎），杏仁 9g，象贝 9g，淡芩 6g，云苓 12g，黑附块 9g，干姜 3g，生炙甘草各15g，一剂。

二诊：4 月 7 日。

神气较清醒。抚之知哭吵，咳较畅，利较瘥，可望有生机。今鼻煽多水泡声。

处方：连根节麻黄 1.8g，生石膏 18g，桔梗 6g，象贝 9g，北沙参 9g，海浮石 9g，炒白术 6g，炒扁豆衣 9g，黑附块 6g，炙甘草 3g，二剂。竟得痊愈。（《现代文章研究·著名中医陆渊雷未刊医论医话医案选载》）

钱宝宝。

初诊：麻疹自始服药并不过剂，惟下利日二三行，疹出不透，汗不出而喘。脉奇数，此时惟须维持心脏，兼汗之。

葛根 9g，赤芍 6g，西河柳 9g，北沙参 9g，麻黄 2.1g，黑附块 6g，象贝 9g，无价散 1.2g（冲），桂枝 3g（后下），鲜茅根 9g（去心），升麻3g。

二诊：麻疹幸而已过危险，今疹消后，引饮无度，小便奇多而清，又善饥。色脉如常，热未退尽，恐是糖尿。

西洋参6g，知母6g，川贝9g，杏仁9g，炙草3g，生石膏21g（打），竹茹6g，紫菀6g（炙），粳米一撮（包）。（《陆渊雷医案·儿科病》）

友人徐作丰家昆山，戊辰春，其子四龄，发热三四日不退，以友谊邀诊。

其壮热无汗、咳嗽、目赤而润，知将发麻疹，用葛根汤佐以清热宣肺之品，服二剂，得汗，疹点亦遍布矣。昆俗，于麻疹流行之际，燃柏叶取烟，谓可防传染。惟既病者触其气，辄不治。事本无稽，然同居者燃柏叶，烟气闻于病房，疹点竟立隐。作丰复邀诊，病孩无汗如故，而指尖微厥，唇干舌光而绛，乃于原方加犀角地黄无价散。疏方毕，匆匆回沪，岂知服药后热度大高，神识昏蒙，仓猝延当地某医治之。医不省麻疹之必须透发于皮肤，又不省全身温暖有汗方能透发，见热高神昏，急用羚羊、石膏、鲜大青、鲜石斛等大队寒凉，药量动以两计。然服药后神识渐清，热亦顿退，作丰谓其能转危为安，颇信重之。越一日，愚依约往视，则已服其方二剂矣。见病孩肌肤枯燥，唇干舌润，度疹点不能复出，为之束手，不敢处方。于是某医治之七八日，病孩竟能起行矣，忽复咽痛发热，热且日甚，既而咽痛瘥，肛门旁又蚀烂。再邀往视，患部不过两黑点，如棋子大，略形低陷，并不红肿，而奇臭不可近。有西医为之洗涤敷药，揭去黑膜，则皮下烂蚀已极大。依疡医法，是为阴证，当用附子、黄芪，然麻疹之毒本当发散于全身皮肤，今聚而溃决于下部，则预后必极恶。苦思不得治法，仍谢不敏。病孩经一星期许而死，死时烂蚀处已穿透直肠，

肛门仅存括约肌一条，为状绝惨。可知狐惑之病，由毒害性物质不得循常轨发泄所致也。(《金匮要略今释·卷一》)

朱宝宝。

初诊：发热五日。咳嗽，目红润。今日见疹点。宜忌口避风。

葛根 9g，象贝 9g，枳壳 4.5g，桂枝 3g，杏仁 9g，桔梗 4.5g，赤芍 6g，西河柳 9g，炙草 2.4g，鲜茅根 12g。

另：西河柳 30g 熏洗。(《陆渊雷医案·儿科病》)

◆ 水痘

朱宝宝。

初诊：病半月余。寒热咳嗽，发水痘，已作痂。舌有白苔，脉稍嫌有燥疾。

蝉蜕 3g，桔梗 4.5g，蒌仁 9g，当归 6g，炒牛蒡 6g，枳壳 4.5g，丹皮 6g，谷麦芽各 9g（炒），桂枝 4.5g（后下），银花 9g，赤芍 6g。

二诊：乍愈。不慎于食，又发热。便溏口渴。脉滑疾，舌白薄。

川连 1.5g，干姜 3g，神曲 9g，淡芩 6g，姜夏 9g，炒麦芽 9g，花粉片 9g，楂炭 9g，防风 4.5g。(《陆渊雷医案·儿科病》)

◆ 喉痹

刘宝宝。

初诊：口中白处稍低陷，发恶臭，是坏疽将脱落之故。咽头只略红。

炒荆防各 3g，赤芍 9g，桔梗 4.5g，炙僵蚕 9g，当归 6g，甘中黄 4.5g，净银花 9g，连翘 4.5g，木通 2.4g。(《陆渊雷医案·中医外病》)

外科医案

◆ 风疹

邬夫人。

初诊：热一日，便发疹，却不咳。色脉俱平。此所谓风疹。但忌口避风，即不服药亦得。惟须留意接触传染。

葛根 9g，蝉蜕 3g，象贝 9g，炙草 2.4g，麻黄 2.4g，炙僵蚕 6g，赤芍 6g，生姜 3 片，桂枝 3g（后下），杭白菊 9g，鲜茅根 12g。(《陆渊雷医案·温病》)

徐女。

初诊：头面与手发赤疹，颗粒而痒。去岁发，治之，约已十多个月，今又患，大便畅，舌腻，脉数，胸闷稍有咳。

柴胡 6g，牛蒡 9g，桔梗 6g，川连 1.5g，淡芩 4.5g，西河柳 12g，炙草 3g，陈皮 9g，川朴 3g，枳实炭 6g。

二诊：赤痒并减，脉殊沉细数，神气饮食无他。

柴胡 12g，防风 6g，连翘 9g，赤芍 6g，桔梗 6g，稀莶草 12g，西河柳 12g，生甘草 3g，陈皮 6g，楂炭 9g，枳实炭 6g。

三诊：痒犹未净，脉稍数，舌腻，痒愈处褪皮，犹须祛风。

柴胡 12g，僵蚕 9g，牛蒡子 9g，桔梗 6g，稀莶草 12g，西河柳 9g，淡芩 4.5g，枳实炭 6g，生甘草 3g。(《陆渊雷医话医案选·医案选》)

朱女。

初诊：曾感冒发热，西医为注射，退而复作，有咳嗽，面肿多疹，舌苔厚脱处多，脉数。

柴胡 6g，淡芩 6g，姜夏 9g，僵蚕 6g，丹皮 6g，赤芍 6g，桔梗 4.5g，象贝 9g，炒枳实 4.5g，生姜 6g，红枣 4 枚。

二诊：药后发出风疹，极稠密而痒，退回后又发蜀行疹，唇肿舌红，脉数，清解之。

葛根 9g，桂尖 4.5g，淡芩 6g，赤芍 6g，焦山栀 9g，西河柳 9g，象贝母 9g，活芦根 45g，鲜茅根 12g，生姜 6g，六一散 12g。（《陆渊雷医话医案选·医案选》）

◆ 疝气

马男。

初诊：疝气发作，腹中跳动不可耐，脉迟，舌上白苔。

柴胡 6g，桂尖 4.5g，延胡 4.5g，川楝子 6g，茴香 4.5g，楂炭 9g，黑附块 6g，良姜 3g，煅牡蛎 30g。

二诊：疝痛减而未尽，腹中仍有跳动，脉迟弱，舌白胖有积苔，消化不良故也。

黑附块 9g，太子参 9g，良姜 3g，制香附 9g，淡吴萸 4.5g，炒乌药 6g，延胡 6g，川楝子 4.5g，茴香 4.5g，煅牡蛎 30g。

三诊：疝痛已止，自诉腹肌有块，其实非块，特挛急耳。

白芍 15g，桂枝 4.5g，太子参 9g，生黄芪 9g，当归 9g，黑附块 6g，良姜 3g，延胡 4.5g，川楝子 6g，藿香 4.5g，炒乌药 3g，炙甘草 3g，楂炭 9g，生姜 3 片，红枣 4 枚，胶饴一小杯。

四诊：疝痛全止，挛痛亦瘥，脉仍太细弱，前方中肯，再加强心。

西洋参 6g，远志 6g，生芪 6g，白术 9g，良姜 3g，白芍 12g，桂尖 4.5g，楂炭 9g，仙灵脾 9g，炙甘草 3g，生姜 3 片，红枣 4

枚，胶饴一小杯。(《陆渊雷医话医案选·医案选》)

庞世兄。

初诊：自觉腹左有物下坠，平卧则起，行立则又坠，此尚未至赫尼亚程度，不过肠下垂症耳。久不已，阻碍消化，须用软布扎肠下部，兜起肠。服补气生肌之药，使肠系膜丰满，以维系之。脉太迟细，舌苔紫腻。肠胃小有积滞。

生芪 18g，黑附块 4.5g，太子参 9g，生姜铜元大 3 片，当归 6g，谷麦芽各 9g（炒），升麻 3g，白芍 9g，川连 1.5g，炙草 3g。（《陆渊雷医案·中医外病》）

汤男。

初诊：小腹痛牵连肾，本是所谓寒疝，寒冷则发，劳亦发，须自慎，勿受冷，勿太劳力。

茴香 6g，乌药 6g，延胡 4.5g，金铃肉 9g，柴胡 6g，桂枝 6g，当归 6g，山楂 9g，黑附块 4.5g。

二诊：颓疝服药后已不痛，但未收缩如常，可用外治。

雄黄 30g，甘草 21g，明矾 60g。

上药煎浓汤，时时熏洗。（《陆渊雷医案·中医外病》）

◆痔疮

熊先生。

初诊：痢疾反复，七年不已。经验大便，云是杆菌痢，久成痔。割后难愈，而时时脱肛。今虽不痢，然时腹自痛，有再发意。又有呼吸器病，当别治。其遗泄衰弱，则痢愈后调理可也。

炒故纸 6g，禹余粮 15g，赤白芍各 6g，黑附块 6g，干姜 3g，木香 2.1g，赤石脂 15g，枳实 4.5g，当归 6g。（《陆渊雷医案·内科杂病》）

◆ 肠痛

陈先生，家住浦东杨思桥北街三号。

初诊：九月十四。

病初起寒热，旋呕吐。腹剧痛不可耐，用活鸽罨之，痛稍可，但只能右卧，痛处在右腹角。压痛点正当髂骨尖与脐之间，当是急性盲肠炎。今热不甚高，尚有呕意。舌满白而干，脉尚不甚弱，病势极恶，幸体质坚实，尚可冀幸起。

活芦根 60g，败酱 12g，冬瓜子 12g，桔梗 4.5g，生草 4.5g，生苡仁 15g，丹皮 6g，黑附块 6g，赤小豆 15g，桃仁泥 12g，赤芍 12g，川军 4.5g（后下），当归 6g。

外用余氏消炎止痛膏，兼服六神丸。

二诊：十五日。

改方，药后腹中颇攻动痛，但矢气，仍未大便。今虽仍右卧，而左腹亦痛。口渴不欲引饮。舌苔仍白，据所述改方。

桃仁 12g（打），丹皮 6g，生乳没各 3g（去油，勿见火），冬瓜子 12g，生草 4.5g，苡仁 15g，赤芍 9g，当归 6g，活芦根 60g，玄明粉 9g（冲服），败酱 12g，桔梗 6g，黑附块 6g，赤小豆 15g。

三诊：九月十六日。

大便颇频数，虽无关大局，然劳动起卧，亦须稍调之。热无增减，痛及浊音部俱减小。脉稍弱，舌苔仍白厚。照现在情形，若热度不增高，可以无危险。

丹皮 9g，败酱 12g，六神曲 9g，苦桔梗 6g，生草梢 4.5g，桃仁 12g（打），黑附块 6g，赤芍药 9g，当归尾 6g，淡芩 6g，苡仁 15g（生用），炒扁衣 9g，冬瓜子 12g，赤小豆 15g。

四诊：九月十七日。

改方，专止泻剂。

川连 1.8g，太子参 6g，炙草 3g，淡芩 6g，干姜 1.8g，滑石 12g，姜夏 9g，红枣 5 枚。

五诊：九月十七日下午。

热渐复平温。能平卧侧卧，右腹角浊音虽未除，其盲肠炎本病当无大反复，惟下利次数多，略近滑利。脉亦滑，此须先治之。

炒山楂 9g（研末，吞），姜夏 9g，炒扁衣 9g，败酱 6g，赤芍 6g，川连 1.5g，干姜 2.4g，赤苓 15g，苡仁 15g，冬瓜子 9g，淡芩 6g，太子参 6g，黑附块 4.5g，丹皮 6g，红枣 4 枚。

六诊：九月二十日。

改方，泄泻频数，初所患盲肠炎痛，近两日亦不解。据云舌加腻，急须止泻。

炒故纸 4.5g，黑附块 6g，苡仁 15g，赤芍 9g，木通 3g，干姜 3g，楂炭 9g，败酱 6g，冬瓜子 9g，赤石脂 12g，鸡金炭 9g，丹皮 6g，赤苓 15g。

七诊：九月二十二日。

盲肠炎尚未消退，却亦不进行，泄泻乃新秋时证，别是一病，今已化热，舌干黄边白。脉尚平，可两治之。

川连 1.5g，赤苓 12g，苡仁 15g，穿山甲两片（先煎），败酱 9g，淡芩 6g，小朴 3g，冬瓜子 12g，赤芍 9g，藿香正气丸 12g(包煎），藿梗 9g，谷麦芽各 9g，丹皮 6g，生乳没各 3g（去油勿见火）。

八诊：九月二十九日。

右腹角已得鼓音，是炎症已退，惟压痛点尚在，则初发之部尚未痊愈，病至此不服药亦可自愈矣。今每日迟早之寒热，须从疟治。大病后之体，脉数而弱者，最要防心脏衰弱。虽甚渴，仍不可离附子，与润药同用，不嫌燥热，且可退舌边之白。除附子必用外，若怕世俗谈论柴胡，则改为前胡亦可，其他庞先生斟酌损益可也。

柴胡 9g，太子参 9g，熟附块 6g，桔梗 4.5g，苏藿梗各 6g，淡芩 6g，草果 4.5g，败酱 9g，枳壳 6g，花粉片 12g，姜夏 12g，生常山 6g，苡仁 15g，赤芍 9g，炙草 3g，生姜铜元大 4 片，红枣 4 枚。

谢诵穆分析说：盲肠炎中医称为肠痈，治之不慎，则发肠穿孔、腹膜炎、自家中毒等危症，难有生望。西医喜割治，然名记者戈公振，欧游归来，患盲肠炎入某医院，一割不愈，长辞人世。是割治亦难十全也。九月十四日夜，遥从同学朱仲扬君，偕一陈姓浦东人，来渊师诊所。谓陈姓之胞弟，腹剧痛，病势颇危迫，请渊师往治。时渊师微感不适，且夜深道远，辞以翌日。朱君等固请，乃挈诵穆渡浦往诊。病者新婚未久，病起时腹痛难忍，家人疑为夹阴，用活鸽罨之，继之以暖脐膏。渊师审视毕，断为有盲肠炎。令撤去暖脐膏，改为敷余氏消炎止痛膏，处方以大黄牡丹汤合附子薏苡仁败酱散，兼服六神丸。自后或间日一诊，或持方来改，逐渐向愈。病家大欢喜。诵穆亦深喜合中医治盲肠炎有法，似勿庸劳西医之一一割治也。（《陆渊雷医案·内科杂病》）

龚某，成人。

初诊（1953 年 11 月 6 日）：本感胸脘痛，往医院求治，车上颠震，脘痛自解而痛移至右腹角。医触压之，断为急性阑尾炎，因不愿手术，故求服药。

处方：丹皮 9g，桃仁 6g，马齿苋 15g，红藤 30g，冬瓜子 12g，黑附块 6g，炙草 3g，生锦纹 3g（后下）。二剂。

二诊（11 月 8 日）：服药二帖，腹部已不自痛，惟按之仍有微痛。既利便多次，即无须再下。

处方：薏苡仁15g，黑附块6g，红藤21g，冬瓜子12g，败酱草12g，马齿苋15g，丹皮6g，生甘草3g。二剂。

三诊（11月10日）：服四贴药后，已安然无事。今因工作忙，体力不胜，欲调补。

处方：生芪12g，潞党参9g，巴戟肉12g，仙灵脾9g，茯苓12g，黄附片15g（先煎），磁石30g（先煎），红藤15g，马齿苋12g，炙草2.4g，生姜9g。三剂。（《现代文章研究·著名老中医陆渊雷医案选》）

沈女，初诊。

腹痛而呕，呕止而痛仍在，冲逆至右肩，有阑尾炎压痛。舌苔颇垢，脉弱。

川连1.5g，良姜3g，桂枝尖6g，姜夏12g，太子参12g，红藤15g，马齿苋15g，柴胡9g，炙甘草3g，生姜9g，红枣4枚。

二诊：药后呕痛俱止，精神渐振，食思亦生，今小腹底稍有痛感，用黄连汤。

川连1.5g，良姜6g，桂尖6g，太子参12g，姜半夏12g，炒延胡6g，金铃肉9g，红藤15g，马齿苋12g，炙甘草3g，生姜9g，红枣4枚。（《陆渊雷医案·内科杂病》）

杨某，男，成人。

初诊（5月11日）：两年前曾经盲肠部手术，发现大肠有两寸许硬结，身体迄今羸瘦，近时时觉盲肠部毛糙，又有一次大痛失神，脉略弦，舌白。

处方：当归12g，白术9g，枳实6g，赤白芍各6g，云苓12g，桔梗6g，川芎4.5g，泽泻12g，蒌仁9g，麻仁9g。

二诊（5月16日）：初一剂药下似有隐痛，继二剂无所觉，大便不畅，每畅行即舒适，外症甚似肠痈。

处方：真绵纹 3g，丹皮 9g，苡仁 15g，玄明粉 6g，冬瓜子 12g，桔梗 6g，桃仁 15g，败酱草 9g，生草 3g，丹参 9g，活芦根 60g。

三诊（6月1日）：服大黄牡丹汤三剂，每日大便二三行，行辄腹痛，盲肠部细按之较高起，甚酸，放散至腰后，脉甚弦。

处方：太子参 12g，赤白芍各 6g，桂枝 4.5g，桔梗 6g，生芪 12g，桃仁 12g，茯苓 12g，炙草 3g，当归 9g，丹皮 12g，冬瓜子 12g，黑附块 3g，连翘 6g。（《现代文章研究·著名中医陆渊雷未刊医论医话医案选载》）

五官科医案

◆ 鼻渊

马先生。

初诊：初起伤风多涕，今涕已少，惟鼻不通利，不闻香臭。偶步行劳动，则乍有知觉，旋又塞。西医诊为茸鼻，今试外治。

枯矾 6g，藜芦 3g，细辛 6g，辛夷 4.5g（炒黑），南瓜蒂 4.5g，牙皂 4.5g（炙存性）。

上共研细末，入梅片 0.6g，再研匀，入磁罐勿泄气，时时作为鼻烟搐鼻，卧时尤宜多搐，有多涕出勿怪，不可内服。

谢诵穆评论说：此病竟以外治而愈。（《陆渊雷医案·中医外病耳鼻喉科》）

许先生。

初诊：感冒之后，鼻塞不除，出涕黄浊而腥。脉弦大。外感未清。舌色湿热。

葛根 9g，赤芍 6g，前胡 4.5g，赤苓 15g，麻黄 1.5g，苡仁 15g，辛夷 6g，生草 3g，桂枝 3g（后下），桔梗 4.5g，淡芩 6g。

谢诵穆评论说：此病盖就说所谓鼻渊，或谓之脑漏。原南阳丛桂亭《医事小言》云：脑漏者，非鼻病也，是脓作于头脑中，由鼻漏下。其人当头痛隐隐。泪脓交出。若鼻渊亦与是病同因，证同而轻重异。病山风寒者为多，方用葛根汤加辛夷有效。（《陆渊雷医案·中医外病耳鼻喉科》）

◆ **喉痹**

陈先生。

初诊：扁桃腺及其附近淋巴腺肿。喉间有白膜，而验无白喉菌。身无热，殆是喉头格鲁布（又称"义膜性喉炎"，是一种传染性病毒感染，以副流行性感冒病毒为多，将导致喉咙及气管的膨胀和收缩。编者注）。舌腻甚，胃有积滞。

蝉蜕 3g，象贝 12g，姜夏 6g，炙僵蚕 6g，丹元参各 4.5g，枳实 6g，桔梗 4.5g，甘中黄 4.5g（包），生内金 9g，陈皮 6g，楂炭9g。（《陆渊雷医案·中医外病耳鼻喉科》）

附
陆渊雷摘录他人医案

内科医案

◆ 伤寒

《本事方》云：有人患伤寒，五六日，头汗出，自颈以下无汗，手足冷，心下痞闷，大便秘结，或者见四肢冷，又汗出满闷，以为阴证。予诊其脉，沉而紧，曰：此证诚可疑，然大便结，非虚结也，安得为阴脉？虽沉紧为少阴，多是自利，未有秘结者。予谓此正半在里半在表，投以小柴胡，得愈。仲景称伤寒五六日，头汗出云云，此疾证候同，故得屎而解也。（《伤寒论今释·卷四》）

《名医类案》云：郭雍治一人，盛年恃健不善养，因极饮冷酒食肉，内外有所感，初得疾，即便身凉自利，手足厥，额上冷汗不止，遍身痛，呻吟不绝，偃卧不能转侧，心神俱无昏愦，不恍惚。郭令服四逆汤，灸关元及三阴交，未知。加服九炼金液丹（硫黄制剂），利厥汗证少止。稍缓药艾，则诸证复出，再急灸治，如此进退者三。凡三日两夜，灸千余壮，服金液丹亦千余粒，四逆汤一二斗，方能住灸汤药。阳气虽复，而汗不出，证复如太阳病，未敢服药，以待汗。二三日，复大烦躁饮水，次则谵语斑出，热甚，无可奈何，复与调胃承气汤，得利，大汗而解。阴阳反覆，有如此者，前言烦躁不可投凉药，此则可下证具，非止小烦躁而已，故不同也。（《伤寒论今释·卷一》）

《名医类案》云：江应宿治都事靳相主，患伤寒十余日，身热无汗，怫郁不得卧，非躁非烦，非寒非痛，时发一声，如叹息之状。医者不知何证，迎予诊治，曰：懊憹怫郁证也。投以栀子豉汤一剂，十减二三，再以大柴胡汤下燥屎，怫郁除而安卧，调理数日而起。(《伤寒论今释·卷三》)

《名医类案》云：孙兆治东华门窦太郎，患伤寒经十余日，口燥舌干而渴，心中疼，自利清水，众医皆相守，但调理耳，汗下皆所不敢。窦氏亲故相谓曰：伤寒邪气，害人性命甚速，安可以不次之疾，投不明之医乎？召孙至，曰：明日即已不可下，今日正当下。遂投以小承气汤，大便通，得睡，明日平复。众人皆曰：此证因何下之而愈？孙曰：读书不精，徒有书尔。口燥舌干而渴，岂非少阴证耶？少阴证固不可下，岂不闻少阴一证，自利清水，心下痛，下之而愈，仲景之书，明有此说也。众皆钦服。(《伤寒论今释·卷七》)

《续医说》引《王止仲文集》云：一人病伤寒期月，体兢兢而振，齿相击不能成语，仲宾以羊肉斤许熟之，取中大臠，别以水煮良久，取汁一升，与病人服，须臾战止，汗大出而愈。(《伤寒论今释·卷三》)

《医史·戴良撰吕沧洲翁传》云：内子王，病伤寒，乃阴隔阳，面赤足蜷而下利，躁扰不得眠。论者有主寒主温之不一，余不能决，翁以紫雪匮理中丸进，徐以水渍甘草干姜汤饮之，愈。且告之曰：下利足蜷，四逆证也，苟用常法，则上焦之热弥甚。今以紫雪折之，徐引辛甘以温里，此热因寒用也。闻者皆叹服。(《伤寒论今释·卷七》)

《医学纲目》云：孙兆治太乙宫道士周德真，患伤寒，发汗出多，惊悸目眩，身战掉欲倒地，众医有欲发汗者，有作风治者，有用冷药解者，病皆不除。召孙至，曰：太阳经病，得汗早，欲解不解者，因太阳经欲解，复作汗，肾气不足，汗不来，所以心

277

悸目眩身转（案：说理皆不核不可从），遂作真武汤服之，三服，微汗自出，遂愈（此下本有一段议论以其不核删之）。(《伤寒论今释·卷三》)

《夷坚志》云：袁州天庆观主首王自正，病伤寒旬余，四肢乍冷乍热，头重气塞，唇寒面青，累日不能食，势已甚殆。医徐生诊之曰：脉极虚，是为阴证，必服桂枝汤乃可（信是阴证，岂有服桂枝汤者，恐记者之误）。留药而归，未及煮，若有语之曰：何故不服竹叶石膏汤？王回顾不见，如是者三，遂买见成药两帖，付童使煎，即尽其半，先时头不能举，若戴物千斤，倏尔轻清，唇亦渐暖，咽膈通畅，无所碍，悉服之，少顷，汗出如洗，径就睡，及平旦，脱然如常时。(《伤寒论今释·卷七》)

◆ **温病**

《张氏医通》云：徐君育，素禀阴虚多火，且有脾约便血证，十月间患冬温，发热咽痛，里医用麻仁、杏仁、半夏、枳、橘之属，遂喘逆倚息不得卧，声飒如哑，头面赤热，手足逆冷，右手寸关虚大微数，此热伤手太阴气分也（案：此等案断有如梦呓，而有人最喜套用，观其用药，不应便知无谓）。与葳蕤、甘草等药，不应，为制猪肤汤一瓯，令隔汤炖热，不时挑服，三日声清，终剂而痛如失。(《伤寒论今释·卷七》)

《医学纲目》云：孙兆治一人，自汗，两足逆冷至膝下，腹满，不省人事。孙诊六脉，小弱而急，问其所服药，取视，皆阴病药也。孙曰：此非受病重，药能重病耳。遂用五苓散白虎汤，十余帖，病少苏，再服，痊愈。或问治法，孙曰：病人伤暑也，始则阳微厥而脉小无力，医谓阴病，遂误药，其病厥，用五苓散利小便则腹减，白虎解利邪热则病愈。凡阴病，胫冷则臂亦冷，汝今胫冷臂不冷，则非下厥上行，所以知是阳微厥也。

渊雷案：孙所治，即后世所谓湿温病也，五苓白虎合剂，亦与苍术白虎同意。其云阳微厥者，盖本于本论百五十五条阳微结之文，其实，弦细芤迟为暑病本脉，虽白虎证，脉亦不长洪而虚微（参看《金匮要略今释》暍病篇），非所谓阳微厥也。《活人书》云：间两胫逆冷，胸腹满，多汗，头目痛，苦妄言，此名湿温病。苦两胫逆冷，腹满，又胸多汗，头目痛，苦妄言，其脉阳濡而弱，阴小而急，治在太阴（案谓脾家湿非本论所谓太阴），不可发汗，汗出必不能言，耳聋不知痛所在，身青面色变，名曰重暍。如此死者，医杀之耳，白虎加苍术汤。观此，知孙兆所治，即所谓湿温矣。（《伤寒论今释·卷五》）

◆ 发热

《赤水玄珠》云：徐文学三泉先生令郎，每下午发热，直至天明，夜热更甚，右胁胀痛，咳嗽吊疼，坐卧俱疼，医以疟治，罔效。逆予诊之，左弦大，右滑大搏指。予曰：《内经》云：左右者，阴阳之道路。据脉，肝胆之火，为痰所凝，必勉强作文，讨思不决，郁而为疼，夜甚者，肝邪实也。乃以仲景小陷胸汤为主，栝楼一两，黄连三钱，半夏二钱，前胡青皮各一钱，水煎饮之，夜服当归龙荟丸（丹溪方，治肝脏实热胁痛，当归、龙胆、栀子、黄连、黄芩、黄柏、大黄、芦荟、青黛、木香、麝香），微下之，夜半，痛止热退，两帖全安。

渊雷案：左脉弦大为少阳，为柴胡证，右脉滑大为食滞痰实，即胃炎实证，而为小陷胸汤证也。此证或宜小陷胸合小柴胡，或宜小陷胸合四逆散，或宜大柴胡，详其舌胎腹候，必有可辨者。若谓勉强作文，过思不决，郁而为疼，则因病人为文学之子，想当然耳。作文过思，何致发热胁痛哉？引《内经》，无所主当，尤牵强之极。诊脉必兼左右手，脉案将悉引此二句乎。时医脉案，喜引《内经》以自重，其割裂不通，更甚孙氏，慎勿落此科臼。（《伤寒论今释·卷四》）

《名医类案》云：傅爱川治一人，脉弦细而沉，天明时发寒热，至晚，二腿汗出，手心热甚，胸满拘急，大便实而能食，似劳怯。询之，因怒而得，用大柴胡汤，但胸背拘急不能除，后用二陈汤加羌活、防风、红花、黄芩，煎服，愈。

渊雷案：旧说谓怒伤肝，少阳胆经，与肝为表里，故柴胡能疏肝。傅爱川用大柴胡，必询其因怒而得，盖由于此。其实，脉弦细而沉，寒热有定时，胸满拘急，大便实，已足为大柴胡之的证，必欲装点因怒而得，反觉蛇足。（《伤寒论今释·卷三》）

◆ 恶寒

《医史·撄宁生传》又云：余子元病恶寒战栗，持捉不定，两手皆冷汗浸淫，虽厚衣炽火不能解。伯仁即与真武汤，凡用附子六枚，一日，病者忽出，人怪之，病者曰：吾不恶寒，即无事矣。（《伤寒论今释·卷七》）

◆ 喘证

《本事方》云：戊申正月，有一武臣，为寇所执，置舟中艎板下，数日得脱，乘饥恣食，良久解衣扪虱，次日遂作伤寒，自汗而膈不利。一医作伤食而下之，一医作解衣中邪而汗之，杂治数日，渐觉昏困，上喘息高。医者怆惶失措。予诊之曰：太阳病下之表未解，微喘者，桂枝加厚朴杏子汤，此仲景之法也。指令医者急治药，一啜喘定，再啜漐漐微汗，至晚身凉而脉已和矣。医

曰：某平生不曾用仲景方，不知其神捷如此。予曰：仲景之法，岂诳后人也哉。人自寡学，无以发明耳。（《伤寒论今释·卷二》）

◆ 肺痈

《薛氏医案》云：武选汪用之，饮食起居失宜，咳嗽吐痰，用化痰发散之药。时仲夏，脉洪数而无力，胸满面赤，吐痰腥臭，汗出不止。余曰：水泛为痰之证，而用前剂，是谓重亡津液，得非肺痈乎。不信，仍服前药，翌日果吐脓，脉数，左寸右寸为甚，始信。用桔梗汤，一剂，脓数顿止，再剂全止，面色顿白，仍以忧惶。余曰：此证面白脉濇，不治自愈，又用前药一剂，佐以六味丸治之而愈。（《金匮要略今释·卷三》）

◆ 肺胀

李中梓《医宗必读》云：社友孙其芳之令爱，久嗽而喘，凡顺气化痰、清金降火之剂，无不遍尝，绝难取效。一日，喘甚烦躁，余视其目则胀出，鼻则鼓扇，脉则浮而且大，为肺胀无疑。遂以此（指越婢加半夏汤，编者注）投之，一剂而减，再剂而愈。（《金匮要略今释·卷三》）

◆ 胸痹

《医学纲目》又云：孙主簿述之母，患胸中痞急，不得喘息，按之则痛，脉数且涩，此胸痹也，因与仲景三物小陷胸汤，一剂而和，二剂而愈。（《伤寒论今释·卷四》）

◆ 呕吐

《寓意草》云：治一人膈气，粒食不入，始吐清水，次吐绿水，次吐黑水，次吐臭水（案：当是肠梗阻），呼吸将绝。一昼夜，先服理中汤六剂，不令其绝，来早转方，一剂而安。《金匮》有云：噫气不除者，旋覆代赭石汤主之。吾于此病分别用之者，有二道：一者，以黑水为胃底之水，此水且出，则胃中之津久已不存，不敢用半夏以燥其胃也；一者，以将绝之气止存一系，以代赭坠之，恐其立断，必先以理中分理阴阳，使气易于降下，然后代赭得以建奇奏勋。乃用旋覆花一味煎汤，调代赭石末二匙与之，才入口，即觉其转入丹田矣，但困倦之极，服补药二十剂，将息二月而愈。（《伤寒论今释·卷五》）

◆ 腹痛

吴勉学《汇聚单方》云：余治一少年，腹痛，目不见人，阴茎缩入，喊声彻天，医方灸脐，愈痛，欲得附子理中汤。余偶过其门，诸亲友邀入，余曰：非阴证也。主人曰：晚于他处有失，已审侍儿矣。余曰：阴证声低少，止呻吟耳，今高厉有力，非也。脉之，伏而数且弦，肝为甚，外肾为筋之会，肝主筋，肝火盛也，肝脉绕阴茎，肝开窍于目，故目不明，用承气汤，一服立止，知有结粪在下故也。凡痛，须审察实，诸症皆然，久腹痛，多有积，宜消之。

渊雷案：腹痛，目不见人，喊声彻天，脉伏，灸脐愈痛，已足据以投大承气矣。吴氏徒见其阴茎缩入，忆《内经》有肝脉绕阴、肝窍开目之说，遂附会以为肝火盛，心有所过信，则幻觉见于指端，遂觉数且弦，肝为甚耳。此等旧说，言伪而辨，最易惑人，不知大承气非泻肝之药，脉既伏矣，何由诊其弦数乎？（《伤寒论今释·卷六》）

《医学正传》云：治一人，六月投渊取鱼，至深秋雨凉，半夜小腹痛甚，大汗，脉沉弦细实，重取如循刀责责然。夫腹痛，脉沉弦细实如循刀责责然，阴邪固结之象，便不当有汗，今大汗出，此必瘀血留结，营气不能内守，而渗泄于外也，且弦脉亦肝血受伤之候，与大承气加桂，二服，微利痛减，连日于未申时，复坚硬不可近，与前药加桃仁泥，下紫血升余，痛止，脉虽稍减，而责责然犹在，又以前药加川附子，下大便四五行，有紫黑血如破絮者二升，而愈。

渊雷案：此案初诊时，盖因腹痛用承气，因自汗加桂枝（以桂枝汤之主疗为桂枝之主疗可商），再诊则试加桃仁而下血，事后思之，乃有瘀血留结、肝血受伤等议论耳。古人医案，皆记其得效者，不记其不效者，得效之案，又必冠以见微知著之诊断，使后之读者，徒惊其神奇，莫知其操何术以致此，夸张炫鬻之习，吾疑之久矣。即如此案，脉弦主痛，痛在小腹，即是小腹急结之重证，本非大承气所主，大汗而脉弦兼细，则证兼阴寒，当径用桃核承气加附子，与大黄附子汤同义，方为对证。不然，既知瘀血留结，何不即用桃仁耶？吾人治医，往往平时了了，临病茫然，岂敢妄低古人？薄其方技，特载笔传后，不当以试效为先知耳。（《伤寒论今释·卷六》）

◆ 腹满

《医学纲目》云：工部郎中郑忠厚，因患伤寒，胸腹满，面黄如金色，诸翰林医官商议，略不定，推让曰：胸满可下，恐脉浮虚。召孙兆至，曰：诸公虽疑，不用下药，郑之福也，下之必死，某有一二服药，服之必瘥。遂下小陷胸汤，寻利，其病遂良愈，明日面色改白，京城人称服。

渊雷案：小陷胸治胃炎，胃炎连及十二指肠者，可以致黄疸，然则此案面黄如金色者，黄疸也。黄疸之愈，因血液中胆汁色素之排除，颇需时日，无倏然而退之理，今云明日面色改白，殊可疑，所以用小陷胸之证候，亦未明载。录之，见古方取效之捷而已。(《伤寒论今释·卷四》)

《证治大还》云：孙召治一女子，心腹胀满，色不变。经曰：三焦胀者，气满皮肤，硁硁然石坚。遂以仲景厚朴生姜半夏人参甘草汤，下保和丸，渐愈。(《伤寒论今释·卷二》)

◆ 泄泻

某女，下利三年不止，面色萎黄，眼胞肿重，舌上糙涩而淡白灰色，或时色如常，虽羸瘦而不卧床。然每欲远行，则中路畏惧，若将发晕，必还家而后已，终不果行，此实痼也。乃与麦门冬加石膏汤，二十日许而利止，又服二十日许而全复。(《金匮要略今释·卷三》)

◆ 便秘

《本事方》云；有人病伤寒，大便不利，日晡发潮热，手循衣缝，两手撮空，直视喘急，更数医矣，见之皆走，此诚恶候，得之者十中九死，仲景虽有证而无法，但云脉弦者生，涩者死。已经吐下，难以下药，谩且救之，若大便得通而脉弦者，庶可治也，与小承气汤，一服而大便利，诸疾渐退，脉且微弦，半月愈。予尝观钱仲阳《小儿直诀》云：手循衣领及捻物者，肝热也。此证在《玉函》列于阳明部，盖阳明者胃也，肝有热邪，淫于胃经，故以承气泻之，且得弦脉，则肝平而胃不受克，此所谓有生之理。读仲景论，不能博通诸医书，以发明其隐奥，吾未之见也。

渊雷案：本条大承气汤主之，赅剧微二者而言，许氏误以为但主微者一证，乃谓仲景有证无法耳。仲阳以循衣捻物为肝热，肝指神经，其说固是，承气证有此，则因中燥屎之毒故，初非神经系统之原发病，是为胃热淫肝，故承气泻胃而肝自愈。许氏以为肝热淫胃，因果倒置矣，其言下后脉且微弦，若非心理作用之幻觉，则装点以自神其说耳，不然，大便未通时脉果何似耶？叔微虽能用仲景法，其见解错误多类此。（《伤寒论今释·卷六》）

◆ 梅核气

孙氏《三吴医案》云：张溪亭乃眷，喉中梗梗有肉如炙脔，吞之不下，吐之不出，鼻塞头运，耳常啾啾不安，汗出如雨，心惊胆怯，不敢出门，稍见风即遍身疼，小腹时疼，小水淋沥而疼，脉两寸皆短，两关滑大，上关尤搏指，此梅核气症也。以半夏四钱，厚朴一钱，紫苏叶一钱五分，茯苓一钱三分，姜三分，水煎，食后服。每用此汤调理，多效。（《金匮要略今释·卷七》）

◆ 淋证

《十形三疗》云：一小儿，小溲不通，号跳旋转，下则成砂石，大便秘，肛门脱出一二寸。戴人曰：此下焦塞也，不吐不下，则何以开？不令饮水，小溲何以利？以调胃承气汤一两，加牵牛子头末三钱，河水煎服，又用瓜蒂末糊丸，芥子六十许丸吞下。上吐下泻，一时齐出，有脓有血。涌泄既定，令饮新水二三十次，每次饮一盏，其病若失。

渊雷案：此即膀胱结石，古人所谓石淋也，调胃承气汤加牵牛能治之，亦足以广异闻。（《伤寒论今释·卷一》）

◆ 血证

《医史·撄宁生传》云：马万户妻，体肥而气盛，自以无子，尝多服暖子宫药，积久火甚，迫血上行为衄，衄必数升余，面赤，脉燥疾，神恍恍如痴，医者犹以治上盛下虚丹剂镇坠之。滑寿曰：经云：上者下之。今血气俱盛，滋而上行，法当下导，奈何实实耶？即与桃仁承气汤三四下，积瘀既去，继服既济汤，二十剂而愈。《证治准绳》撄宁生厄言云：血溢血泄诸蓄妄证，其始也，予率以桃仁大黄行血破瘀之剂，折其锐气，而后区别治之，虽往往获中，犹不得其所以然也。后来四明，遇故人苏伊举，问论诸家之术，伊举曰：吾乡有善医者，每治失血蓄妄，必先以快药下之，或问失血复下，虚何以当？则曰：血既妄行，迷失故道，不去蓄利瘀，则以妄为常，曷以御之？且去者自去，生者自生，何虚之有？予闻之愕然曰：名言也，昔者之疑，今释然矣。（《伤寒论今释·卷三》）

◆ 痰饮

《鸡峰普济方》云：著作雷道矩病吐痰，顷间已及升余，咳不甚，面色黯郁，精神不快。兆（孙兆也）告曰：肺中有痰，胸膈不利，令服仲景葶苈大枣汤。一服讫，已觉胸中快利，略无痰唾矣。（《金匮要略今释·卷三》）

《嘉定县志》云：唐杲，字德明，善医。太仓武指挥妻，起立如常，卧则气绝欲死。杲言是为悬饮，饮在喉间，坐之则坠，故无害。卧则壅塞诸窍，不得出入而欲死也，投以十枣汤而平。

渊雷案：此案不云咳，不云胸胁引痛，则证候不具。其病盖是支气管囊状扩张，因囊中满贮脓状稀薄之痰，平卧则溢出囊外，

堵塞不病之支气管，故气绝欲死也。(《金匮要略今释·卷四》)

《医学六要》云：一人饮茶过度，且多愤懑，腹中常辘辘有声，秋来发寒热似疟，以十枣汤料黑豆煮，晒干研末，枣肉和丸芥子大，而以枣汤下之。初服五分，不动，又治五分，无何，腹痛甚，以大枣汤饮，大便五六行，皆溏粪无水，时盖晡时也。夜半乃大下数斗积水，而疾平。当其下时，瞑眩特甚，手足厥冷，绝而复苏，举家号泣，咸咎药峻。嗟乎，药可轻哉。(《伤寒论今释·卷四》)

◆ 痹证

曹颖甫先生云：戴姓妇，子死腹中，某医用药下之，胎已腐烂，然以贫故，未暇调理。未几，腹中时有块跳动，手足肢节俱疼痛，甚至不可屈伸，两足如脱，腋下时出黄汗，经二年矣。来求治，足胫常冷，脚肿如脱，两手不可屈伸，真历节证也。乃用《金匮》桂枝芍药知母汤，桂枝三钱，白芍三钱，麻黄二钱，防风四钱，生草二钱，白术苍术各四钱，知母四钱，熟附块二钱，服二剂，不见动静。翌日复诊，改熟附块为生附子，四剂后，汗液大泄，两手足胀大，发浸淫疮，而关节疼痛减其大半。盖寒湿毒由里达表之验也。闻之丁君甘仁曰：凡湿毒在里之证，正当驱之出表。但既出于表，必重用大小蓟、丹皮、赤芍，以清血分余毒。不独外疡为然，治历节风亦无不然。予乃用大小蓟各四钱，丹皮三钱，赤芍三钱，佐以息风和血去湿之品，两剂后，浸淫疮略减，复四剂后，渐次结痂，惟头晕如击仆状。诊其脉，大而弦，大则为热，弦则为风。小产后，其血分虚，血为阴类，阴虚则生热，血虚则生风。虚者不可重虚，乃用大熟地四两，生潞党四钱，制乳没各三钱，生铁落四两，服十余剂，手足并光润，不知其曾患浸淫疮矣。

渊雷案：此案乃脓毒性关节炎也。（《金匮要略今释·卷二》）

◆ 身痛

《医学入门》云：祝仲宁，号橘泉，四明人，始周身百节痛，及胸腹胀满，目闭肢厥，爪甲青黑，医以伤寒治之，七日昏沉，弗效。公曰：此得之怒火与痰相搏。与四逆散加苓连，泻三焦火而愈。丹波氏云：此案本出程篁墩《交集·橘泉翁传》，但不著四逆散之名，云与柴胡、枳壳、芍药、芩、连泻三焦火，明日而省，久之愈。（《伤寒论今释·卷七》）

◆ 中毒

清·吴林《吴蕈谱》云：镜水忍可禅师，在宁国山中，一日，与僧三四人食蕈，俱中毒，刹那间，二便频遗，身软口呿，正窘急时，欸有市药者上山，僧众言其故，随以甘草浓煎灌之，同时获愈。（《金匮要略今释·卷八》）

清·吴林《吴蕈谱》云：又阳山西花巷有人，在一荒墩上采菌一丛，煮而食之，卒然毒发，肤如琉璃，使人往采蕈处察之，见菌丛生如故，即掘见一古冢，满中是蛇，即以甘草煎汤啜之，寻愈。（《金匮要略今释·卷八》）

宋周密《癸辛杂识》云：嘉定乙亥岁，杨和王坟上感慈庵僧德明，游山得奇菌，归作糜供家，毒发，僧死者十余人，德明亟尝粪获免，有日本僧定心者，宁死不污，至肤理拆裂而死。（《金匮要略今释·卷八》）

妇科医案

◆ 经行不畅

《赤水玄珠》云：令媳长卿之妇，腹中微疼，经行不流行，喉痛，四肢麻木作战，不知饥饿，上脉洪大如菀豆，以川芎、香附、麦芽、山楂、乌梅、粉草、桔梗、酒芩、防风、荆芥、白术、茯苓，四剂而安。次月经水大行，十日不止，以黄芪、阿胶、蒲黄各一钱，白芍药二钱，粉草三分，一帖而止。此后但觉浊气下坠，屁从子户中出，以补中益气汤加酒炒黄连调养而平。（《金匮要略今释·卷七》）

◆ 热入血室

《本事方》云：又记一妇人患热入血室症，医者不识，用补血调气药，迁延数日，遂成血结胸，或劝用前药，予曰：小柴胡用已迟，不可行也，无已，则有一焉，刺期门穴斯可矣，但予不能针，请善针者治之。如言而愈。或问曰：热入血室，何为而成结胸也？予曰：邪气传入经络，与正气相搏，上下流行，或遇经水适来适断时，邪气乘虚而入血室，血为邪迫，上入肝经，肝受邪则谵语而见鬼，复入膻中，则血结于胸也。何以言之？妇人平居，水当养于木，血当养于肝也，方未受孕，则下行之以为月水，既妊娠，则中蓄之以养胎，及已产，则上壅之以为乳，皆血也。今邪气逐血，并归肝经，聚于膻中，结于乳下，故手触之则痛，非汤剂可及，故当刺期门也。《活人书》治妇人伤寒，血结胸膈，揉而痛，不可抚近，海蛤散，海蛤、滑石、甘草各一两，芒硝半两，上为细末，每服二钱，鸡子清调下。

渊雷案：热入血室之病，初时血结在子宫，病进则结于两胁乳下，故状如结胸。夫病伤寒而经水中绝，其血结子宫，显而易晓也，病进而结于两胁乳下，则理不可晓矣。虽然，怀孕则酿乳，免身则乳汁涌滋，乳子则经水不行。柴胡本主胸胁之病，而能治血结子宫（旧说谓柴胡治肝，肝脉绕阴器，其说茫昧难从），是胸胁两乳之与生殖器，必有极密切之感应作用，许氏以为血逐肝经上行，在彼时惟有如此说耳。又，小柴胡既能治血结子宫，又本是胸胁部之药，酌加逐瘀之品，以治血结胸，必能奏效，许云小柴胡用已迟，余不谓然。（《金匮要略今释·卷七》）

《本事方》云：治妇人室女伤寒发热，或发寒热，经水适来或适断，昼则明了，夜则谵语，如见鬼状，亦治产后恶露方来，忽尔断绝，小柴胡加地黄汤（即小柴胡汤加生干地黄）。王仲礼之妹病伤寒，发寒热，遇夜则如有鬼物所凭，六七日，忽昏塞，涎响如引锯，牙关紧急，瞑目不知人，疾势极危，召予视之，予曰：得病之初，曾值月经来否？其家云：月经方来，病作而经遂止，得一二日，即发寒热，昼虽静，夜则有鬼祟，不省人事。予曰：此热入血室之症也，仲景云，妇人中风，发热恶寒，经水适来，昼则明了，暮则谵语，如见鬼状，发作有时，此名热入血室。医者不晓，以刚剂与之，遂致胸膈不利，涎潮上脘，喘急息高，昏冒不知人，当先化其涎，后除其热。予急以一呷散（天南星制剂）投之，两时顷，涎下得睡，即省人事，次予小柴胡加地黄汤，三服而热除，不汗而自解矣。（《金匮要略今释·卷七》）

◆ 阴吹

萧氏《女科经纶》云：妇人阴吹证，仲景以为谷气实，胃气下泄所致，此之病机，有不可解，云来（程明宗字）注云：胃实肠虚，气走胞门。亦是随仲景之文而诠之也。夫人谷气，胃中何尝一日不实，而见阴吹之证者，未之尝闻，千百年之书，其阙疑可也。予甲寅岁游峡上，有友吴禹仲来询云，此镇有一富室女，阴户中时籁籁有声，如后阴之转矢气状，遍访医者，不晓此何病也。予曰：阴吹证也，仲景之书有之。禹仲因叹予之读书之博。（《金匮要略今释·卷七》）

◆ 百合病

《张氏医通》云：石顽治内翰孟端士尊堂太夫人，因端士职任兰台，久疏定省，兼闻稍有违和，虚火不时上升，自汗不止，心神恍惚，欲食不能食，欲卧不能卧，口苦，小便难，溺则洒淅头晕。自去岁迄今，历更诸医，每用一药，辄增一病。用白术则窒塞胀满，用橘皮则喘息怔忡，用远志则烦搅烘热，用木香则腹热咽干，用黄芪则迷闷不食，用枳壳则喘咳气乏，用门冬则小便不禁，用肉桂则颅胀咳逆，用补骨脂则后重燥结，用知柏则小腹枯瘪，用芩栀则脐下引急，用香薷则耳鸣目眩时时欲人扶掖而走，用大黄则脐下筑筑少腹愈觉收引。遂致畏药如蝎，惟日用人参钱许，入粥饮和服，聊藉支撑。交春，虚火倍剧，火气一升，则周身大汗，神气骎骎欲脱。惟倦极少寐，则汗不出而神思稍宁。觉后少顷，火气复升，汗亦随至，较之盗汗迥殊。直至仲春中气，邀石顽诊之。其脉微数，而左尺与左寸倍于他部，气口按之，似有似无。诊后，款述从前所患，并用药转剧之由。石顽曰：此本平时思虑伤脾，脾阴受困，而厥阳之火尽归于心，扰其百脉，致病。病名百合，此证惟仲景《金匮要略》言之甚详，本文原云诸药不能治，所以每服一药，辄增一病，惟百合地黄汤为之专药。奈病久，中气亏乏殆尽，复经药误而成坏病，姑先用生脉散加百合、茯神、龙齿，以安其神，稍兼萸连以折其势。数剂稍安，即令勿药，以养胃气，但令日用鲜百合煮汤服之。交秋天气下降，火气渐伏，可保无虞。迨后仲秋，端士请假归省，欣然勿药而康。后因劳心思虑，其火复有升动之意，或令服佐金丸而安。嗣后稍觉火炎，即服前丸。第苦燥之性，苦先入心，兼之辛燥入肝，久服不无反从火化之虞。平治权衡之要，可不预为顾虑乎！

渊雷案：百合病医案，所见甚少。石顽此案，亦未以百合竟全功。其论病情，皆悠谬不可为训，录之以备参考而已。至此媪之病，当于桂枝加龙骨牡蛎汤、桂枝去芍药加蜀漆龙骨牡蛎汤、桂枝甘草龙骨牡蛎汤、茯苓桂枝白术甘草汤、茯苓桂枝甘草大枣汤诸方中择其适当者用之。(《金匮要略今释·卷一》)

儿科医案

◆ 慢脾惊

邻居幼孩方暮岁，患病甚剧，招余诊治，面色青黄，囟门及眼胞俱已低陷，昏睡不省，大便溏泄，日三四次，身微热，无汗，舌萎色淡，惟两手脉尚有胃气。云沪南稍有名望之医，俱经延治，而病则日剧。余索视其方，淡豆豉、清水豆卷、焦山栀、鲜石斛，不可胜数，即谢不能治。病家坚索方药，乃用乌梅丸加养血之品与之，不知其果服否也。明日入西医医院医治，一星期了无进步，病家绝望，乃出院回家，不复医治，静待命期。又一星期许，有邻家乳妪，无意中见之曰：此慢脾惊，易治也，奈何坐视其死而不救。命取鸡矢，溏如饴而奇臭者，与服，云是慢脾惊必效方。病家既无他法，即亦不嫌秽臭，觅溏鸡矢涂病孩口中，灌之以汤，竟日有起色，不半月已憨跳如常矣。此病用鸡矢后，并未服药，不可谓非鸡矢之功。慢脾惊本是险症，而鸡矢能愈之，不可谓非奇方。故录之。

慎轩按：鸡矢白内含硇砂，善消宿积。《内经》以此治心腹满，旦食不能暮食，名为鼓胀者。余曾照法试验，病者服此之后，逾二小时，即泻下黑垢甚多，连泻五六次，病竟疗。但患此病者，身体素强，病起于饱食所伤，故能得泻而愈。若慢脾惊之属于虚者，恐非鸡矢所宜。余意陆君所述之小儿，亦或因伤食而起，故服鸡矢有效。望读此者，切勿误以此为一切慢脾惊之必效药，不分虚实而妄投也。（《中医新论汇编·小儿慢脾惊之奇效方》）

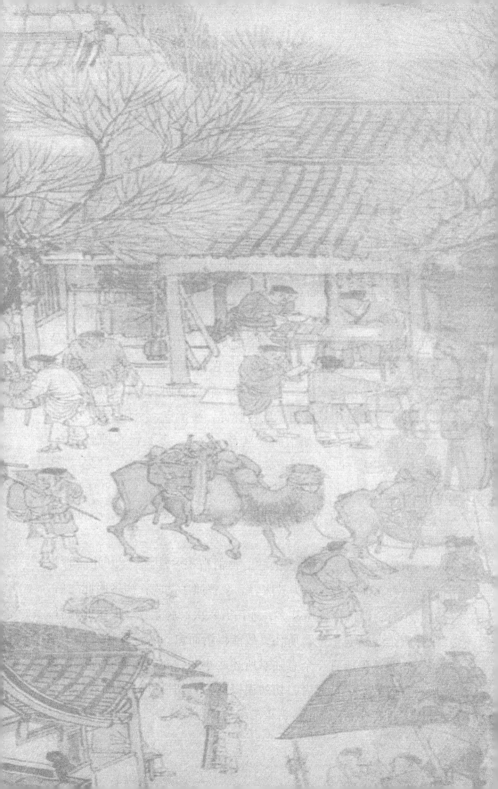

附
陆渊雷摘录国外医案

内科医案

◆ 伤寒

《方伎杂志》云：昔十三岁时，病家来请诊，适长兄萝齐他出，王父紫峰君曰：汝可诊之。因往诊而归，王父问其病证，答曰：伤寒头痛如裂，恶寒发热，脉浮数而有力。又问将何以治之。答曰：拟麻黄汤。王父含笑报可，乃作三帖，命使者持归，温覆取汗。翌日又诊之，则大汗已出，疾痛脱然，尚有余热，转用小柴胡汤，不日而复故。此余之初试为医也。（《伤寒论今释·卷二》）

《古方便览》云：一妇人患伤寒，谵语狂笑，下利清水，日数十行，诸医不能疗。余诊之，腹硬满，按之痛甚，乃作此方（大承气汤），连进三剂，利即止，诸证并治。（《伤寒论今释·卷七》）

《古方便览》云：一男子，年三十，患伤寒，四肢逆冷挛急，恶寒，其脉沉微，已垂毙矣，诸医投参附剂，无效。余诊之，胸胁苦满，乃与小柴胡汤，二三剂而应，其脉复续，服之二十余剂而痊愈。（《伤寒论今释·卷四》）

《建殊录》云：甲州君，患伤寒，心胸烦热，谵言妄语，小便不利，不进食者凡六日。家人乃召先生视之，心胸烦满，四肢微肿，乃作茯苓饮饮之，吐出水数升而愈。（《金匮要略今释·卷四》）

《橘窗书影》云：某者，伤寒数十日不解，羸瘦骨立，脐上筑筑，动悸甚，饮食不能纳，脉虚数，濒死。余以为厥阴正证（本柯琴之说），与乌梅丸。其人恶药臭，不能服，消渴殊甚，即权与

小半夏加茯苓汤，杂以前丸。服之五日，呕气止，诸证稳，连服三十日，病痊愈。(《金匮要略今释·卷四》)

《漫游日记》云：一老夫，过经十余日不解，手足冷，心下满，口不能食，舌上焦黄，昼间微烦，头汗出，脉沉细无力。余一诊而与调胃承气汤，得燥屎八九枚，脉变洪迟，乃与竹叶石膏汤，数十日而解。(《伤寒论今释·卷一》)

《续建殊录》又云：一男子，恶寒身热头痛，四肢惰痛，恍惚如梦，微渴微呕，胸肋挛急，胸下引痛，咳嗽吐痰血，则处之以当归四逆加吴茱萸生姜汤，兼用解毒散，服之，诸证得痊愈。(《伤寒论今释·卷七》)

《橘窗书影》云：御书院番清野助右卫门之女，年十九，患伤寒，尾崎医员高井玄益疗之。十余日，精神恍惚，舌上无苔而干燥，绝食五六日，四肢微冷，脉沉细，按其腹，自心下至脐旁左边拘急，重按如有痛者，血气枯燥，宛如死人。余以为厥阴久寒之证，与当归四逆加吴茱萸生姜附子汤，服之一日夜，心下大缓，始啜粥饮，三日而精神明了，始终服一方，其人痊愈。玄益他日会余，询问此治法，余笑曰：是即本之《时还读我书》录小川雄斋之案，非别有所发明也。(《伤寒论今释·卷七》)

◆ 温疫

《成绩录》又云：吉田某者，患疫，迎先生请治。诊之，脉微细，身热烦躁，时时谵语，口燥渴，大便秘闭，乃与桃仁承气汤。尔后大下血，家人惊愕，告先生。先生恬然不省，益令服前方，不日而痊愈。(《伤寒论今释·卷三》)

《成绩录》又云：一妇人患疫，身热如灼，口舌糜烂，渴欲热饮，一日，妄语如狂，自胸下至少腹硬痛，手不可近，不大便十

余日。先生投以桃仁承气汤，黑便快通，诸证悉法。(《伤寒论今释·卷三》)

《成绩录》又云：一丈夫患疫，四肢惰痛，身热恶风，干呕不能食，头汗出，腹挛急，按之痛。先生与当归四逆加吴茱萸生姜汤，经五六日，不大便，小便日夜仅一行，三四合许，谵语烦闷，喘咳潮热，心下硬满，舌上黑苔，于是与大柴胡加芒硝汤，遂得全治。(《伤寒论今释·卷七》)

《成绩录》云：一人患疫二十余日，谵语不识人，舌上黑苔，遗尿，不大便，午后烦热闷乱，绝食数日，两脚痿弱，足微肿。先生诊之，与以白虎汤，兼用黄连解毒散，不日而痊愈，以有遗尿微肿，故不与承气汤也。

渊雷案：遗尿微肿不用承气汤者，阳明篇二百二十七条云：三阳合病云云，谵语遗尿，下之则额上生汗，手足逆冷，若自汗出者，白虎汤主之。(《伤寒论今释·卷五》)

《方伎杂志》又云：某妇以大疫乞诊，夜漏将残，急往诊之。年三十许，病过十日，大热大渴，虽谵言错语，而口舌干燥卷缩，所言殊不分明，神气昏冒，脉洪数，眼中眊眊，便闭已八九日。余与大承气汤，秽物杂下，每日七八行，经四五日，神气稍复，自言尻痛，看护人以为褥疮，令侧卧视之，则鹳口疽已成脓矣。盖瘀血留滞于长强边，欲成肿疡，以邪热蒸灼发动酿脓也，初起必甚痛，以人事不省，反不知痛，亦不幸中之大幸矣。时邪热尚盛，故犹与大承气汤，疽上贴左突膏，溃后，疽口陷下五六分，径及一寸二三分，于是以破敌膏遍涂疮口，上盖中黄膏，日易三次，以取脓，内服大黄牡丹皮汤及伯州散，三十余日，疫与疽俱愈。(《伤寒论今释·卷六》)

《方伎杂志》云：安政二年乙卯，冬十月，锻冶町相模屋之妇，大疫乞治，余与大青龙汤取汗，然热势不挫，渐致妄言错语，如狂人，因用大承气汤。其夜大地震，居宅被毁，家人仓皇舁病人逃出，近地无所栖止，遂远之麻布戚串家，至则其家亦毁，又舁之至小网町，始得片席地安卧，天已拂晓，而相模屋成灰烬矣。翌晨，延余复诊，稍感风寒外，不见他证，因尚与大承气汤（案：真感风寒当进而退表），不过六七日，精神渐爽，愕问何故居此，告以地震毁屋，则大惊异，居半月而返，服药三十余日而痊愈。（《伤寒论今释·卷六》）

《方伎杂志》云：鹿岛源藏之家人，年五十余，患大疫，恶热谵语，腹满便闭，渴而舌黑，脉沉实。余用大承气汤，下利日七八行，热渐解，十余日而精神复常。一日，又发大热，谵言妄语如前，无端耳前发肿，所谓发颐是也，隆起约一寸，根脚及二寸余，于是用小柴胡加石膏汤，三四日，见赤色，因贴破敌膏，二三日后溃破，流脓甚夥，疮口深及四五分，于是以干绵丝蘸破敌膏，押入疮口，昼夜易三次，耳中破溃，脓汁淋漓，热随脓出，食亦渐进，精神渐复，三十余日而痊愈。伤寒发颐，为稀有之症，余所疗治，仅数人耳，然皆全治，此其一也。（《伤寒论今释·卷六》）

《方伎杂志》云：一妇人病时疫，恶热谵语，舌黑干缩，不知人事，余用大承气汤。至八九日，忽不能食，勺饮不入，但服药如故，余以事曾经验，知不能食非服药之过，始终与大承气汤。家人亲戚，心滋疑惧，日促祛除邪毒，凡服承气半月余，精神稍复，少进米饮，渐以能食，其后与柴胡姜桂汤，四十余日而复原。病人之母，告以粒米不进者十七日，颇滋虑惧，今竟平复，喜出望外。病人则云：十数日间，但知游览诸名刹，恣食麦面，更不知饥，真奇症也。是年怀孕。（《伤寒论今释·卷六》）

《橘窗书影》云：三刕屋兼吉，行旅后，得温疫，医疗之数十日，不解，微热，有水气，脉沉微，四肢微冷，精神恍惚，但欲寐。余以为病在少阴，因与真武汤加人参（案：即真武附子合方也），二三日，精气大复，微热解，食大进，调理数旬而愈。余每遇如此之证，不论热之有无，与真武加人参，每每奏效。或以为异乎仲师之旨（古方派拘成方之论），余曰：唯其认为少阴，故与真武汤、附子汤少阴之正方耳，况发热一证，俱载真武汤中乎。（八十五条云其人仍发热）（《伤寒论今释·卷七》）

《生生堂治验》云：医人藤本氏之妻，始患瘟疫，余邪不除者有日，神气幽郁，懒于动作，饮食不进，好居暗处。先生诊之，脉细无力，少腹急结（案当是外挛急内有块耳）。曰：邪已除矣，今所患，惟血室有残热耳，医治苟误，恐变为骨蒸。即与桂枝茯苓丸料加大黄汤，后复来曰：诸证虽退。更罹疫痢之厄，腹绞痛，里急后重，所下赤白糅然，先生复诊之曰鹪鸪菜汤证也，与十有三帖，果下蛔虫数条，乃愈。（《金匮要略今释·卷七》）

《成绩录》又云：某之母，年可四十，病疫经三日，舌苔黑，独语绝谷，医与三消饮（槟榔、草果、厚朴、白芍、甘草、知母、黄芩、大黄、葛根、羌活、柴胡），下利十余行。妇人不知其为下剂，惊愕更医。医诊之，与人参养荣汤（人参、麦冬、五味子、地黄、当归、白芍药、知母、陈皮、甘草），服之一日，下利即止，而自汗出，烦渴引饮，病状似尤笃者。因又迎医，医与柴胡白虎合方，诸证稍瘥，食亦少进，病妇稍安，以为渐愈也。越几日，险证复发，殆如不可救，又更医诊之。医曰：此为大虚。与以真武加人参汤，尔后下利黑血六七行，余证自若。凡更医十余，无微效。后请先生诊之，腹微满，舌尖赤，微带肿，大便滑而渴，乃与桃仁承气汤。服数帖，下燥屎如漆者数枚。经三日，诸证大

瘥，但心下痞硬，不欲饮食，因与人参汤（理中汤也），数日而复常。（《伤寒论今释·卷三》）

《橘窗书影》云：尾池治平女，患疫八九日，汗大漏，烦躁不得眠，脉虚数，四肢微冷，众医束手。时藩医员黑岩诚道者，在余塾，其父尚谦，延余诊之。投以茯苓四逆汤，服之一二日，汗止，烦闷去，足微温矣。（《伤寒论今释·卷二》）

◆ **暑疫**

《橘窗书影》云：中川左右卫门弟，年二十有余，患暑疫，数十日不解，虚羸，脉细数，舌上无苔而干燥，好冷水，绝谷数日，烦冤极。余与竹叶石膏汤，服之二三日，烦渴解，食少进，后脉数不解，气血枯燥，大便难，与参胡芍药汤（人参、柴胡、芍药、枳实、黄芩、知母、地黄、甘草、麦冬、生姜），徐徐恢复，遂免危笃。（《伤寒论今释·卷七》）

◆ **发热**

北山友松《医方口诀集》云：予治平野庄一民，伤风发热，口燥而渴，与水则吐，后服汤药亦吐，诸医袖手，请治于予。脉之，浮数，记得《伤寒论》曰：中风六七日不解而烦，有表里证，渴欲饮水，水入则吐者，名曰水逆，五苓散主之。遂以五苓末，白饮和服，一匕知，三匕已。（《伤寒论今释·卷二》）

《成绩录》又云：一女子，年九岁，有寒疾，求治于先生。门生某诊之，蒸蒸发热，汗出而渴，先与五苓散。服汤渴稍减，然热汗尚如故，其舌或黄或黑，大便燥结，胸中烦闷，更与调胃承气汤。服后下利数行，烦倍加，食则吐，热益炽，将难救疗。先生曰：调胃承气汤，非其治也，此桃仁承气汤证耳。服汤而全瘥。

渊雷案：此案证候，与调胃承气尚不误，乃服汤反剧，改桃仁承气而即瘳。用桃仁承气之标准，案中又未明言，学者得无诧南涯之神奇耶。要知调胃承气主治气，桃仁承气主治血，故调胃承气证，而有血液变坏，血运失常之征者，即桃仁承气所主，固不必拘拘于小腹急结与否。凡药效方意得以确知之方，皆当作如是观。（《伤寒论今释·卷三》）

《成绩录》云：一男子，寒热六七日，谵语不大便，至八九日，昏冒不能言，舌上黑，腹硬满，按之痛不可忍，干呕食不下，四肢疼痛，不得屈伸。先生诊之，与以当归四逆加吴茱萸生姜汤，兼用桃仁承气汤，大便快利，大下黑物，黑苔去，神气复，诸证乃已。（《伤寒论今释·卷七》）

《古方便览》又云：一妇人，年三十四五，患热病十八九日，谵语烦躁不安，热不减，不欲饮食，诸医以谓必死。余诊之，胸胁烦胀，腹满拘挛，乃与大柴胡汤，六七日而腹满去，思食，出入二十日许而收全效。（《伤寒论今释·卷三》）

《古方便览》又云：一男子年四十有余，热病十八九日，口不能言，目不得正视，身体不动，手足清冷，诸医以为阴证，与参附辈，不得寸效。余诊之，两脉如蜘蛛丝将绝，候其腹，脐下有物磊砢，乃作大承气汤饮之，通燥屎五六枚，诸证顿退。（《伤寒论今释·卷六》）

《古方便览》云：一贾人年六十，患热病，诸药杂投，日以增剧，至十七八日，耳聋目瞑，不知人，唇焦舌黑，谵妄燥渴，唯索冷水，水入则呕哕，扬手舞足，病势危甚，家人待毙而已。余按其腹，硬满而有疼痛之状，乃作大承气汤三剂饮之，其夜下硬屎五六枚，明早，得目明耳闻，始知人事。然口渴未止，犹欲饮冷水，余弗禁，恣饮之，至三日，不复欲饮，仍与前方，服十余

剂，诸证日除。复诊时，心下痞硬，腹中雷鸣，更作半夏泻心汤及三黄丸饮之，病痊愈。(《伤寒论今释·卷六》)

《古方便览》云：一男子，年三十余，患热病三十日许不愈，背恶寒殊甚，皮肤燥热，不欲饮食，腹内濡，唯心下满，按之不硬，与泻心汤，汗大出，诸证顿退，一十五六日而痊愈。心下痞，而复恶寒汗出者，附子泻心汤主之。(《伤寒论今释·卷四》)

《橘窗书影》又云：吉田秀贞妻，年三十，伤寒数月，热不解，脉虚数，舌上黄苔，不欲食，咳嗽甚，痰喘壅盛。余与竹叶石膏汤，二三日，热稍解，舌上湿润，小便色减，因与竹茹温胆汤（柴胡、橘皮、半夏、竹茹、茯苓、莎草、枳实、黄连、人参、桔梗、麦冬、甘草、生姜），痰退咳安，食大进，不日全快。(《伤寒论今释·卷七》)

《续建殊录》又云：一丈夫，恶寒身热而呕，腰痛，口干燥，一日，振寒发热，汗出而渴，如疟状，朝发、夕发、夜又发，脉缓而恶寒，尔后呕止，身热腰痛口干燥如故，五六日，振寒再发，其状如初。则与当归四逆加吴茱萸生姜汤，诸证少退，经八九日，发悬痈，痛不可忍，与大黄牡丹皮汤，脓溃，数日而愈。(《伤寒论今释·卷七》)

《续建殊录》云：病者，年十余岁，有寒疾，初服药二三日，发汗不解，热反倍于前日，眼中赤，短气躁烦，手足厥冷，大便秘涩。众医皆以为元气虚，曰：非参附白术等，无以补其虚也。因与理中汤。得汤，疾弥进，因求治于先生。诊之曰：此所谓厥阴证，血气内迫所致也。乃与桃仁承气汤，其翌，下利如倾盆，续服数帖，尔后厥冷甚，殆如将死者，更与当归四逆汤，厥冷即愈，再用前方，疾痊愈。(《伤寒论今释·卷七》)

《治瘟编》云：一妇人，发热微恶寒，心下苦闷，下利呕逆，舌上白苔，脐上动悸高，脉弦紧，与大柴胡汤，下利稍止，呕逆益剧，胸腹热炽，烦渴欲饮水，四肢微冷，脉沉紧，与竹叶石膏汤，服七剂而愈。(《伤寒论今释·卷七》)

浅田宗伯《橘窗书影》云：一妇女，产后恶露既尽，时时恶寒面热，舌上赤烂，头汗出，心下微结，腹满，小便不利，腰以下微肿。医或以为褥劳，或以为黄胖，杂治之，不验。余诊为血热挟蓄饮之证，与柴胡姜桂汤加吴茱萸、茯苓，自丁酉之秋，迄戊戌之春，旧病已愈过半，尚守前方，遂全治。(《金匮要略今释·卷二》)

《橘窗书影》又云：今井左右橘女，外感后，寒热数日不解，咳嗽吐痰，不食，渐渐虚羸，殆将成劳。服柴胡剂数百帖，无效。余诊之曰：此暑邪内伏不得解也，宜讲伏暑之策。与竹叶石膏汤加杏仁，五六日，热大解，咳嗽随止，食进，后与人参当归散（人参、当归、麦冬、地黄、桂枝、芍药、竹叶、粳米），虚羸复常。(《伤寒论今释·卷七》)

◆ 咳嗽

《成绩录》又云：一男子久咳数月，胸中痛，少时吐血，巨里动甚，微盗汗出，且下血亦两三次，面无血色，羸瘦骨立。先生投黄土汤兼赤石脂散（赤石脂一味为末）而愈。(《金匮要略今释·卷五》)

《成绩录》云：一男子，年二十有余，喘咳数日，时时咯血，胁下结硬，脐旁有动。先生诊之，与黄土汤。四五日，血止而咳未解，乃与小柴胡汤，诸患愈，尔后复发咳，于是作苓甘姜味辛夏仁汤与之，全复常。(《金匮要略今释·卷五》)

《古方便览》又云：一女年十八，咳嗽吐痰，气上冲，头目昏眩，四肢倦怠，心志不定，寒热往来，饮食无味，日就羸瘦而不愈，一年所，众医皆以为劳瘵。余诊之，胸肋烦胀，乃令服小柴胡加桂汤及滚痰丸，三月许而收全效。(《伤寒论今释·卷三》)

《麻疹一哈》云：近藤九兵卫次子，年十三。疹后咳嗽不已，声哑不出者数十日。用药不知，更请予诊治。按其腹状，心下悸，上逆，耳鸣目眩，胸间痰鸣。因为苓桂五味甘草汤服之，又杂服滚痰丸，下利日二三行，十四五日所，前证全治而如旧。冲气即低，而反更咳，胸满者，用桂苓五味甘草汤去桂加干姜、细辛，以治其咳满。(《金匮要略今释·卷四》)

《生生堂治验》云：一妇人，行年三十余，每咳嗽，辄小便涓滴下污裳，医或以为下部虚，或以为蓄血，万般换术数百日。先生诊之，其腹微满，心下急，按之则痛牵两乳及咽，至于咳不自禁，与之十枣汤，每夜五分，五六日而瘥。(《伤寒论今释·卷四》)

《续建殊录》云：一男子，患久咳，尝吐血，尔后气力大衰，短气息迫，胸中悸而烦，腹挛急，不能左卧，寐则汗出，下利日一二行，目上足跗生微肿。咳不止，饮食减少，羸瘦尤甚。则与黄芪建中汤，盗汗止，挛急渐缓，得左卧，不下利，微肿散，惟咳依然，更兼用解毒散，经日而诸证全退。(《金匮要略今释·卷二》)

◆ 哮病

《芳翁医谈》又云：侯夫人尝患哮喘，平居喜忘，而嫌忌诊治，亦知其为痫也，与同方，至五岁而全已。今侯亦有疾属痫，近顷吐血久不止，自作三黄加地黄汤，服之而不愈，终乃招予。予至，曰此方实适，病岂有他哉，但去地黄加芒硝，乃益佳，虽然，请言方略，作剂法，以芩连各六分，大黄一钱二分，芒硝一钱，为一剂，以水一合半，小便半合，合煮一沸，日服二三剂。三日而全止。(《伤寒论今释·卷四》)

《橘窗书影》云：一人患久年哮喘，感触风寒，则必发动，不能动摇。余谕之曰：积年沉疴，非一朝药石所能除，惟宜先驱其风寒，以桂枝加厚朴杏子汤、小青龙汤发表。表证解，则与甘草麻黄汤。服之二三帖，喘息忽和，动摇复常。复得出仕，其人大喜。每自仿此法，调药取效。后经年，虽外感稍盛，而喘气大减。云：余多年苦思治哮喘，得二法焉。感触风寒者，主发汗，如森村氏之法。其由寒冷癖饮者，则与《外台》柴胡鳖甲汤（柴胡、枳实、芍药、苍术、鳖甲、槟榔、甘草）、延年半夏汤（半夏、柴胡、鳖甲、桔梗、吴茱萸、枳实、槟榔、人参、生姜）等，驱除其游饮，后以苓桂术甘汤加没食子（原注《华冈经验方》）使散服，则喘气大收。(《金匮要略今释·卷五》)

《王氏民药性纂要》云：治一少年哮喘者，其性善怒，病发寒天，每用桂附八味地黄汤（即本方）及黑锡丹而平。一次用之未效，加生铁落于八味汤中，一剂而愈。(《金匮要略今释·卷二》)

◆ 喘证

《成绩录》云：一男子，短气息迫，喘不得卧，面色青，胸中悸，脉沉微。先生与茯苓杏仁甘草汤，服之三帖，小便快利，诸证痊愈。(《金匮要略今释·卷三》)

《古方便览》又云：一妇人病小疮，敷药后，忽然遍身发肿，小便不利，心胸烦闷，喘鸣迫促几死。余投桔梗白散一钱，吐水数升，再饮而大吐下，疾苦立安，用前方五六日而痊愈。(《金匮要略今释·卷三》)

《生生堂医谈》又云：予妹患喘多年，与吐剂，一次而愈，不复发。(《伤寒论今释·卷五》)

《医事或问》云：某人患肿满，乞诊于余。喘鸣息迫，烦渴，小便不通，因与大青龙汤。用之虽经四十日，药不效。然舍此药外，更无的中其病证之方，故犹大剂用之。其后经二十日，来告急变。往视之，则前证益剧，恶寒战栗，辘辘然汗出不止，家人以为无命矣。余曰：先死固不可知，然药如不瞑眩，其何能治。犹复用前剂，则终夜大汗出，易衣六七度，至其翌朝，肿满减半，喘鸣亦治，小便快利，其后十日而复常。汤本氏云：余亦曾以本方速治剧性肾炎。(《金匮要略今释》)

六角重任《古方便览》云：一男子，冬月发喘急，痰迫咽喉，肩息欲死，投桔梗白散一钱，吐痰涎二三合而愈。(《金匮要略今释·卷三》)

◆ 肺痈

《续建殊》录云：一男子，患肺痈，其友人佐佐氏投药，尔后脓自口鼻出，两便皆带脓，或身有微热，时恶寒，身体羸瘦，殆如不可药，乃来求治。先生与以排脓汤及伯州散，经日而瘳。(《金匮要略今释·卷五》)

原南阳丛桂亭《医事小言》云：一士人久咳，午后微寒热，饮食无味，半眠半起，人以为劳，经数医不效。迎余至其家，未诊，闻咳声，已疑为肺痈，诊之脉不细数，而浮大数，咳嗽时，左膈间痛，隐隐引背，昼夜吐痰甚多，间带血。曾灸四花（穴名），服獭肝，皆不效。仍验其痰，有脓如米粥，真肺痈也，因与肺痈汤（甘草、桔梗、贝母、栝蒌根、杏仁、白芥子、生姜），兼用白散二度，经数十日而愈。(《金匮要略今释·卷三》)

◆ 肺痿

《橘窗书影》云：某人妻，其证，消渴数日不愈。一医以为胃热，屡下之，消渴止，而舌上赤烂，齿龈糜烂，不能饮食，脉虚数，浊唾腥臭。余以为肺痿之一证也，与炙甘草加桔梗汤，病渐愈。（《金匮要略今释·卷三》）

◆ 心悸

《古方便览》又云：一妇人，平生上冲甚，而有心悸之证。故先生（谓吉益东洞也）令服苓桂术甘汤。一夜腹大痛，苦楚不可言。先生往诊之，见疼痛之状，腰部为甚，与此方一剂，顿瘥。（《金匮要略今释·卷四》）

《橘窗书影》云：御金改役后藤吉次郎母，年四十余，伤寒后，心中动悸甚，时时迫咽喉而少气（案：元坚云"上焦液乏"、浅田云"人迎边血脉凝滞"与此合参自能会悟），咽喉之外，壅肿如肉瘤，脉虚数，身体羸瘦如枯柴，腹内虚软，如欲贴背，饮食不进。其父龟山医员上月元琇，延余议方，余曰：舍炙甘草汤加桔梗，无适方也。元琇大服，连服其方，数旬而动悸渐安，肌肉大生，咽喉壅肿自然减除，气息宽快，得闲步，后舆去奥州弘前，其体更健云。（《伤寒论今释·卷五》）

片仓鹤陵《静俭堂治验》云：一女人，心中悸，胸下痞硬，脐上动悸，暗不能发声，不大便五六日，时复头眩，脉沉细，饮食不进。按法治之，诸证虽稍快，惟音声不发，悸动不止，历十九日，改剂用炙甘草汤，七八日而动悸止，音声开，遂得复常。（《金匮要略今释·卷二》）

◆ **胸痹**

《方函门诀》云：此方为热实结胸之主药，其他胸痛剧者有特效。一士人，胸背彻痛，昼夜苦楚不可忍，百治无效，自欲死，服大陷胸汤三帖而霍然。又脚气冲心，昏闷欲绝者，服此方而苏。凡医者临死地，又不可无此手段也。（《伤寒论今释·卷四》）

《古方便览》又云：一妇人，年五十有余，患胸痹，饮食无味，身体尪羸，半岁许不愈。余诊之，心下痞硬，心悸，小便少，即作人参汤及三黄丸饮之，服之二十余日，未见其效，病者欲其速愈也，乃召他医。医视之，率尔灸脐旁，忽心腹切痛，下利数十行，臭秽不可近，殆至于死。于是复召余，乃以大承气汤下之，五六日，诸证顿退，饮食倍于前日，居七八日，小便不利，遍身洪肿，心下痞硬，腹皮拘挛，余又用附子汤及平水丸，服之三十日，诸证痊愈。（《伤寒论今释·卷七》）

《生生堂治验》云：某，患胸痛呕吐七年，变为膈噎，师诊之，六脉细小，心下悸，有水声沥沥然。与枳实薤白桂枝汤，赫赫圆（未详）每服三十九，三日，所下痢皆黑色如漆，病势颇退。后十数日，心中懊憹，吐出黑痰胶固，所患方除，后经十余年之久，复发而死。（《金匮要略今释·卷三》）

《成绩录》又云：贾人津国屋某者之仆，谒曰：吾疾常起于薄暮，逮初更而止，其初起，横骨（谓肋骨也）下边有声，渐升至心下，此时必胸痛，大吐水，而后如平日，其他无所苦，众医交疗，五旬而不瘥。先生诊之，与桂枝枳实生姜汤，三服，病顿除。（《金匮要略今释·卷三》）

《橘窗书影》又云：鸟井氏之母，外感后热气不解，胸痛短气，咳嗽甚，脉数，舌上白苔，食不进，侍医疗之数日，病益重。因走使招余，余诊之曰：是饮邪并结之证，然以其人虚弱，不致为热结胸也，与柴陷汤加竹茹。服之四五日，胸痛大减，咳嗽亦随安，后以腹拘急，痰饮不除，用四逆散茯苓杏仁甘草汤合方，服之而愈。（《伤寒论今释·卷四》）

《橘窗书影》云：菅沼织部正，往年得胸痹痰饮之证，客冬外感后，邪气不解，胸痛更甚，加之项背如负板，不便屈伸，倚息不能卧，饮食减少，脉沉微。众医以为虚候，治之不愈。余诊之曰：虽老惫，邪气未解，脉带数，先解其邪，而后治其本病不迟也。因与柴陷汤（小柴胡小陷胸也）加竹茹，兼用大陷胸丸。服之，邪气渐解，本病亦随以缓和，连服二方，数日而痊愈。（《伤寒论今释·卷四》）

《生生堂医谈》又云：北野屋太兵卫之妻，年五十，胸痛引小腹，蜷卧支持，犹不堪其苦。初，一医与药，反呕逆，遂药食不下，又以为脾虚，与归脾汤及参附之类，疾愈笃。师即与瓜蒂散五分吐之，翌日，与栀子豉加茯苓汤，数旬而痊。（《伤寒论今释·卷五》）

《续建殊录》云：一妇人，胸中痛，烦闷，莫可奈何。切而按摩之，则其痛移于背，饮食药汁不下，若下咽，必痛甚，一身肉脱，脉微细。与栝蒌薤白白酒汤，服之二三帖，痛大退，饮食得下咽，尔后经十余日，痛再发。以粉蜜汤（甘草粉蜜汤也）作丹兼用之，不几日而痊愈。

渊雷案：此证饮食下咽即痛甚，以兼用粉蜜汤而愈，粉蜜汤治蛔痛之方，知其病在胃，或在食管中也。（《金匮要略今释·卷三》）

◆ **胸满**

《成绩录》又云：丹州一猎犬，乘轿来告曰：一日入山逐兽，放鸟铳中之，兽僵，乃投铳欲捕之，兽忽苏，因与之斗，遂克捕之，尔后虽无痛苦，然两肘屈而不伸，普求医治，不得寸效。先生诊之，胸满太甚，异于他所，乃与小陷胸汤，服之而愈。汤本氏云：余亦随腹诊，用本方，治吞酸嘈杂，两脚挛急，行步难者，得速效。（《伤寒论今释·卷四》）

《成绩录》云：道修街一贾人之儿，年甫七岁，恍然失人事，烦闷不语，急请先生，往诊之，直视胸满，心下痞硬，身热殊甚。先生曰：此俗所谓虫热者，血气聚于心胸故也。乃作干姜黄连黄芩人参汤，及黄连解毒散，一日夜迭进六帖，儿能服之，二日而病愈。（《伤寒论今释·卷七》）

《古方便览》云：一男子，年七十余，胸满，心下痛，发作有时。或吐蛔虫，不能食，伏枕三月许，余与此方，病即愈。（《金匮要略今释·卷三》）

《生生堂治验》又云：一妇年五十，右身不仁，常懒于饮食，月事无定，每行必倍常人。先生以三圣散一钱，吐冷痰黏者二三升，由是食大进，因切其腹，胸满，自心下至少腹，动悸如奔马，与柴胡加龙骨牡蛎汤，数月而痊愈。（《伤寒论今释·卷三》）

《生生堂治验》又云：一男子，胸膈痞满，恶闻食气，动作甚懒，好坐卧暗所，百方不验者半岁。先生诊之，心下石硬，脉沉而数，即以瓜蒂散吐二升余，乃痊。（《伤寒论今释·卷五》）

《建殊录》云：越中二口誓光寺主僧某者，请诊治云云（详苓桂术甘汤条）。于是僧归期已迫，复竭曰：越去京师也殆千里，且道路艰险，度难再上，病尚有不尽，愿得受方法以归也。因复诊之，前证皆除，但觉胸胁苦满，乃书小柴胡汤之方以与之。僧归后，信服之，虽有他证，不复他药。一日，俄大恶寒，四体战栗，心中烦闷，不能气息，弟子惊愕，谋延医治。病者掩心徐言曰：宁死无他药矣。更复为小柴胡汤，连服数剂，少焉，蒸振烦热，汗滋腹背。至是，旧病百患，一旦顿除，四体清快，大异于往常。僧乃为之作书，走一介，谢先生云。（《伤寒论今释·卷三》）

◆ **胸胀**

《橘窗书影》又云：唐津侯次女，春来，脊骨六七椎上突起，状如覆杯，胸膈亦高张，气分郁塞，不能作事，腹里拘急，背亦觉强。余与四逆散加钩藤、羚羊角，兼用大陷胸丸，经旬日，胸腹宽快，气色大旺，益进前方，脊骨凹没，身体复故。（《伤寒论今释·卷七》）

◆ **胸闷**

《成绩录》云：某人，年二十余岁，胸中烦闷（是热证），按腹则空洞无物（非实证），神气郁郁，悲喜无恒（此无关弘旨），手足烦热（是血热），汗出如油（通常是脱证反复发作则非附子证），口干燥，大便秘，朝间小便浊（合此种种，血热可知），夜则诸证皆稳。先生诊之，与三物黄芩汤（治血热），兼用黄连解毒散（治胸中烦闷），而愈（注此一案示体会之例）。（《金匮要略今释·卷七》）

◆ **胸下挛急**

《成绩录》云：一妇人，日食三十余次，每食不过一二口，脚以下不遂，已二年许，胸下挛急，时迫心下，先生与以当归芍药

散而愈。(《金匮要略今释·卷七》)

◆ **惊恐**

《成绩录》又云：备中一村甲，恒易恐惊，胸腹动悸，挛急恶寒，手足微冷，虽夏月，亦复衣，惊后必下利，得大黄剂则利甚，十余年不瘥，就先生请诊治，与之柴胡姜桂汤而愈。(《伤寒论今释·卷四》)

《成绩录》云：摄南某氏妻，郁冒上逆，居恒善惊，闻足音跫然，则惊悸怵惕，以故不欲见人，常独卧深闺。是家给富，家人咸敷毡以步，俾莫席音。摄养修治，无所不到，一不见寸效，荏苒在床者，数年。于是请先生，先生与以苓桂术甘汤，积年之病，以渐而愈。汤本氏云：此病乃重症癔病（即《金匮》之脏躁）也。(《伤寒论今释·卷二》)

◆ **不寐**

《方伎杂志》云：屋张屋某，年四十，乞诊云：二三年来，气分不常，饮食无味，夜不安寐。诊之，面色青黑，一身无滋润之气，稍有水气，舌色刷白，声嘶气促，脉不浮不沉，但无力如绵，形如游魂行尸，真重患也。余告以病重，使知必死（病人当安慰，不当恫吓），先与真武汤，半岁许，气力稍复，呼吸渐平，声亦渐出，至冬月，觉腰痛，自脚至少腹麻痹，呼吸又急，乃转用八味丸料，通计一年而痊愈。因思病证虽危，尽力治疗，亦或可愈（此论极是，但不可以语持盈保泰之名医耳），医之於术，可不勉乎。(《伤寒论今释·卷七》)

◆ 神昏

《橘窗书影》又云：汤岛明神下，谷口佐兵卫妻，年四十许，经水漏下。一日，下血块数个，精神昏愦，四肢厥冷，脉沉微，冷汗如流，众医束手。余与茯苓四逆汤，厥愈，精神复常。（《伤寒论今释·卷二》）

《续建殊录》又云：一妇人足指疼痛，不得步行，一日，腹中挛急，上冲心，绝倒不知人事，手中温，脉数，两便不通，则与当归芍药散，尔后小便快利，色如血，诸证顿除。（《金匮要略今释·卷七》）

◆ 善笑

《生生堂治验》又云：绵屋弥三郎之妻，善笑，凡视听所及，悉成笑料，笑必捧腹绝倒，甚则胁腹吊痛，为之不得息，常自以为患。请师治之，即与瓜蒂散，吐二升余，遂不再发。（《伤寒论今释·卷五》）

◆ 厥证

《生生堂治验》又云：一妇年五十余，每恚怒，则少腹有物上冲心，闷绝而倒，牙关紧急，半时许乃自醒，月一发或再发。先生诊之，胸腹动悸，与柴胡加龙骨牡蛎汤，数旬而愈。（《伤寒论今释·卷三》）

◆ 痫证

《成绩录》又云：一女子，素有痫证，一时患疫，诸医疗之，不瘥。迎先生乞诊治，其腹有动，头汗出，往来寒热，大便燥结，

时时上冲，昏不识人，日夜如此两三次，乃与柴胡姜桂汤，及紫圆攻之，不一月，诸证尽除。(《伤寒论今释·卷四》)

《成绩录》云：平野屋某之子，年十八，尝患痫，发即郁冒，默默不言，但能微笑，恶与人应接，故围屏风，垂蚊帐，避人蒙被而卧，其时方大汗出，渴而引饮，饮汤水数十杯，小便亦称之。先生诊之，心下痞硬，腹中雷鸣，乃与半夏泻心汤，发则与五苓散。大渴顿除，小便复常，续服半夏泻心汤，久之，痫减七八。尔后怠慢不服药，不知其终。(《伤寒论今释·卷四》)

《生生堂医谈》又云：城州梅端真休寺住持，有痫症，发则乱言，或欲自缢，且足挛急，难以行步。来请治，予晓以非吐剂莫治，而僧侣沮之，不肯服，乃请治于他医。医与四逆散加吴茱萸、牡蛎，半年，无寸效。于是再来请治，予则用瓜蒂、赤小豆末，以齑汁服之，吐黏痰许多，痫不复发，足挛急顿治，住持甚悦，行歌相赠。(《伤寒论今释·卷五》)

《生生堂医谈》云：大津布施町净宗寺之妹，年二十许，状如癫痫，卒倒不省人事，少顷自苏，年发四五次，病起幼年，百治不效。予用瓜蒂末五分，以齑汁送下，吐黏痰一升余，臭不可言，病顿愈，尔后不复发。(《伤寒论今释·卷五》)

《生生堂治验》云：井筒屋喜兵卫之妻，发狂痫，发则把刀欲自杀，或欲投井，终夜狂躁不眠，间则脱然谨厚，勤于女红。先生与瓜蒂散一钱二分，涌吐二三升，更服白虎加人参汤，遂不再发。(《伤寒论今释·卷五》)

《生生堂治验》云：一妇人，幼患癫痫，长而益剧，立辄晕倒，少时始苏醒者，日一二次，如此三十余年，众医杂疗而无效。其主人偶闻先生之异术，乃来请治。往诊之，脉紧数，心下硬满，乳下悸动，谓先生曰：心神惘惘，虽饮食须臾不得安，数十年如一日也。视其颜色，愁容可怜。先生慰之曰：病可治也。病妇信以为实，乃服柴胡加龙骨牡蛎汤，精神颇旺，又调瓜蒂散五分，吐黏痰数升，臭气冲鼻，毒减过半，或五日六日一发，凡期年而痊愈，其间行吐剂约十六度。（《伤寒论今释·卷三》）

◆ 狂证

《成绩录》又云：一妇人，每好饮酒，一日大醉，忽然妄语如狂人，后卒倒直视，四肢不动，吸吸少气，不识人事。手足温，脉滑疾，不大便十余日，额上微汗出，面部赤，自胸中至少腹硬满，不能食。与桃仁承气汤，服之五六日，瞳子少动，手足得屈伸，至七八日，大便通，呻吟十余日，诸证渐退。（《伤寒论今释·卷三》）

《成绩录》又云：一男子，年十五，头痛发热，翌日发谵语，其状如狂。医诊之曰：此痫也。与之药，数日，病益甚。先生诊之，脉洪数，舌上黑苔，身热如灼，胸腹有急迫状，而无成形者，与黄连解毒汤。翌夜，病势益甚，再请先生诊之。眼中带赤色，不能语言，饮食殆绝，热势郁伏，脉益洪数，头汗出，手足不动，乃与桃仁承气汤。至明日，尽五帖，遗尿一行，臭不可近，放屁五六次，言语尚不通，目闭不开，按而视之，满眼皆赤，手足头面微冷，汗不复出，唇稍焦黑，神气不全昏，呼之则应，心胸下硬，按之则蹙额，手足搬地。经二时许，复诊之，心胸下已无痛状，仍进前方。至明日，大便一行，四肢微冷，不知人事。先生曰：勿怖，所谓瞑眩耳。益用前方，数日而愈。（《伤寒论今释·卷三》）

《成绩录》云：一男子，卒然如狂，捧头踊跃，如头痛状，不能言语，干呕，手足微冷，目闭，面无血色，旋转室中，不得少

安，先生与吴茱萸汤，五六帖而痊愈。(《伤寒论今释·卷七》)

《方伎杂志》云：一人患伤寒请治，病人妄言，时欲起走，家人恒抱持之，按卧床上，其证腹满大渴，舌上干燥，齿龈黑色，错语不已，二便不利，脉沉微。因与大承气汤三帖，下臭秽黑便甚多，至第三日，精神颇爽，但夜间惊恐，不得安眠，因与柴胡加龙骨牡蛎汤，凡三十余日而瘳。问其病中情形，则云觉诸道商船云集应付极忙，不自觉其病苦，病中常欲起走，即由于此。医谓此病当服人参，服之遂剧云，班孟坚有言：有病不治，常得中医。洵不诬也。(《伤寒论今释·卷六》)

《建殊录》云：某生徒读书苦学，尝有所发愤，遂倚几废寝七昼夜，已而独语妄笑，指责前儒，骂不绝口，久之，人觉其狂疾。先生诊之，胸肋烦胀，脐上有动，上气不降，为柴胡姜桂汤饮之，时以紫圆攻之，数日，全复常。(《伤寒论今释·卷四》)

山田业广云：杉本某者，以其妻患疫，扶持过劳，妻愈而己身病作，一夜三更。卒起出外，云将诣稻荷神社礼佛，家人以深夜阻之。弗听，两弟窃怪之。尾其后，则登神社，箕踞狂呼，发种种妄言。弟大惊，强掖以归，遂发狂。翌日乞余诊之，投柴胡加龙蛎汤，数日自若。病人三十余岁，壮实多力，距跃逾丈，矫捷如飞，家人疑为狐祟。越十日许，再乞诊，熟察之，昼夜数十发，不发时稍清醒，发则握拳张足，心下苦闷，按其项背手足，筋络努张甚。强按之，则呼楚不堪。观其反张之势，类痉病之发狂，因投大承气汤五帖，以为大量硝黄，日必下利五六行。然日仅二行，而筋络渐缓。从此病发日减，十余日后，神气稍定。仍持前方月余，病减七八。念硝黄不宜长用，稍减之，病辄转剧，不得已，又增其量。凡七八十日，肠胃习于药而安焉。大便若硬，一利辄快，后有不快通时，用承气必应，盖其肠胃之实，异于常

人也。余五十年来用硝黄之多，此人为最。古人立方之妙，可惊异焉。（《金匮要略今释·卷一》）

张氏《直解》云：丁巳秋，予治一妇人，伤寒九日，发狂面白，谵语不识人，循衣摸床，口目瞤动，肌肉抽搐，遍身手足尽冷，六脉皆脱，死证悉具，诸医皆辞不治。予因审视良久，闻其声重而且长，句句有力，乃曰：此阳明内实，热郁于内，故令脉道不通，非脱也，若真元败绝而脉脱，必气息奄奄，不久即死，安得有如许气力，大声疾呼，久而不绝乎？遂用大承气汤，启齿而下，夜间解黑粪满床，脉出身热神清，舌燥而黑，更服小陷胸汤二剂而愈。因思此症大类四逆，若误投之，立死，硝黄固不可以误投，参附又岂可以轻试也哉？

渊雷案：此证因是谵语而非郑声，故毅然投承气，可谓卓然不惑者矣，若参以腹诊，当尤易辨。（《伤寒论今释·卷六》）

◆ 痞满

《成绩录》云：一男子，每饮食，觉触掠胸上，心下结硬，大便易秘，经久不治，请先生，饮以大柴胡汤而愈。汤本氏云：此证恐系轻度之食道狭窄。（《伤寒论今释·卷三》）

《成绩录》又云：伊州一贾人，中鼠毒，微肿微热，未几而瘳，瘳后诸证杂出，心气不定，手足肿，经年不治。就先生求治，诊之，心下痞硬，腹中雷鸣，与半夏泻心汤，兼用木鳖子、大黄、甘草三味煎汤，遂愈。（《伤寒论今释·卷四》）

《成绩录》云：一男子，年三十余岁，心下痞塞，左胁下凝结，腹中雷鸣，过食则必下利，如此者六年，先生用生姜泻心汤而愈。（《伤寒论今释·卷四》）

《方伎杂志》云：某妇，患疝积留饮痛，三四年矣，发则痛苦

甚，自欲死。历诸医而不治，饮食渐减，精力衰弱，垂死。其时，
有美国医生夫朋者，来横滨。一妇人曾受夫朋之疗治，既用器械，
复傅耳鼻于病人之胸腹。候之，病者与家人惊讶感服，以为与日
本医生大异也。诊毕，夫朋云：此不治之病也，弗肯疗治。病人
大沮丧，泫然而归，自分待死，以亲族之集议，乞治于余。余诊
之，羸瘦无血色，心下痞硬，脊痛昼夜不已，时时吐水饮，食物
不进。以夜分失眠，故昼日郁郁。气力甚恶，自云不欲对人。面
部四肢肉脱，中现微肿，脉沉弱。余以为非必死之证，因与茯苓
饮加半夏，兼用消块丸。每夜八分，一月许痞硬去，吐水止，稍
思食。于是转当归四逆加吴茱萸生姜汤，兼用消块丸一钱。又
一月余，诸患悉去，饮食如常。夫朋氏以为不治者，竟能痊愈。
(《金匮要略今释·卷四》)

《静俭堂治验》云：一男子，年五十一，心下痞硬，时或拘痛，
使强忍之。黄昏，遽痰涎涌盛，呼吸急迫，烦躁闷乱，咽喉如锯
声，身体壮热，手足厥冷，头面胸背，绝汗如雨，不能横卧，呻
吟不止。旁人自背抱持之，命如风烛，急使求治于予。即往诊视，
虽恶证蜂起，脉沉细中有神气，眼睛亦不脱，尚可措手。急作走
马汤，如法绞与白沫一小盏，痰喘十减七八，寻与大剂麻杏甘石
汤三帖，一宿而诸证脱然如失。夫此证，若取手足厥冷脉沉细，
而用四逆辈，或见痰涎涌盛，呼吸急迫，而用沉香降气汤、正脉
散（正脉散未详，汤本以为生脉之误，然与证不合）。或见烦躁
自汗，而用承气辈，必生变证，不可不详。(《金匮要略今释·卷
三》)

《橘窗书影》又云：参政远山信浓守候，年年患脚气，今年不
发，但心下痞塞，任脉拘急，郁闷不堪职事，余与四逆散加吴茱
萸、茯苓。数日，腹里大和，然饮食不美，元气颇馁，与柴芍六

君子汤（柴、芍、参、夏、橘、苓、术、草），元气颇旺，时已免职，恬然静养，不药而愈。（《伤寒论今释·卷七》）

《橘窗书影》又云：黑田老侯自笑庵，心下痞塞，任脉全拘急，有动气，不得酣寐，时时吐血，医与滋补剂，无效。余诊之曰：非虚证，此肝火所为也，宜和开腹中，清凉肝火。与四逆散加黄连、茯苓，兼用黄连解毒散，数旬而宿疾渐愈。（《伤寒论今释·卷七》）

《橘窗书影》又云：松平妻，年二十五六，妊娠有水气，至产后不去，心下痞硬，雷鸣下利，口中糜烂，不能食盐味，仅啜稀粥，噫气，吐酸水，医多以为不治。余以口糜烂为胃中不和之证，与甘草泻心汤，数日而痞硬去，食少进，益连服之，口中和，酸水止，而水气下利，依然而存，乃与四苓汤（五苓散去桂枝）加车前子，旬余，两证痊愈。（《伤寒论今释·卷四》）

《橘窗书影》又云：一贾人，面色紫润，掌中肉脱，四肢瘈痛，众医以为癫疾，处方皆无效。先生诊之，胸胁烦胀，心下痞硬，作小柴胡汤及梅肉丸杂进。数十日，掌肉复故，紫润始退。（《伤寒论今释·卷三》）

《生生堂治验》又云：一老妪，有奇疾，见人面每有疣赘，更医治之，不可胜数，然无寸效。先生诊之，脉弦急，心下满，服三圣散（瓜蒂、藜芦、防风）八分，吐后，与柴胡加龙骨牡蛎汤，自是不复发，时年七十许矣。（《伤寒论今释·卷三》）

◆ **呃逆**

《古方便览》云：一贾人七十余岁，患呃逆三十日，口不通勺饮，诸医治之不愈。东洞先生往诊之，咽喉肉脱，吃吃之声已出尽，惟腹中有响，乃作橘皮竹茹汤，一帖重十二钱，与之，二剂

而奏效。(《金匮要略今释·卷五》)

◆反胃

《成绩录》云:一妇人,患胃反九年,经众医未尝些微取效。先生诊之,心下挛急,吐而不渴,食触口则不爽快,心胸间有痰饮,则与茯苓饮,服之数日而愈。(《金匮要略今释·卷四》)

《成绩录》云:安部侯臣菊池大夫,从侯在浪华,久患胃反。请治于先生曰:不佞在江户得此病,其初颇吐水,闻交以食,吐已乃渴。一医教我断食,诸证果已,七日始饮,复吐如初。至今五年,未尝有宁居之日。先生诊其腹,自胸下至脐旁硬满,乃与茯苓泽泻汤,数日而痊愈。(《金匮要略今释·卷五》)

《成绩录》又云:一贾人,患胃反,饮食停滞,腹吐胀满,心胸不安。每三日若五日,必大吐宿水,吐已乃渴,若此者三年,辟食断饮,针灸百治,皆不奏效。先生与茯苓泽泻汤,兼服南吕丸,月余而痊愈。(《金匮要略今释·卷五》)

《橘窗书影》又云:一妇人,患多年反胃,至今冬增剧,饮食不能纳,自心下至脐上痛甚不能堪,余乃与小半夏加茯苓橘皮汤,兼用起废丸(用三方干漆、桃仁、反鼻霜、大黄。一方以地黄易大黄;又一方仅大黄、生漆二味)。至于食料,仅啜荞麦汤少许。不过四五日,呕吐止,痛减,连进前方,病不再起。(《金匮要略今释·卷四》)

◆呕吐

《方函口诀》云:此方不但治蛔虫吐涎,亦用于不吐涎而心腹痛甚者,故投乌梅丸、鹧鸪菜汤等剂,反激痛者,与此方弛之,腹痛必止,凡治虫积痛,嫌苦味药,强与则呕哕者,宜此方。论中"毒药不止"四字，宜深味焉，故凡众病，服诸药呕逆不止者，有效。一妇人，伤寒热甚，呕逆不止，用小柴胡汤不解，一医以为水逆，与五苓散，益剧，与此方，呕逆速瘥，即《玉函》单甘草汤之意（《玉函经》附方，治小儿撮口发噤），而更妙。（《金匮要略今释·卷五》）

《橘窗书影》又云：某女人，年四十余，尝有吐水之癖，经炎暑，其病益甚，食气绝粒，身体骨立，心中疼热，好冷水，西洋医者流五六辈疗之，更无效。余与半夏干姜人参丸料，兼服乌梅丸，呕吐顿止，心中疼热日减，方得进饮食。（《金匮要略今释·卷七》）

《橘窗书影》云：姬路侯老臣，内藤平右卫门，往年在京都，患梅毒，瘥后，头痛，肩背强急，眼睛时复朦胧，医概以为遗毒，连服仙遗粮并汞剂，血液枯燥，胃中空虚。一日，发大呕吐，绝食，心下痞塞，烦躁欲死，众医惊辞去。余诊之曰：体本无深毒，其人自惧有病，为医过攻，至生斯变，所谓割鸡用牛刀也。先平其胃，下其呕逆，或可得活路。因作吴茱萸汤加半夏、黄连，用官参三分，服之二日，呕吐止，食稍进，余仍持前方，他医或笑其顽固，弗动也，连服数旬，头痛肩背强亦随愈。（《伤寒论今释·卷六》）

《橘窗书影》云：一妇人，年二十许，产后胃中不和，时时吐饮食，羸瘦极，遂发大呕吐，药食不能入口，脉微细，四肢微冷，口干燥，欲冷水，医束手无可如何。余诊之，作半夏干姜人参丸料，煎为冷液，令时时饮少许，又以冷水送下乌梅圆，药始下咽，呕吐止，经二三日，啜稀粥，胃气渐复，用前方月余，肌肉肥胖，遂得痊愈。（《金匮要略今释·卷七》）

《生生堂医谈》云：与兵卫之妻，初，吐泻如倾盆，状似霍乱，全身如冰，厥冷脉绝者半日，既而烦躁，投去衣被，不食，大渴欲饮水，与水则吐，如此四五日，依然不死。请治于予，见前医所与附子理中汤，炉边尚余一二帖。诊其腹，脐下如石硬，予曰：是血证也，不可与理中汤。遂倾弃其既煎之药汁，别作桃仁承气汤服之，下臭秽之物甚多，三日内厥回，诸证全退而愈。其后经二年，又发如前，予又与桃仁承气汤而愈。当时若思虑不精，必杀人矣。(《伤寒论今释·卷三》)

《续建殊录》又云：一商人，志气郁郁，呕不能食，平卧数十日，自心下至胁下硬满，按之则痛，时时呃逆，夜则妄语，无热状，脉沉微，乃与大柴胡汤。服后下利黑物，诸证痊愈。(《金匮要略今释·卷三》)

《野津猛汉法医典·序》云：昔在门司开业，英国军医官阿来甫氏亦在此地，患胃病，呕吐不止，久绝饮食。时阿来甫之弟适为船医，与美医宁马氏合治之，百施其术，呕吐终不能止，病人日益衰弱。有宣教师为之乞诊于余，余往诊。宁马氏等告余以症状，及治疗经过，则余所欲用之普通镇呕法，彼二人皆已先我用之，余几无他法可用。忽忆汉法药，遂归家检查汉法医书，制小半夏加茯苓汤，盛以瓶，令其服用。一二服后，忽显奇效，呕吐几止。疗治数日，竟复健康。至今半夏浸剂遂为一种镇呕剂，先行于医科大学，次及于各病院及医家焉。(《金匮要略今释·卷四》)

又云：一妇，年二十四五，患呕吐，三四日或四五日一发，发必心下痛，如此者二三月，后至每日二三发，甚则振寒昏迷，吐后发热。诸医施呕吐之治，或与驱蛔之药，无效。余诊之，渴好汤水甚，因与茯苓泽泻汤，令频服少量。自其夜病势稍缓，二十余日，诸证悉退，惟腰间有水气，令服牡蛎泽泻散料而愈。(《金

323

匮要略今释·卷五》）

《杂病辨要》又云：一男子，患吐水数十日，羸瘦日加，其证，每至黄昏，脐旁有水声，扬腾上迫，心下满痛，吐水数升，至初更必止，饮食如故。先生投桂枝枳实生姜汤，其夜水虽上行，然遂不吐。翌夜，诸证尽退，五六日而痊愈。（《金匮要略今释·卷三》）

《续建殊录》云：天崎侯臣，堀氏某，卒然发干呕，医与小半夏汤，七日而不瘥，其声动四邻，于是迎先生请治。诊之，心下痞硬，四肢厥冷，乃与吴茱萸汤，饮之三帖，而疾全治。（《伤寒论今释·卷六》）

◆ **食积**

一男子伤食，社中医生用备急走马等，无寸效，伎穷之余，试令饮酒，仍服前药，遂得快吐下而康复。（《金匮要略今释·卷八》）

◆ **噎膈**

《成绩录》云：一男子六十余岁，时时饮食窒于胸膈，不得下，状如膈噎，咳嗽有痰饮，先生与小陷胸汤，兼用南吕丸，即愈。（《伤寒论今释·卷四》）

《建殊录》云：某人，年二十余。请治曰：膈噎二年所，十日、五日必发，顷者胸腹胀满，举体愈不安。众医皆以为不治，无一处方者。先生为大半夏汤饮之，饮辄随吐，每吐必杂黏痰。居八九日，药始得下，饮食不复吐。出入二月所，痊愈。（《金匮要略今释·卷五》）

《橘窗书影》云：某人，年四十余，患膈噎，食道常有物如梗

塞，饮食至此悉吐出，支体枯柴，自以为必死。余诊之曰：自心
下至胸脘间，无凝结顽固之状，病方在食道。因与半夏厚朴汤理
其气，时时用化毒丸动荡其病，兼于大椎节下至七椎节下，每节
灸七八壮，过五六日，觉咽喉间如火燃，试吞冷水，已无梗塞之
患，自是饮食稍进，病渐愈。(《金匮要略今释·卷七》)

◆ **腹痛**

《成绩录》又云：一妇人，腹痛硬满挛急，时时发热，小便
不利，手足微肿，微咳目眩。患之百余日，一医投大柴胡汤，诸
证日甚，热亦益炽。先生诊之，与以真武汤，一二日，热退利止，
经五六日，小便快利，肿随去，食亦进，腹不痛，目不眩，但硬
满挛急如故，兼以当归芍药散，诸证痊愈。(《伤寒论今释·卷
七》)

《成绩录》又云：一贾人，当行步时，人误蹈其足，遂为跛蹩，
众皆以为脚气，因延先生诊之。无短气倚息之证，腹中痛，上迫，
时时上窜，神气将乱，乃用当归芍药汤，尿快通，色如皂角汁，
蹩随愈。(《金匮要略今释·卷七》)

《成绩录》又云：一男子，恶寒身热，汗出后，卒发腹痛，脐
旁殊甚，自少腹至胁下拘急，二便不通，食则吐，舌上白苔，剧
则痛至胸中如刀割，头汗流出，先生与以桃仁承气汤，诸证痊愈。
(《伤寒论今释·卷三》)

《成绩录》又云：一男子，六七年来病腹痛，汤液丸散，镵石
引，无所不至，未有小效，遂来求治。先生诊之，腹中挛急，不
能俯仰，痛引胸背，其腹如刺，胸背如啮，与以当归芍药汤，时
调下消块丸，以渐而愈。(《金匮要略今释·卷七》)

《成绩录》云：一妇人，腹痛十有三年，诸药无效，小腹硬结，

与大黄牡丹汤，后数日，下如碗状者，碎割视之，有牛蒡根一撮。问之，曰：十余年前食牛蒡，为其所伤，遂发腹痛至今，后不复食牛蒡矣。下后腹痛乃已，食牛蒡如故。(《金匮要略今释·卷五》)

《成绩录》云：一妇人，心胸下硬满而痛不可忍，干呕短气，颠转反侧，手足微冷，其背强急如板状，先生与之十枣汤，一服而痛顿止，下利五六行，诸证悉愈。(《伤寒论今释·卷四》)

《成绩录》云：一男子，腹痛七年，上迫胸背，请治于先生，与当归芍药汤（即本方作煎剂）服十五六帖，下黑血而愈。(《金匮要略今释·卷七》)

《古方便览》又云：一妇人年三十二，饮食不进，日以羸瘦，患腹痛三月许，诸医以血积治之，或用下瘀血药，病益甚。余诊之，脐旁有块物，如有手足，心下及胁肋拘挛，重按之，痛不可忍。轻按则否，乃作此方与之，病日消而痊愈。(《金匮要略今释·卷三》)

《古方便览》云：一男子，年五十余，腹痛数年。余诊之，心下痞硬，腹中雷鸣，乃作半夏泻心汤饮之，未奏效。一日，忽然大恶寒战栗，绞痛倍于常时，于是更作大黄附子汤饮之，痛顿止，续服数日，病不再发。(《金匮要略今释·卷三》)

《橘窗书影》云：泽内右内，尝患腹痛，一日大发，腹坚满，自心下至少腹刺痛不可近，舌上黄苔，大小便不利，医以为寒疝，施药反生呕逆，昼夜苦闷不堪。余诊为结胸，与大陷胸汤，为有呕气，不能下利，因以唧筒灌蜜水于谷道，尔后大便快利数十行，呕止，腹满痛顿减，后与建中汤而痊愈。(《伤寒论今释·卷四》)

《麻疹一哈》又云：八木氏，年可二十，发热无汗，疹欲出不出，心下结痛，肩背强直，因与小陷胸汤，前证渐安。明日以紫

圆下之，下利数行，谵语发热，汗出如流，疹子从汗而出，疹收后，全复故。(《伤寒论今释·卷四》)

《漫游杂记》云：阿波贾人，泊船尾道，食章鱼中毒，累日不解，经二旬，至赤马关，易医者三，病势益猛烈，命在旦夕，客舍主人某，造余庐请治，余往诊之。满腔如盛石，自心下至少腹，绞痛不可触，药食并吐，不留些子，其脉紧数，唇舌焦黑。余呼主人问曰：斯人平生苦积块耶？曰有之。余曰：是滞食激发积痛也，先下其滞食，随调其积痛，则犹或可解，唯连延须数日耳。乃作大剂大承气汤，下之数十行，腹胀悉除，绞痛益剧，当其心下，有一巨块，状如活动者，于是与附子粳米汤，调之三月，腹痛减半，舌苔皆去，日啜薄粥二盏，与粳米汤一百日，往再得愈。舶主之滞食，不以瓜蒂取吐者，察其声气，知不堪瓜蒂之毒也，既下而后，不进芩连者，腹气竭乏，以苦寒攻之，则痛益激也。(《伤寒论今释·卷六》)

《生生堂治验》又云：桔梗屋某，年二十，晚饭后可半时，卒然腹痛，入于阴囊，阴囊挺胀（案：当是赫尔尼亚），其痛如剜，身为之不得屈伸，阒阒闷乱，叫喊振伏。急迎先生诊之，其脉弦，三五动必有一止，四肢微冷，腹热如燔，囊大如瓜，按之石硬，病者昏愦中愀然告曰：心下有物，如欲上冲咽者。先生闻之，释然抚掌谓之曰：病可救也。以瓜蒂散一钱，吐出寒痰一升余，次与紫圆三分，泻五六行，至夜半，得熟睡，明日，病若失。(《伤寒论今释·卷五》)

《生生堂治验》又云：某女年四十，以周身发黄故，医者妄名为黄疸。先生按之，至脐下，即痛不可堪，与桃核承气汤，十余日而痊愈。(《伤寒论今释·卷三》)

《续建殊录》又云：某者，尝患腹痛，腹中有一小块，按之则痛剧，身体尪羸，面色青，大便难通，饮食如故，乃与大柴胡汤，饮之岁余，少差，于是病者徐怠慢，不服药，既经七八月，前症复发，块倍前日，颇如冬瓜，烦悸喜怒，剧则如狂，众医交疗而不瘳，复请治。先生再与以前方，兼用当归芍药散，服之月余，一日大下异物，其形状如海月，色灰白，似囊，内空虚，可盛水浆，其余或圆或长，或大或小，或似纽，或黄色如鱼馁，或如肉败，千形万状，不可枚举。如此者九日，而后旧疴顿除。（《金匮要略今释·卷七》）

《续建殊录》又云：一男子卒患腹中痛，渴而时呕，不大便数日，小便快利，短气息迫，头汗不止，舌上黑胎，心下硬满，按之则痛，不欲近手，四肢微冷，脉沉结。乃与大柴胡汤，服之大得治验。（《金匮要略今释·卷三》）

《续建殊录》云：妇人年二十三，左足挛急百日许，一日，上攻而吐，不能语言，医以为脚气，疗之不治。先生诊之，胸腹有动，自小腹至胸下挛急，小便不利，乃作当归芍药汤与之，二帖而上攻稍弛，言语复常，腹痛仍依然，因与硝石丸，食顷，二便快通，尿色如血，诸证渐除，月余愈。阴道之炎症，若阴道无炎症，则白物不至甚多，若子宫无炎症，则不致影响经水，且不致有干血块而为脏坚癖也。矾石丸外治之方，能止白物，不能去干血，且必涂布至病灶，方能见效。方后云内脏中，若病人为经产妇，而手法柔和者，亦可内至子宫。魏指脏中为阴中，未尽然。（《金匮要略今释·卷七》）

《续建殊录》云：某人，患腹痛，来谒先生，自以手按其腹，曰：仆自得斯疾，索医四方，吐下针灸，无不尽其术，然而百事无效，旷日七年。先生诊之，自脐旁至胸下挛急疼痛，日夜无间断，乃与当归芍药散，三日而沉疴顿去。（《金匮要略今

释·卷七》)

《续建殊录》云：一禅师，平日饮食停滞，胸腹动悸，雷鸣呕吐，腹中痛，志气郁郁不乐。一医与附子粳米汤或半夏泻心汤，不愈。一日呕吐甚，累日绝谷食，呕吐益甚，服小半夏汤或小半夏加茯苓汤，疲劳日加，烦闷欲死。予投茯苓泽泻汤，呕吐止，翌日啜糜粥，不过十日，诸证痊愈。

渊雷案：此案必有口渴证，否则投茯苓泽泻汤为尝试而偶中矣。初与附子粳米汤不应者，为其腹痛不剧，且无寒证故也。与半夏泻心汤不应者，为其心下不痞硬与腹痛故也。与小半夏及加茯苓汤不应者，为其渴故也。(《金匮要略今释·卷五》)

《续建殊录》云：一妇人，身体羸瘦，腹中挛急，经水少而不绝，上逆目眩，饮食如故，大便秘结，唇口干燥，乃与桂枝茯苓汤，兼用虫丸，经日而诸证愈。(《金匮要略今释·卷七》)

《续建殊录》云：一男子，心下硬痛，手足厥冷，头出冷汗，呕吐不能饮食。服紫圆二钱，下利数行，痛益甚如绞，冷汗不止。乃与大柴胡汤，硬痛益甚，更作乌头汤服之，诸证顿退。

渊雷案：《续建殊录》，日人武贞夫记其师吉益南涯之治验也。以南涯之精练，犹且再投药而不中病，可见医事之难。(《金匮要略今释·卷二》)

《续建殊录》云：一男子，卒然气急息迫，心下硬满，腹中挛痛，但坐不得卧，微呕，小便不利，与之以大柴胡汤，诸证悉愈。(《伤寒论今释·卷三》)

《方伎杂志》云：小西之子，年十四五，乞诊。父母曰：伏枕已三年矣，药饵祈请无不至，而病加重，羸败瘦削，至于如此。余诊之，薄暮发寒热，胸骨呈露，肌肤索泽，身面薰黑，眼胞微肿，腹满，而脐旁之皮，痛不可触，且每夜腹痛而微利，其状，腹胀而四肢柴瘦，恰如干虾蟆，卧床不能起，饮食不进，舌上黄苔，小溲黄赤，脉沉而微数，仰卧则脐边挛痛。余告其父母曰：是所谓疳劳重证，非余所能治也。父母愀然曰：固不敢望其生，然仅此一子，舐犊之情，不能自已，犹冀其幸万死于一生，故举儿命以托于先生，请垂玉爱恤。恳请不已，余不能辞，乃用小陷胸汤四逆散合方，䗪虫丸每日五分，每日通利二三行，杂以秽物，饮啖稍进，父母大喜。自冬徂春，仍贯前剂，其间数日，用鹧鸪菜汤，下蛔数条，自此腹痛截然而止，腹满挛急亦大和，能自身上厕。用前方半岁余，举动略如意，其父携浴于浑堂，益觉畅快，服药不息，初秋始止药。此儿之得治，真意外也。汤本氏云：此证，恐是结核性腹膜炎之重证也，余亦尝治此等笃疾，于其初期中期，用小陷胸汤四逆散合方，兼用大黄䗪虫丸或起废丸（主陈久瘀血，干漆、桃仁、反鼻霜、大黄，一方无大黄有地黄），其兼肺及淋巴腺之结核者，用小柴胡汤（或加石膏）小陷胸汤四逆散（或排脓散）合方，兼用前丸及黄解丸（或第二黄解丸），屡得全效。（《伤寒论今释·卷四》）

◆ **腹满**

《成绩录》又云：某氏之妻，腹满八九日，饮食如故，小便自利，色如柏汁，请治于先生。先生诊之曰：此瘀血也。与大黄牡丹汤，可十日，下赤白秽物，益与前方，遂下如鱼肠状者数枚，腹满渐减，经三十余日，诸患悉退。（《金匮要略今释·卷五》）

《成绩录》又云：一贾人，年可三十，腹大满，四肢枯燥，众医疗之，岁余无寸效，请治于先生。先生诊之，作大黄牡丹汤与之，兼用夷法丸（疑是夷则丸），秽物下，腹满减，终于复常。（《金匮要略今释·卷五》）

《古方便览》又云：一男子患热病，大半愈，后一日，腹大满，脐旁如刺，与此方三剂而愈。(《金匮要略今释·卷五》)

《建殊录》尾路屋传兵卫女，患腹满，浪华医尽其术救之，一无其效，于是就先生于京师。先生诊之，为大承气汤饮之。二月所，腹全减如平人，而按之，脐旁有块尚未解，以故与前方不已。其父乃以为无所病，托事故谢罢。居六月所，大便渐燥结，饮食颇减，一日，忽腹痛，连呕吐，于是始服先生之明，更求诊治，为大半夏汤饮之。数日，痛止，不复吐，乃复为大承气汤下之，十日五日仅一行，块尚如故，久之，阴中下臭秽，下利日十余行，如此者三日所，利止块解，顿如平日。(《伤寒论今释·卷六》)

《橘窗书影》又云：松屋之子，年十一，腹满而痛，呕吐甚，不能纳药，医以为痛，疗之增剧，胸腹胀痛，烦躁不忍见。余作大陷胸汤，令淡煎冷饮，须臾，吐利如倾，腹中烦躁顿减，后与建中汤，时时兼用大陷胸丸而平复。(《伤寒论今释·卷四》)

丛桂亭《医事小言》云：一农家子，可二十岁许，寒热如劳，颜色衰瘦，腹满少气，胸前有青络脉，自乳下至扶容（上脱部穴名）边，状如丝瓜，常居暗室，不欲见客，脉微数。心知难治，以尚非急死之证，与厚朴七物汤而去。后数日，又来乞药，云服药颇清快也，因又与前剂。又经数日，请再诊，云病已大愈，强命驾而行，则见病人施施然出迎于堂上，异而诊之，腹满已消，寒热已止，元气清爽，言笑如常人矣。(《金匮要略今释·卷三》)

又云：中原德藏者，父年殆已八十，极强健，虽耳聋，而其他不异壮人。性嗜酒，虽不多饮，每日不下二三次。某年当夏暑时患腹满，四肢羸瘦如水蛊，食不进，大便秘结，小水不利赤浊。其脉滑数，舌上黄胎干燥，渴好汤水，心下痛，恶闻酒香。余先泻其实，令服小承气汤。初头硬，后溏，里急后重，上圊频数，不快通，腹满益甚，食益不进。余悟其误，乃与茯苓泽泻汤，服之四五日，诸证渐缓。三十日许，腹满如失，但气力困倦，饮食不复，以香砂六君子汤调理而愈。(《金匮要略今释·卷五》)

◆ 泄泻

《漫游杂记》又云：大坂贾竖，感暑泄利，其妻少而姣，时医皆以为虚火上冲，与益气汤三十余日，下既断，心下绞痛，三日夜无间断，四肢拘挛，口不能言，服附子理中汤数帖，不治欲死，请余，余曰：是邪毒结而上攻，当下之。医生暨旁人皆不可，贾竖特曰：下之虽死，不下亦死，死则一也，不如服之无遗憾。于是与备急圆二十粒。服后闷满，食顷，绞痛不发，而便未得下，余诊其腹，脐下隐然怒胀，曰：是心下虽已解，药气为疝所闭耳。乃作黄连泻心二帖进之，其夜二更，便下，家人来报，余曰：当不过五六行，无他故也。至明，下六行，神气轻健，得行步，与半夏泻心加大黄汤，二十日而痊愈。(《金匮要略今释·卷八》)

《医事或问》云：余前治京师抵园町伊势屋长兵卫者，病泄泻，心下痞硬，水泻呕逆，濒死矣。余知其病非大瞑眩不治，乃作生姜泻心汤三剂与之。是日七时，大吐泻，病人气绝。于是家内骚动，集诸医诊之，皆曰已死。因急招余，余又往诊之，则色脉呼吸皆绝，然去死后不足二时，以药灌其口中，仍能通下。其夜九时，病人如梦初醒，开目见族人相集，惊疑莫定，乃言昼间因大吐泻，乏气力，自觉神倦入睡，固不知其他也，既而呼饥，食饭三小碗，脉息如常，病已霍然，翌朝更强健。此人幼年有呕吐癖，常食粥为生，虽至四十余岁，偶食未曾食过之物，必呕吐，自此病愈后，任食何物不吐，享年七十岁。(《伤寒论今释·卷四》)

《治瘟编》又云：席工为吉，年十二，下利日二三行，略无所苦，日日出游，一日，洞泄如注，凡六行，而眼陷鼻尖，身热炽盛，心下苦闷，呕逆，舌上白苔，渴欲饮水，脉沉紧，与竹叶石膏汤，五日而愈。(《伤寒论今释·卷七》)

◆ **便秘**

《成绩录》又云：一妇人，年甫十九，八月以来，经水不来，大便不通，小便自调，饮食如故，时腹自痛，至十一月，大便始一通，他无所苦，医时与下剂，则大便少通，明年自春至夏，大便仅一次，经水亦少来，至七月下旬，请先生求治。诊之，腹软弱，少腹突兀有物，按之即痛，乃与大黄牡丹汤，一月许，诸证尽治。(《金匮要略今释·卷五》)

《漫游杂记》云：一贾竖，病大便燥结，平生十余日一行，下后肛门刺痛不堪，经数年不愈。余诊之，其脉沉劲，脐左右有结块，结连心下。余曰：此病在腹，不在肛门，服药不能持久则不愈。贾竖曰诺，乃作半夏泻心汤，加大黄三分，与之，令日服二帖。数日之后，便利，肛门不痛。贾竖来曰：病已瘳，可休药否？余按其腹，连结者未解，姑休药以试之。居数日，病又如旧，于是再服前方，凡经三月，腹候渐稳，灸背数百壮，遂全治。(《伤寒论今释·卷四》)

《生生堂治验》云：一妇人，年二十，大便一滴不通者已三年，饮食动止，犹不异常。巴豆、大黄、芒硝，为之费数斤，皆不应，先生按其腹，虽甚硬，然一无燥屎及块物应手者，即作调胃承气加葱白汤与之，便利遂不失节。(《伤寒论今释·卷一》)

《续建殊录》云：一老父，大便不通者数日，上逆目眩，医与备急圆，自若也，因倍加分量投之，乃得利，尔后身体麻痹，上逆益甚，大便复闭。更医，医诊而与之大剂承气汤，一服得下利，复三帖，下利如倾盆，身体冷痛，不能卧，大便复结。又转医，医作地黄剂服之，上逆尤剧，面色如醉，大便益不通。于是请治于先生（吉益南涯），先生诊之，心下痞硬，少腹无力，即与桂枝加芍药生姜人参汤，服之三帖，冲气即低，大便快通，经二三日，冷痛止而得卧，二旬之后，诸证悉去而复常。（《伤寒论今释·卷二》）

舒氏云：此证虽经大下，而宿燥隐匿未去，是以大便复闭，热邪复集，则烦不解而腹为满为痛也。所言有宿食者，即胃家实之互辞，乃正阳阳明之根因也。若其人本有宿食，下后隐匿不去者，固有此证，且三阴寒证，胃中隐匿宿燥，温散之后而传实者，乃为转属阳明也。予内弟以采者，患腹痛作泄，逾月不愈，姜附药服过无数。其人禀素盛，善啖肉，因自恃强壮，病中不节饮食，而酿胃实之变，则大便转闭，自汗出，昏愦不省人事，谵语狂乱，心腹胀满，舌苔焦黄，干燥开裂，反通身冰冷，脉微如丝，寸脉更微，殊为可疑。予细察之，见其声音烈烈，扬手掷足，渴欲饮冷，而且夜不寐，参诸腹满舌苔等证，则胃实确无疑矣。于是更察其通身冰冷者，厥热亢极，隔阴于外也，脉微者，结热阻截中焦，营气不达于四末也，正所谓阳极似阴之候，宜急下之，作大承气汤一剂投之，无效，再投一剂，又无效，服至四剂，竟无效矣。予因忖道，此证原从三阴而来，想有阴邪未尽，观其寸脉，其事著矣，竟于大承气汤中加附子三钱，以破其阴，使各行其用，而共成其功。服一剂，得大下，寸脉即出，狂反大发。予知其阴已去矣，附子可以不用，乃单投承气一剂，病势略杀，复连进四剂，共前计十剂矣，硝黄各服过半斤，诸证以渐而愈。可见三阴寒证，因有宿食，转属阳明而反结燥者，有如是之可畏也。（《伤寒论今释·卷六》）

◆ *痢疾*

《建殊录》云：贾人某，患天行痢。一医疗之，虽度数颇减，尚下臭秽，日一再行，饮食无味，身体羸瘦，四肢无力，至其年月益甚，众医无效。先生诊之，作大承气汤饮之，数日痊治。下利谵语者，有燥屎也，小承气汤主之。(《金匮要略今释·卷五》)

《建殊录》云：一男，年十三，患天行痢，里急后重，噤口三日。苦楚呻吟，四肢扑席，诸医无效，先生诊之，作大承气汤饮之。(原注每帖重十二钱) 少焉，蒸振热烦，快利如倾，即愈。(《金匮要略今释·卷三》)

《生生堂治验》云：某之妻，患下利数年。食不进，形体尪羸，肌肤甲错，非有人扶持，则不能卧起。更医治之，皆用参附诃罂之类。先生诊之曰：百合篇所谓见于阴者，当以阳法救之。(案见下文) 乃以大剂桂枝汤，覆取汗，下利止，更与百合知母汤，以谷食调理，渐渐复常。

渊雷案：桂枝汤治虚痢脉弱自汗者，见柯氏《伤寒附翼》。然此案并无百合病之状，不知中神何所据而用百合知母汤，愚谓病之复常，盖谷食调理之功，非百合知母之力也。(《金匮要略今释·卷一》)

《诸证辨疑》云：一妇长夏患痢疾，痛而急迫，其下黄黑色，诸医以薷苓汤倍用枳壳、黄连，其患愈剧，因请余治。诊脉，两尺脉紧而涩，知寒伤营也。细问之，妇人答曰：行经之时，渴饮冷水一碗，遂得此症。余方觉悟，血被冷水所凝，瘀血归于大肠，热气所以坠下，遂用桃仁承气汤，内加马鞭草、玄胡索。一服，次早下黑血升许，痛止脏清。次用调脾活血之剂，其患遂痊。今后治痢，不可不察，不然，则误人者多矣。(《伤寒论今释·卷

三》)

方舆輗又云：曾治一人病痢，用桂枝加芍药大黄汤，其人于左横骨上，约径二寸之际，痛极不堪，始终以手按之，用此方，痢止而痛亦治，是痢毒也。(《伤寒论今释·卷七》)

◆ 胁胀

《建殊录》云：越中小田中村胜乐寺后住（住持僧之子也，日僧亦娶妻生子），年十三，生而病痖，其现住（住持僧也）来谒曰：余后住者，不敢愿言语能通，幸赖先生之术，倘得称佛名，足矣，其剂峻烈，非所畏惧，纵及死，亦无悔矣。先生诊之，胸胁烦张，如有物支之，乃为小陷胸汤及滚痰丸与之，月余，又为七宝丸饮之数日，如此者凡六次，出入二岁所，乃无不言。(《伤寒论今释·卷四》)

◆ 脏结

《漫游杂记》云：一男子，病腹痛，苦楚不可堪，四肢厥冷，额上生汗，脉沉迟，食饮则吐，按其腹，痛连胸胁，绕脐入阴筋，硬满难近手，诸医畏缩而归。余曰：是寒疝，应不死。作附子泻心与之，夜死。余不知其故，沉思数日，偶读《伤寒论》，其所谓脏结也，余当时泛然不精思，误鉴如此，噫呼！读《伤寒论》十五年，甚哉事实难周。(《伤寒论今释·卷五》)

◆ 黄疸

《古方便览》又云：一妇人发黄，心中烦乱，口燥，胸胁苦满，不能食，数日后，两目盲，不得见物，余乃作小柴胡汤及芎黄散与之，目遂复明，一月余，诸证痊愈。(《伤寒论今释·卷三》)

《古方便览》云：一男子，年三十余。冬月旅行，逗留海边，恣吃鱼肉，又侵寒气。归家未几，面目身体浮肿而发黄。如橘子色，小便亦如柏汁，心胸苦烦，腹满不欲食。余乃与此方，时以紫圆下之，十二三日而痊愈。（《金匮要略今释·卷五》）

《静俭堂治验》云：荻原辨藏患黄疸，更数医，累月不见效，发黄益甚，周身如橘子色，无光泽，带黯黑，眼中黄如金色，小便短少色黄如柏汁，吸呼迫促，起居不安，求治于予。乃以指头按胸肋上，黄气不散，此疸症之尤重者也，乃合茵陈蒿汤、大黄硝石汤，作大剂，日服三四帖，及三十日，黄色才散去，小便清利而痊愈。凡察疸症之轻重，以指重按病者胸肋之骨间，放指则黄散，其迹见白，忽复如元黄色者，此轻症，易治也。至重症，则虽重按而黄色不少散，屹然不动，以此人属重症，故合茵陈蒿汤、大黄硝石汤与之，食饵用蚬为馔，尤妙。（《金匮要略今释·卷五》）

《生生堂治验》云：伏见屋重兵卫，年三十，心中懊憹，水药入口辄吐，经日益甚。先生视之，眼中成黄，心下满，按之痛，乳下扇动，紊乱不定。先生为言曰：此瘀热在里也，盖不日当发黄色。乃以食盐三匙调白汤吞之，大吐冷水，更与茵陈蒿汤，身果发黄色，圊黑粪，仍服前方，十有五日而复常。（《伤寒论今释·卷六》）

《续建殊录》云：一男子，胸中烦闷，反复颠倒，温温不能食，腹微满，小便不利，一身微发黄色，与以茵陈蒿汤，两便快利，诸证顿愈。（《伤寒论今释·卷六》）

《药征》某氏云：津久井郡又野村，井上与兵卫，患黄疸数月，东京浅田氏疗之，不验。其证腹硬满，呼吸促迫，遍身黄黑色，昼夜卧起不安，予以栀子厚朴汤加术，与硝黄丸互进，不日而胸

腹烦闷减。益投前方，三十余日而病减半，后百余日，与前方不止，遂至痊愈。(《伤寒论今释·卷三》)

《医方口诀》集云：一商人，五月间乘梅雨往返大阪，自觉身体微热，四肢倦怠。一医作风湿用药，则恶食甚。一医作伤寒治之，则发热甚。医治经月，前证愈甚，舁至敝寓求治。诊之脉沉，问渴乎？曰：渴。小便利乎？曰：不利而色黄。予曰：《金匮》曰：脉沉，渴欲饮水，小便不利者，当发黄。又曰：黄疸病，茵陈五苓散主之。因日晚，不及为末，惟作汤药与之。一帖而食进，五帖而热退，十帖而病如失，后用调理而安。(《金匮要略今释·卷五》)

◆ 黄胖病

《成绩录》云：京师寺町一僧，年可三十，胸中烦闷，数日，吐下黑血。诊之，脉沉微，腹满、小便难，手足浮肿，不仁沉重，大便日二三行，默默不欲饮食，食则停滞胸间，入腹则气急而腹满殊甚，其状如世所谓黄胖病。先生与真武汤，百患悉治。(《伤寒论今释·卷七》)

◆ 积聚

《古方便览》又云：一酒客，年五十余，久患左胁下硬满，大如磐，腹皮挛急，时时发痛，烦热喘逆不得卧，面色萎黄，身体羸瘦，丙申之春，发潮热如火，五十余日不愈。余乃作大柴胡汤饮之，凡五十余剂，其热稍退，又时时以紫圆攻之，病者信服前方，一年许，旧疴尽除。(《伤寒论今释·卷三》)

《建殊录》云：堺屋治兵卫妻，积病五年，首疾腹痛，诸证杂出，无复定证，其族有医某者，久疗之，未见其效，最后腹肚

烦胀，倍于平日，医以为必死，因谢退，于是召先生。先生为大
承气汤与之，其人未服，某医复至，闻先生之主方，因谓其夫曰：
嗟乎！如此殆速其死也。夫承气之峻烈，譬犹发火铳于腹内。惧
之不已。而其夫以其初久无效，竟不听。医退，连服数剂，坐厕
之后，心腹顿安，而胸中尚觉喘满之状，先生又为控涎丹与之，
其人未服，医复至，谓其夫曰：承气尚恐其不胜也，况此甚于彼
者乎？必勿服。再三叮嘱而去，其夫复不听，其夜辄服之。翌早，
吐下如倾，胸腹愈安，医复至，见其如此，叹服去，后数日，痊
愈。(《伤寒论今释·卷六》)

　　《橘窗书影》又云：一女子，年十九，小腹有块，自心下至
小腹拘急而痛，时时冲逆，痛甚不可按，默默不欲饮食，脉微细，
足微冷。医以为郁劳，与药，不愈。余诊之曰：塞疝也。乃与解
急蜀椒汤，服之数日，冲逆止，小腹之块减少，但腹里拘急，饮
食不进，因与小建中汤加蜀椒，渐次快愈。(《金匮要略今释·卷
三》)

　　《橘窗书影》云：久留岛伊豫守侯，年十四，气宇闭塞，颜
色青惨，身体羸瘦，医以为劳瘵。余诊之，任脉拘急，胸中动悸，
自左胁下至鸠尾烦闷，余以为癖疾所为，与四逆散加鳖甲、茯苓。
数日，烦闷去，拘急解，气宇大开，惟四肢无力，对物倦怠，因
与《千金》茯苓汤（茯苓、人参、柴胡、麦冬、地黄、桂枝、芍
药），数旬而全治。(《伤寒论今释·卷七》)

◆ 鼓胀

　　《成绩录》又云：池田屋之妻，患所谓鼓胀三年，百治无效，
乃弃置不疗者数月，后闻先生有起废排痼之术，来求诊治。其腹
胀大，见青筋，不能行步，乃令服大黄牡丹汤，旬余，小便快通，

经一月许，旧疴如洗。(《金匮要略今释·卷五》)

《成绩录》又云：某人，病鼓胀，一医以大黄剂攻之，其胀自如，短气腹痛，患倍前日，戊午春，舆疾来京。先生诊之，胀自胸肋起，波及心下少腹，其气沸腾抢胸，势如激波，日晡潮热，大便秘结，或咳或眩，饮食如平日。塾生诊之，皆曰"其治一在大黄芒硝"，先生与以当归芍药散，谕之曰：散郁蓄之气，疏滞瘀之血，则病必愈。其人配药去，服之三日，泻下数回，约计下水五六升，数日而胀减半，惟迫气未除，犹仍用前方，兼以消块丸，无几何而愈。(《金匮要略今释·卷七》)

《成绩录》又云：一妇人，患鼓胀既经五年，胀势最甚，治之不治，乃请先生。先生诊之曰：非不可治也，然既为痼，非久服药，则疾必不除，敢从否乎？妇人唯诺。乃令服大黄牡丹汤，得之十余日，小便快通，续服数帖，随服而通，其胀不减自若，进前方经数十日，始疾去如平日。(《金匮要略今释·卷五》)

◆ 头痛

《成绩录》云：一男子，干呕头痛，胸中痛，周身微冷，面色青白。先生与吴茱萸汤数帖，稍缓，更兼用当归芍药散，痉愈。(《金匮要略今释·卷五》)

《古方便览》又云：一老人患偏头痛，其痛如刀剐，历四十余日，诸医不能疗。余诊之，腹硬满，大便不通十四日，舌上黄苔，面目黧黑，乃与此方（指小承气汤，编者注）五剂，下利五六行，诸证顿退，六七日而全治。(《伤寒论今释·卷六》)

《古方便览》云：一妇人，阴门肿痛如剜，一上冲头痛，日夜号哭而不愈者数日。余诊之，腹硬满，少腹急结，用桃核承气汤三剂。其夜，痛益甚，及晓，忽然出脓血，疾顿愈。(《伤寒论今

释·卷三》)

《蕉窗杂话》云：一贵妇，四十岁，得病十八年，向唯服一医之药，其方皆轻浮之气剂也，其证头痛头眩，郁冒艰于行步，因之面貌细长瘦皱，失其血色，两胫骨立，十年来经水不行，右脐旁有疝块，胁下甚拘挛。予即用四逆散加良姜、牡蛎、刘寄奴，于风市、三里、三阴交诸穴，日施灸火，其间虽有小故，始终不转方，未及期年，胁腹大宽，肌肉充盈，如无病时，头眩郁冒诸证悉除，至冬初，月信亦渐通。(《伤寒论今释·卷七》)

《橘窗书影》又云：川路之妻，数年患头痛，发则吐苦清水，药食不下咽，苦恼二三日，头痛自止，饮啖忽如故，如此者一月二三次，青木春岱与伊藤玄朴交治，更无验。余诊之曰：浊饮上逆之头痛也，饮畜则发，饮涌（案：谓吐出也）则止，所以有休作，宜制其饮。与当归四逆加吴茱萸生姜汤，兼用半硫丸，服之一月，病不复发，迄今二三年间，积年之头痛竟痊，川路氏深服余说。(《伤寒论今释·卷七》)

《生生堂治验》云：一男子久患头痛，立则晕倒，医以为梅毒，与芎黄汤及轻粉、巴豆之类攻之，数百日矣。先生诊之，自心下至少腹拘挛，如绳之约，乃与小建中汤，百余帖而愈。虚劳里急，诸不足，黄芪建中汤主之。(《金匮要略今释·卷二》)

《续建殊录》记一病人初患头痛，次日，腹痛而呕，手足厥冷，大汗如流，正气昏冒，时或上攻，气急息迫，不能言语。先生与吴茱萸汤，诸证顿除，既而困倦甚，四肢掷席，乃更与当归四逆加吴茱萸生姜汤，经数日而瘳。(《伤寒论今释·卷七》)

《续建殊录》又云：一男子，初患头痛恶寒，手足惰痛，干呕不能食，至四五日，手足寒，喘急息迫，一身冷汗出，下利日四五行，脉微细而欲寐，则与当归四逆加吴茱萸生姜汤，服之旬

余，诸证悉愈。(《伤寒论今释·卷七》)

《续建殊录》云：病人一日患头痛，如感冒状，及次日，谵语烦躁不得眠，其翌周身厥冷，于是求治于先生。诊之，脉微细欲绝，眼中赤，四肢强直，口不能语言而呕，乃与当归四逆加吴茱萸生姜汤，食顷呕止，诸证稍瘥，但心下如石硬，按之则痛，不欲触手，因更与桃仁承气汤二帖，大便快通，硬痛顿除。于是复与前方，数日而全瘳。(《伤寒论今释·卷七》)

《续建殊》云：一客某，尝患头痛，既痛则呕，其发语言不出，但以手自打其头，家人不知其头痛，皆以为狂。先生诊之，腹大挛（案：大枣所治也），恰如线引傀儡之状。盖头痛之甚，有如狂状也，急与吴茱萸汤二帖，尽之而疾愈。(《金匮要略今释·卷五》)

◆ 眩晕

《成绩录》又云：一妇人，常患郁冒，心中烦悸，但欲寐，饮食或进或不进，卒然如眠，不识人事，脉微细，呼吸如绝，而血色不变，手足微冷，齿闭不开。经二时许，神识稍复，呻吟烦闷，自言胸中如有物，胸腹动气甚，胁下挛急。则与桃仁承气汤，一昼夜服汤十二帖，下利数行，诸证渐退，后与茯苓建中汤（小建中汤加茯苓）而痊愈。(《伤寒论今释·卷三》)

《橘窗书影》又云：小笠原长信之母，年垂七十，自春至夏，头眩不止，甚则呕逆欲绝，脉沉微，两足微肿，医二三疗之而不愈，余与真武汤，兼用妙香散（《局方》治神经衰弱、盗汗、头眩等证。黄芪、茯苓、茯神、薯蓣、远志、人参、桔梗、甘草、辰砂、麝香、木香）。数日，目眩大减，起居得安。(《伤寒论今释·卷七》)

《漫游杂记》又云：有一赘婿，新婚后数月，病眩晕，隔日而衄血，咳嗽潮热，其脉弦数，家人悉以为肾劳。余诊其腹气坚实，决非肾劳也。因审问其病因，平生嗜酒，过于众人，比年来，为舅姑所制，绝杯酒，故致气火郁蒸，乃与大黄黄连泻心汤（二味），三十日而痊愈。（《伤寒论今释·卷四》）

《生生堂治验》云：一妇人，半产后，面色黧黑，上气头晕。先生诊之，脉紧，脐下结硬，曰"此蓄血也"，即与抵当汤，三日，腰以下觉解怠，更与桃核承气汤，果大寒战，有顷，发热汗出谵语，四肢搐溺，前阴出血块，其形如卵，六日间约得二十余，仍用前方，二旬而宿患如忘。（《金匮要略今释·卷七》）

方舆輗云：心下悸，大率属痫与饮，此方加龙骨牡蛎绝妙。又，此症有致不寐者，酸枣汤（《金匮》方）归脾汤（后世方）皆不能治，余用此方，屡奏奇效。有一妇人，自心下至膈上，动悸甚剧，有城郭震撼之势，于是眩晕不能起，夜则悸烦目不合，如此者数年，更医而不愈。余最后诊治，谓病家曰：群医方案不一，今我姑置其病因，止投一神方，服之弗怠，可以收功起身。即用茯苓甘草汤加龙骨牡蛎与之，日渐见效，淹久之病，半年而痊愈，病家欣作不已。夫非奇药异术，能起沉疴痼疾者，其惟汉以上之方药乎。（《伤寒论今释·卷二》）

方舆輗云：一人，尝他适，途中卒发眩晕，请治于余，即往视之。手足微厥，脉细欲绝。坐中一医曰：虚候可畏。余潜心诊之，脉与证虽似危，然呕多悸甚，心下痞满，此乃仲景氏所谓膈间有水之一证也，即作大剂小半夏加茯苓汤，连进六七帖。至次早，数证稍安，续用前方数日，虽日以快了，惟眩冒之意仍在，因用泽泻汤，二三旬而平复。凡药中肯綮，则微饮微汤，亦立伟勋如此。余尝遇此证卒发者两三人，皆以此方收效。因思本文

"卒"之一字，可谓大眼目，《千金》改作"诸"字（案：宋本《千金》仍作"卒"），非也。又《金匮》注云：病中卒然呕吐，亦非也。（《金匮要略今释·卷四》）

◆ **中风**

《古方便览》又云：一男子年五十，左半身不遂，口眼、言语僵，手足不收。余用此方吐水，大困倦，家人惊骇。余曰：勿畏，是药之瞑眩也。后诸证尽除，全收效。（《金匮要略今释·卷三》）

《古方便览》云：一男子年四十余，卒倒不知人事，醒后半身不遂，舌强不得语，诸医无效。余诊之，胁胸痞硬，腹满甚，且拘挛，按之彻于手足，乃作大柴胡汤饮之。十二三日，身体略能举动，又时时以紫圆攻之，二十日许，乃得痊愈。（《伤寒论今释·卷三》）

《橘窗书影》又云：北条氏，年七十余。平日肩背强急，时觉臂痛。一日，右肩强急甚，方令按摩生疗之，忽言语謇涩，右身不遂，惊而迎医。服药四五日，自若也。余诊之，腹候快和，饮食如故，他无所苦，但右脉洪盛耳。与《金匮》续命汤，四五日而言语滑，偏枯少差，脉不偏胜，得以杖而起步矣。（《金匮要略今释·卷二》）

《生生堂治验》云：五条高仓之东，松屋甚兵卫，年在知命，卒倒不省人事，半身麻木，先生刺口吻及期门，即苏，而后与大柴胡汤（原注有心下急腹满等证），兼敷遂散（未详），三年后复发，竟死。（《伤寒论今释·卷三》）

◆ **郁证**

《成绩录》又云：某所患粗同前证，但见诸物，以为人首，始遇人，则必畏怖，稍相识则不然，其人去，则反悲哀，以是虽家人，不得出去，如外出移时，则眷慕不堪，遂乃晕绝。先生诊之，胸腹动高，所未曾见，胸骨随动有声，乃与大柴胡加茯苓牡蛎汤，大下秽物而愈。(《伤寒论今释·卷三·》)

《成绩录》又云：滩横田某者，恒怵惕悸怯，凡目之所触，虽书画器物，悉如枭首，或如鬼怪，以故不欲见物。然有客访之，则一见如亲故，其人归去，则恋恋悲哀，瞻望弗止，如此数月，百事咸废，于是求治于先生。先生诊之，胸腹有动，心下硬满，大便不通，剧则胸间如怒涛，其势延及胸胁，筑筑然现于皮外，乃与大柴胡加茯苓牡蛎汤。服数剂之后，屡下秽物，病减十之七八，既而头眩频起，更与苓桂术甘汤，不日而旧疴如洗。(《伤寒论今释·卷三》)

《成绩录》又云：一男子，平居郁郁不娱，喜端坐密室，不欲见人，动辄直视，胸腹有动，不治六年所。先生诊之，与柴胡姜桂汤而愈。(《伤寒论今释·卷四》)

《成绩录》云：一妇人，证如前章所言，惟气不逆无动为异，常无故悲伤。先生(谓吉益南涯也名猷，东洞之子，《成绩录》皆记其治验)与甘草泻心汤而痊愈。(《金匮要略今释·卷一》)

《古方便览》又云：一男子，年五十余，得一病，常郁郁不乐，独闭户塞牖而处，惕然不欲闻鸡犬之声，上冲目昏，瘛疭不安，睡则见梦，或遗沥漏精，饮食无味，百治不愈，绵延二年。余诊视之，胸胁苦满，乃作柴胡加桂汤及三黄丸饮之，时时以紫圆攻之，三月而病痊愈。(《伤寒论今释·卷三》)

◆ 颤证

《医方口诀集》又云：一妇人，身颤振，口妄言，诸药不效，以为郁怒所致也。询其故，盖因素嫌其夫，含怒已久。投以本方（指小柴胡汤，编者注），稍可，又用加味归脾汤而愈。(《伤寒论今释·卷三》)

◆ 水肿

《成绩录》又云：贾人某，一身面目浮肿，小便不利，肚腹满肿，短气不得卧，其水滴滴溢于皮外，日夜更衣数回，饮食减。众医以为必死，先生与之木防己加茯苓汤，数日而小便快利，遂得痊愈。(《金匮要略今释·卷四》)

《成绩录》又云：某人，年三十有余，自胸下至脐旁有形如盘者，面目四肢水肿，大便自调，小便不利，时时胸下痛，短气不得卧，乃作木防己加茯苓汤饮之。短气益剧，喘咳倚息，烦悸不安，仍与前方，间服吴茱萸汤。服二方数十日，小便快利，日三四升余，三月余，诸证全治。(《金匮要略今释·卷四》)

《成绩录》又云：一妇人，一身肿满，四肢破坏，水自漏出，烦闷不得卧，凡六七日，喘咳殊甚，肚腹硬满。先生诊之，与木防己加茯苓汤，兼麻杏甘石汤，数日而愈。

渊雷案：合以上七案观之，其主要证为肢体浮肿，小便不利，心下痞坚，咳逆倚息，短气不得卧。此虽是篇首支饮之候，然其水停蓄于膈上者少，泛滥于肢体者多。其异于溢饮青龙证者，在无热，在肿而不痛也。七案俱加茯苓者，木防己汤本治胸水及慢性胸膜炎，今治水肿，则为心脏瓣膜病或肾炎，故必加茯苓以利小便也。茯苓淡渗，无刺激性，故肾炎亦可用。(《金匮要略今释·卷四》)

《成绩录》云：某氏妻，病后两脚微肿。久之，一身面目洪肿，小便不利，短气微喘，不能自转侧。迎先生求治，乃与木防己加

茯苓汤（本方但加茯苓不去石膏），日尽七帖，数日，小便快利，徐徐得愈。(《金匮要略今释·卷四》)

《古方便览》云：一男子，年四十余，初，手背发毒肿，愈后，一日忽然恶寒发热，一身面目浮肿，小便不通。余诊之，心下痞硬，胸胁烦胀，乃以小柴胡汤及平水丸杂进，小便快利而痊愈。(《伤寒论今释·卷三》)

《古方便览》云：一男子，一身悉肿，小便不通，心下痞硬，郁郁不欲饮食，与此方，兼用三黄丸，二十剂而愈。(《伤寒论今释·卷七》)

《建殊录》又云：京师木屋街鱼店，吉兵卫之男，年十四岁，通身洪肿，心胸烦满，小便不利，脚殊濡弱，众医无效。先生诊之，胸胁苦满，心下痞硬，四肢微热，作小柴胡汤饮之，尽三服，小便快利，肿胀随减，未满十服而痊愈。(《伤寒论今释·卷三》)

《建殊录》云：某人，一身肿胀，小便不利，心中烦闷，气息欲绝，脚殊濡弱。一医为越婢加术附汤饮之，数日，无其效。先生诊之，按至小腹，得其不仁之状，乃为八味丸饮之。一服心中稍安，再服小便快利，未尽十剂而痊愈。汤本氏云：此病殆是慢性肾炎，余亦遇此症而烦热甚者，与本方，得速效。(《金匮要略今释·卷二》)

《生生堂治验》云：某之子，年弱冠，身体肿满，延及阴囊，其大如球，茎几没于其中。师诊之曰：观汝腹内肿色，似尝有疥癣、瘾疹之患者。而曰：然。昔者请一医傅药而顿愈。曰：是矣。此内攻耳，与越婢加术汤，兼用龙门丸（汤本云与梅肉丸大同小异）。每服三十丸，三日一次，数旬而愈。(《金匮要略今释·卷五》)

方舆輗云：往年，一男子六十余岁，患上证（谓皮水本方证也）。余一诊，即投甘草麻黄汤，服之一夜，汗出烦闷而死。后阅《济生方》曰：有人患气促，积久不瘥，遂成水肿，服此而效。但此药发表，老人、虚人不可轻用。余当弱冠，方药未妥，逮读《济生》，乃大悔昨非。（《金匮要略今释·卷五》）

◆ 淋证

《古方便览》云：一男子，患血淋二三年，一日，血大出，痛不可忍，顷刻二三升（案：夸辞也），目眩不知人事，余即与此方，渐收效，不再发。（《伤寒论今释·卷六》）

《古方便览》云：一僧年二十八，患淋沥数年，时出脓血，或如米泔水，大便下利，时又秘闭，下利时淋沥稍安，秘闭则甚。余诊之，少腹满如敦状，按之，引茎中痛，乃作此方饮之，大下利，病顿退，数日而痊愈。（《金匮要略今释·卷七》）

《古方便览》云：友人某，患淋沥之证多年，腰脚冷，夜不寐，心下悸，与此方，诸证痊愈。（《金匮要略今释·卷四》）

《续建殊录》又云：加州士人某者，来在浪华，患淋病七年，百治无效。其友人有学医者，诊之，与汤药，兼以七宝丸、梅肉散，久服而不治，于是请治于先生。先生诊之，小腹挛急，阴头含脓，疼痛不能行步，乃作排脓汤与之，服之数日，旧疴全瘳。（《金匮要略今释·卷五》）

◆ 遗尿

《橘窗书影》云：幕府集会酒井六三郎，年十八，患遗尿数年，百治罔效。余诊之，下元虚寒，小便清冷，且脐下有动，易惊，两足微冷，乃投以桂枝加龙骨牡蛎汤，兼服八味丸。数日而渐减，服经半年而痊愈。桂枝加龙骨牡蛎汤，本为治失精之方，一老医用此治愈老宫女之屡小遗者；和田东郭用此治愈高槻老臣之溺闭，服诸药不效者。余用此治遗尿，屡屡得效，古方之妙，在乎运用，当精思之。（《金匮要略今释·卷二》）

◆ 滑精

《方函口诀》云：此方，治桂枝加龙骨牡蛎汤证，而属阴寒者。一人常苦阴囊冷，精汁时自出，长服此方丸药而愈。（《金匮要略今释·卷二》）

《古方便览》又云：一士人，年七十三。平生小便频数，腰冷如坐水中，厚衣覆盖而坐，精液时泄不自禁，诸治并无效，如此已十余年矣。余诊之，心下悸，即与此方而痊愈。（《金匮要略今释·卷四》）

《芳翁医谈》云：江州多罗尾先侯，患失精数岁，与人并坐，不自知其漏泄，诸医尽其技而不治，因远道延师。师至，将诊之，侯因间曰：我之病可治乎？曰可治。侯乃屈一指，寻又问如初，师曰可治。侯又屈一指，如斯不已，遂尽十指，抱剑径去。师云：是痫也。与三黄泻心汤，乃全治。侯大悦，服之三岁，且学医事于师云。（《伤寒论今释·卷四》）

◆ 血证

《腹诊奇览》又云：柳田长助，年八十许，一日鼻衄过多，郁冒恍惚，乃与本方（指栀子豉汤，编者注）而愈。（《伤寒论今释·卷三》）

《腹诊奇览》又云：月洞老妃，年七十余，鼻衄过多，止衄诸方无效。予问其状，颇有虚烦之状，因作本方（指栀子豉汤，编者注）与之，四五日后来谢曰：服良方，衄忽止。（《伤寒论今

释·卷三》）

《橘窗书影》云：太田生女，向患痔疾，脱肛不止，灸之数十壮，忽发热衄血，心下痞硬，呕吐下利，一医以寒凉剂攻之，增剧，余与理中汤，渐愈。痞有虚实，邪气为痞，宜用疏剂，若胃中空虚，客气冲逆而为痞者，攻之有害，古方泻后膈痞用理中汤，又以理中汤治吐血，洵有故也。（《伤寒论今释·卷七》）

《麻疹一哈》云：大久保要人，年可二十，疹收后，衄血不已，四五日，心下痞闷，身热不退，因与大黄黄连泻心汤（二味），泻下数行。衄止后，两目微疼，黄昏不能见物，如雀目，持前剂十四五日所，即痊愈。（《伤寒论今释·卷四》）

《古方便览》又云：一男子吐血，数日不止，日益剧，余诊其腹，胸肋烦胀而痛，乃作此方与之，二三剂而奏效。（《伤寒论今释·卷三》）

《建殊录》云：泉屋伊兵卫，年二十有余，积年患吐血，大抵每旬必一动。丙午秋，大吐，吐已则气息顿绝。迎众医救之，皆以为不可为也，于是家人环泣，谋葬事。先生适至，亦使视之。则似未定死者，因着纩鼻间，犹蠕蠕动，乃按其腹，有微动，盖气未尽也，急作三黄泻心汤饮之（每帖重十五钱）。须臾，腹中雷鸣，下利数一十行，即瘥。出入二十日所，全复故，尔后十余岁不复发。（《伤寒论今释·卷四》）

《成绩录》云：一男子，年六十五，喘息咳唾，不得安卧，既数十年，顷者身热，或休或作，数日不愈，遂吐痰血。一日，齿缝出血，连绵不止，其色黑而如絮，以手引之，或一二尺，或三尺，剧则鼻耳悉出血，大便亦下黑血。如此三日夜，绝谷而好饮，精神似有若无，平日所患喘息顿止，得平卧而不能转侧，乃与桃仁承气汤，不几日而愈。（《伤寒论今释·卷三》）

《芳翁医谈》又云：一男子，患齿龈出血，每旦起则出，顷刻而止，虽午睡，寤后亦必出血，无他证可以检校者，但舌上少有褐色，每劳思，更甚。治方百计，不见寸效。一岁余，来请治。曰：此痈也，不畏下则可治。乃与三黄加芒硝汤，三十日许而全治。（《伤寒论今释·卷四》）

松川世德《治验》云：松川村兵藏，便血数月，服药虽渐愈，而色泽不华（原文云身体无色），面上及两脚浮肿，心中烦悸，头微痛，时时呕，寸口脉微，乃与栀子生姜豉汤而愈。（《伤寒论今释·卷三》）

《方伎杂志》云：京师庄长笹屋利助，年例往幕府拜年，途中下血，抵府而甚，急求诊治。周身面色皆青白，爪甲白，舌无血色，干燥，脉沉弱，胸动高，气急，饮食不进，大便频数，检视皆血，其中杂以衄血数个，日日如此。盖严冬寒气非常，日日大风，且途中旅宿，设卫不周，不胜寒气，血气脱耗，故身体手足尽冷。至于如此，余与泻心汤及四逆加人参汤，令交互服之。急使至京师告病状，皆大惊。亲族三人兼程而来，见病人情态，亦复惊愕。然服药后血减，身体手足亦温。入春，血止，大畅快，但有所谓虚热之状，一身手足勃勃然热，因转柴物汤，通计三十余日而复故，归京师。斯人年已六十余，患脱血又值严冬，余以为必死，故私告旁人以难治，今竟全治，果属侥幸。然亦服药不疑故也，纵令病不如是之重，而众议沸腾，今日请甲治，明日服乙药，则有死之道耳。（《金匮要略今释·卷五》）

《腹诊奇览》又云：岳母某君，蹶而损腰，尔来下血，小腹微痛，服药无效。余以为此病，由颠仆惊惕而致者也，乃进本方（指栀子豉汤，编者注）数帖而痊愈。（《伤寒论今释·卷三》）

《橘窗书影》又云：一妇人，暑疫数日不解，虚羸烦热，脉微细，手足微冷，不能饮食，但啜米饮少许。以法治之，元气稍复，食少进。一日下黑血过多，舌上干燥，身发热，精神恍惚，殆将危笃。余作黄土汤，服之一昼夜，下血止，精神爽然。

渊雷案：浅田氏两案皆伤寒之肠出血也。（《金匮要略今释·卷五》）

《橘窗书影》云：一妇人，伤寒数日不解，一日下血数行，或如豚肝，或如漆黑，数块脱下，四肢厥冷，汗出喘鸣欲绝。余与黄土汤，下血止。（《金匮要略今释·卷五》）

东郭《医谈》云：一男子下血，大小便不通，腹满欲死，医与四物汤加山栀、黄柏之方，腹满仍甚，余与猪苓汤加大黄，小便始渐通。（《伤寒论今释·卷六》）

和久田寅叔《腹诊奇览》，载松川世德之治验云：邑民金五郎之妻，年二十五，下血数日，身体倦，心烦微热，服药不见效，予与本方（指栀子豉汤，编者注）二帖，下血减半。妇人喜，复乞药，与前方数帖而痊愈。（《伤寒论今释·卷三》）

◆ 痰饮

《橘窗书影》又云：一妇人，外感不解，日日恶寒发热有定时，状如类疟，汗出不止。众医治之月余，或以为风劳，或以为血热，纷无定论。余诊之日，脉沉弦，且心下微结，恐有蓄饮动悸，为邪热水饮并郁之证。乃与柴胡、姜、桂，加鳖甲、茯苓；又以时时气郁干呕，兼用三黄泻心汤，加香附、槟榔、红花为泡剂。服之二三日，诸证减半，不数旬而痊愈。（《金匮要略今释·卷二》）

《橘窗书影》云：某尼，时时肩背急痛，胁下如刺，呼吸迫逼，不能动摇，医皆以为痰，治之不愈。余谓悬饮之属也，与十枣汤，大得效。其人平日吃肉吞酒，不能摄养。五六年后正月元旦，大

发此证，卒然而死。(《金匮要略今释·卷四》)

藤田谦造又云：一寡妇名玉川丰者，年三十许。自初冬之顷患腹满，渐渐膨大，经水少通，诸医百方治其腹满而不效。至季冬之顷，加以腹痛，休作不差，困苦殆极，至是乞治于同藩师户崎省庵。其证腹部紧满，脉数，舌上有白苔。而腹中如癥瘕者频出没，或乍横斜如臂，或乍磊珂如块，上下往来，出则痛，没则休，似大七气之证。又常腹中雷鸣，痛发则歇，痛止亦必以雷鸣，其声如倾水，口舌干燥甚，二便秘极。又似己椒苈黄丸证，而出没痛苦，心下最甚，烦渴引饮。不论温冷，饮必愠愠欲吐。前医用气剂，渴益甚。用硝黄，病反剧。用驱蛔药，无效亦无害。省庵诊之，谓宜先治心下之饮，因与茯苓泽泻汤，服之四五日，渴减痛缓，满稍软。又连进十五六日，小便通利，病势十减七八，惟小腹仍满。一夜俄然暴泄如倾，翌朝又泄如前，两度下水四五升，满气顿失如忘。未几，经水亦通利。迄今七八年，强健如前，已再嫁，亦奇验也。

渊雷案：大七气汤，治六聚，状如癥瘕，随气上下，心腹痛，攻刺腰胁方。三棱、苓、术、桔梗、桂枝、橘皮、藿香、甘草、莎草、益智九味（见丹波氏《观聚方要补》、浅田氏《方函口诀》），并云出《济生》。而我国所行严用和《济生方》，从《永乐大典》录出者，无之。日本殆尚有严氏原书欤。(《金匮要略今释·卷五》)

◆ 消渴

《成绩录》云：一男子患消渴，日饮水数斗，小便亦多，食倍平日。先生与以五苓散，月余而全奏效。

渊雷案：以上两案渴饮，小便多，食亦多，当是糖尿病。糖尿病与尿崩症皆多饮多溲，不验其尿，本难鉴别。惟尿崩症虽能食，不若糖尿之甚，且不羸瘦。此两案皆贪食，前一案加羸瘦，与其谓为尿崩，无宁谓为糖尿矣。(《金匮要略今释·卷四》)

《古方便览》云：一士人，患热病后口渴，饮茶汤，每日三四升，小便昼夜五六十行，其他无少苦，诸治不奏效，予即作八味丸料饮之，诸证顿退。(《金匮要略今释·卷四》)

《生生堂治验》云：草庐先生年七旬，病消渴，引饮无度，小便白浊，周殚百治，而疲悴日加，举家以为不得愈，病人亦嘱后事于乃弟矣。会先生诊之，脉浮滑，舌燥裂，心下硬。曰：可治也。乃与人参白虎汤，百余帖而痊愈。历一年，前病复发，家人归咎于先生之治。病人曰：余死期当在昔年，以琴溪子之灵，幸得至今日，今病深数尽，不可复救，斯乃天也，非药石所知，何为辱琴溪哉？居无几时竟即世，年七十八。(《金匮要略今释·卷四》)

《续建殊录》云：和州人某来谒曰：仆年五十有余，从来未曾有疾，今虽既老，犹矍铄，饮食倍少壮时，自以为昔时好抵角之戏，故血气周流如此。自客岁丁巳春，食饵又三倍于少壮，至今年，添渴，饮水数升，未尝腹满。顷自警，以数合为度，夫能食能饮如此，理当肥，而瘦日甚，他无所苦。先生诊之，问其他。答曰：唯腹皮麻痹，小便频数耳。乃与五苓散，服之而渴愈。(《金匮要略今释·卷四》)

《医方口诀集》云：予治江府安藤氏之家人，消渴经年，且胸胁支满，头晕。与五苓散加甘草，水煎服，不三剂，诸证悉治。此盖用《金匮》苓桂术甘汤、五苓散二法也。

渊雷案：此案未必是糖尿病，以其但渴而无他种证候也。(《金匮要略今释·卷四》)

陈氏《外科精要》云：一士大夫病渴，治疗累岁不安。一名医使服八味圆（即本方以真北五味子代附子），不半载而疾痊。因疏其病源云：今医多用醒脾生津止渴之药，误矣。其疾本起于肾水枯竭，不能止润。是以心火上炎，不能既济，煎熬而生渴，今服此药，降心火生其肾水，则渴自止矣。（《金匮要略今释·卷四》）

方勺《泊宅编》云：提点铸钱朝奉郎黄沔，久病渴，极疲悴。予每见，必劝服八味丸。初不甚信，后累医不痊。漫服数两，遂安。或问渴而以八味元治之，何也？对曰：汉武帝渴，张仲景为处此方。盖渴多是肾之真水不足致然，若其势未至于瘠，但进此剂殊佳，且药性温平，无害也。丹波氏云：案：汉武、仲景相去数百年，盖不过一时作此杜撰之言，取信于俗士耳。（《金匮要略今释·卷四》）

◆ **虚劳**

《建殊录》云：京师河源街，贾人升屋传兵卫女，病，众医皆以为劳瘵，而处方亦皆无效。羸瘦日甚，旦夕且死，贾人素惧古方，然以不得已，来求诊治。先生既往诊之，知其意之不信，即谢归矣。逾月，其女死。其后二年，其妹亦病。贾人谒曰：仆初有五子，其四人者皆已亡，其病皆劳瘵也。盖龄及十七，则其春正月，瘵必发，至秋八月，必皆死矣。向先生所诊，此其一也，亦已死矣。而今者，季子年十七，亦病之。夫仆固非不知古方有奇效，惧其多用峻药也，然顾缓补之剂救之，不见一有其效矣。愿先生瘳之，纵死，无所复侮矣。先生为诊之，气力沉溺，四肢惓惰，寒热往来，咳嗽殊甚，作小青龙汤及滚痰丸杂进。其岁未至八月，全复常。

渊雷案：此条病状，似是传尸劳，乃肺结核之一种。然肺结核，未见有宜麻桂者，存以待考。（《伤寒论今释·卷二》）

《建殊录》云：京师四条街，贾人三井某家仆三四郎者，四肢惓惰，有时心腹切痛，居常郁郁，气志不乐，诸治无效。有一医某者，以先生有异能，劝近之。贾人曰：固闻先生之名，然古方家多用峻药，是以惧未请尔。医乃更谕，且保其无害，遂迓先生诊之。腹中挛急，按之不弛，乃作小建中汤饮之。其夜胸腹烦闷，吐下如倾，贾人大惊惧，召某医责之。医曰：东洞所用非峻剂，疾适发动耳。贾人尚疑，又召先生，意欲无复服。先生曰：余所处非吐下之剂，而如此其甚者，盖彼病毒势已败，无所伏，因自溃遁耳，不如益攻之也。翌早，病者自来谒曰：吐下之后，诸证脱然，顿如平日也。（《金匮要略今释·卷二》）

《张氏医说》云：养生必用方，论虚劳不得用凉药，如柴胡、鳖甲、青蒿、麦门冬之类，皆不用服，惟服黄芪建中汤。有十余岁女子，因发热咳嗽喘急，小便少，后来成肿疾，用利水药得愈，然虚羸之甚，遂用黄芪建中汤，日一服，三十余日遂愈。盖人禀受不同，虚劳、小便白浊，阴脏人，服橘皮煎、黄芪建中汤，获愈者甚众。至于阳脏人，不可用暖药，虽建中汤不甚热，然有肉桂，服之稍多，亦反为害。要之，用药亦量其所禀，审其冷热，而不可一概以建中汤治虚劳也（出《医余》）。（《金匮要略今释·卷二》）

◆ 痹证

《成绩录》云：一男子，腰以下痹，冷痛，手足烦热，舌上黑胎，如实状，先生与八味丸而全治。（《金匮要略今释·卷二》）

《蕉窗杂话》云：桦山某，寄居萨州，病右足将十五年，每骑马步行，未及二里，即麻痹不用。自六月上旬，求治于余。余诊察而与大柴胡汤。病人自云：先是服巴豆甘遂大黄多矣，初则下利，二三日以后即不知，何况单用大黄？今见药中有大黄，是以不欲服也。余解说百端，始勉服之。其月中旬，病人来告，因感风邪而发热。诊之，热虽壮，殊无风邪之候，令仍服原方。自服大柴胡，一日即下利一二行，经二月，腹大痛，下秽物如败布，长八九寸者，甚多，皆柔韧不可断。如是者半月，热解痛止，而足之麻痹，亦霍然若失。(《伤寒论今释·卷三》)

《橘窗书影》云：某氏之室，得外感，表证解后，右脚拘急肿痛，不能起步，脉浮数。余诊曰：热虽解而脉浮数，此邪气下注，筋脉不能流通也。与《金匮》续命汤，四五日而愈。汤本氏云：余每以续命汤治前证，及历节风越婢汤之证而兼血虚者，又用于后世五积散之证，皆有速效。古方之妙，不可轻视。(《金匮要略今释·卷二》)

《橘窗书影》云：万吉之息，年八岁，昨年以来，右脚挛急，不能行步，渐至右臂骨突出，经筋痛不可按，其他如故。医概以为肝证，与抑肝散之类。余以为胎毒所流注也，用乌头汤如法服之，兼用化毒丸，数十日而挛痛渐缓，得以起步。余迩来疗此证十人，大抵用此法拔其沉痼，但病足，枯如柴，或椎骨突出作龟背，或两足缭戾，指甲横斜者，不可不虑其初也。(《金匮要略今释·卷二》)

尾台榕堂《方伎杂志》云：斋藤铁之助，乞诊曰：自九月顷，腰脚痛，不能行步，藩医以为疝，服药三十日而不效。余诊之，因偃卧日久，身体脱肉，腰股痛甚。乃与乌头汤，兼用七宝承气丸，服之五六日，痛少轻。病人问病名，余戏云：一人而两名，功令所禁，今阁下所病，或名为疝，或名为脚气，或名为打扑，为名已多，仆不当更命名矣。又十日许，用丸药，大便少通，乃转方，用芍药甘草附子大黄汤，每与六帖，共二十日许，已能扶杖踞坐。其年冬，益精心服药，痛渐去，筋渐弛，至腊月中旬，大抵全快。二十四五日顷，能起床如案。（《金匮要略今释·卷二》）

◆ 膝痛

《漫游杂记》云：一男子，膝胫刺痛，腹脉无他异，经三四岁不愈，请余。余曰：是湿气也，后或将为脚气。与大黄附子细辛汤，一百日而愈。

渊雷案：此证当是梅毒性坐骨神经痛，药法，坐骨神经痛与疝痛同治，故古医书不为分别。（《金匮要略今释·卷三》）

◆ 鹤膝风

《蕉窗杂话》云：一男子，年二十五岁，四年来右膝微肿，行步艰难，其状稍类鹤膝风。诊候其腹，右脐下拘挛尤甚，按之则引右脚而痛，又右膝之肿处，亦比左膝颇异，如贴附肌肉者。初用大黄附子加甘草汤，后用四逆散加良姜、牡蛎、刘寄奴，始得愈。此症多由肝气而成，故仅著眼于足，毕竟不得治。用威灵仙、杜仲、牛膝，皆枝叶耳。取右腹里之癖物，治其根本，则药方至简约，而效验甚的实。（《金匮要略今释·卷三》）

◆ 转筋

《成绩录》云：一男子，左脚挛急，不得屈伸，时时转筋入腹，自少腹至胸下硬满，气上冲不得息，自汗如流，两足厥冷，二便秘闭，微渴，日夜不眠，仰卧不能转侧，舌上微黑。先生与乌头汤，汗止厥已，诸证少缓，然而两便不通，硬满如故，转筋益甚。更与桃仁承气汤，经二三日，大便快利，小便亦能通，历十日许，诸证悉愈。(《金匮要略今释·卷二》)

又云：湖南老翁侨居浪华堂州之日，一夕患转筋，其证胸腹拘急，背膊强，头脑痛，口舌干燥，试弄舌濡唇，则忽转筋脉直(案：谓舌强也)欲死。令门生旁侍者处方，作桂枝加芍药汤或栝楼桂枝汤以进，无寸效，因服鸡屎白二钱，亦无效。近邻有汤村生者，招令来诊。生曰：脉涩转筋，可用当归四逆加吴茱萸生姜汤。其口舌干燥者，因舌筋转戾，血分动而津液少，不可以为热候也，乃作本剂服之，且加针治，病势颇减，续服一昼夜，翌夕竟病愈复常。翁大称汤村生之伟效，以语予，因附记共事，备参考云。(《伤寒论今释·卷七》)

◆ 左足屈缩

《建殊录》又云：越中僧玉潭者，病后左足屈缩，不能行步，乃为越婢加术附汤饮之，时以紫圆攻之。每攻，其足伸寸许，出入三月所，行步复常，而指头尚无力，不能跂立，僧益下之不止。一日，遽起取架上之物，已而自念其架稍高，非跂立不能及，因复试为之，则已如意矣。(《金匮要略今释·卷二》)

◆ 痉证

又云：病人一日卒倒，呼吸促迫，角弓反张，不能自转侧，急为备急圆饮之(每服重五钱)。下利如倾，即复故。(《金匮要略今释·卷八》)

◆ 痿证

《方伎杂志》又云：一农家妇，产后患痿躄者三年，病中又妊娠，腹大渐不能登厕，乞治。余诊之曰：此症起于产后，不能速治，先缓其腹部足部，使产后可以起立。乃以桂枝茯苓丸加大黄煎汤服之，大小便快利，气分颇佳，体亦宽缓，至月杪，分娩无滞。产后转方桃核承气汤，恶露大下，毒便昼夜二行，通体闭塞之毒悉解，气血次第宣通，腰膝渐活动，服药二十日许，起步如常。（《金匮要略今释·卷七》）

《建殊录》又云：丸龟侯臣，胜田八九郎女弟，患痿癖，诸治无效。先生诊之，体肉动，上气殊甚，为苓桂术甘汤饮之，须臾，坐尿二十四行，乃忽然起居。

渊雷案：本论云：气上冲咽喉，眩冒，经脉动惕者，久而成痿（百六十七条），说者多以为苓桂术甘汤证，东洞盖本此以为治也。（《伤寒论今释·卷二》）

《生生堂医谈》云：京师古门前一妪，来请治。腰脚冷，脚痿弱，一步不可行，如此十年矣。予乃作苓姜术甘汤，且为之放瘀，血进出许多。初来时，以肩舆；次来时人扶；次来时倚杖；次来时自步，不俟杖矣。（《金匮要略今释·卷四》）

《续建殊录》云：一老妇，脚足疼痛十余年，遂挛急为痿躄，身体羸瘦，腹中拘挛，胸张如龟背，仰卧不能转侧，惟饮食如常，以故气力不衰，先生与当归建中汤及消块丸（大黄、芒硝），逾月，得步行。（《金匮要略今释·卷七》）

◆ 腰痛

《成绩录》云：一男子二十余岁，腰脚挛急微痛，上冲耳鸣，

经年不治，先生用当归建中汤，兼以应钟散而愈。(《金匮要略今释·卷七》)

《古方便览》云：一僧，年三十六，请余诊治，曰：贫道二十前后，尝患淋浊二三年，愈后诸证杂出，既而腰已下冷，如在冰雪中，虽盛夏，必重絮衣覆其上，每发时，心腹痛，不可近手，腰脊疼痛，不得反侧，甚则不能息，又忽忽少气，终夜卧不安席，大抵每夜必发，且自幼龄有痔漏，每遇寒暄乃发，自初患至今，经十四年。余诊之，心下悸而痞硬，腹皮拘挛，乃饮以附子汤及平水丸，时时以紫圆攻之，服之半岁许，诸证痊瘳。(《伤寒论今释·卷七》)

《橘窗书影》又云：某女，年垂三十，多年经事不调，腰痛引脚，不能俯仰步履，经数医不效。余诊为血沥痛，与桂枝茯苓丸加附子、大黄，兼用角石散(鹿角炒黄，为末，酒下)。不应，一日诊之，脐下右旁有块，按之，引腰脚而痛甚，盖其块有胀缩，而痛亦有缓急云。余乃决为肠中瘀毒所为，与芍甘黄辛附汤，兼用趁痛丸(穿山甲、当归、川芎、乳香、没药、乌头、黄柏、姜黄、蕲蛇)。以当归蒸荷叶矾石蒸熨块上，蟠结渐解，腰脚得屈伸，数年之痼疾痊愈。余近岁所诊病者，一年不下三千人，而误诊如此，殆堪惭愧。

渊雷案：此及上文《蕉窗杂话》一案，并是升结肠部之病变，殆慢性阑尾炎耳。可见中医所谓疝者，所赅至广。(《金匮要略今释·卷三》)

《生生堂治验》云：一男子腰痛，大便每下血合余，面色鲜明，立则昏眩，先生处茯苓桂枝白术甘草加五灵脂汤，顿愈。

《橘窗书影》云：下总国小儿川西云寺，脐下动悸，时时迫于心下，眩冒卒倒，头中常如戴大石，上盛下虚，不得健步，尽国中之医手而无效。出于都下，乞治于余。余与苓桂术甘汤，兼用妙香散，服之数旬，积年之疴，脱然而愈。（《伤寒论今释·卷二》）

◆ 体痛

《生生堂医谈》云：一翁，五十余岁，闲居则安静，聊劳动则身体痛不可忍，家事坐废，殆三十年，医药一无验。来请予，予诊之，周身有青筋，放之，迸出毒血甚夥，即与芍药甘草汤，约十次而复常，任耕稼矣。（《伤寒论今释·卷一》）

《生生堂治验》云：河原街平野屋清右卫门之妻，年六十余，一日，无故觉项背强痛，延及全身，四肢挛蜷，不能自转侧。及暮，迎师诊之，其脉紧急，即举其手指头，皆扎住之，刺取黑血，即效。又有青筋一条，结于喉，旁刺之，血大迸，由是四肢得屈伸，因与葛根加大黄汤，三日而复故。汤本氏云：吾于刺络，未尝学问，若论处方，则于葛根加大黄汤中，合用桂枝茯苓丸，或桃核承气汤，为是。（《伤寒论今释·卷二》）

《医事小言》云：一商妇，每至秋间，常苦喘息，动作不自由，无异废人，求治于予。往诊之，见其支臂于炉架而坐，云已数十日不能动，不能睡，若少变其倚息之状，立即喘悸不可耐。问其发时情况，则自脊至头板硬，痛不可回顾，一医劝用八味丸，服之数十两，喘少减云。乃与葛根汤，五帖许，即得起步，再进数帖而痊愈。（《伤寒论今释·卷二》）

方舆輗云：信州玄向律师（佛家之律宗也），上京，寓华顶山中，病证多端，所最苦者，肩背强痛，日令小沙弥按摩，甚至以铁槌铁尺打之，如此二三年，服药、刺络、灼艾，千百施治无不至，而无一效。余诊之，其病全是柴胡姜桂汤所主。余谓肩背之患，我无术智，只用姜桂汤治本证，肩背亦或可安者耶。即作剂与之，服仅六七日，诸证十去六七，经久之肩背强痛，不治自愈，其效功实出意表。师大雀跃，赠缯宝以恳谢云。

渊雷案：肩背强痛，多由痰饮，往往驱饮而痛止，惟痰饮何以能使肩背痛，则未知其理。据《方函口诀》，肩背强痛，正是柴胡姜桂汤之一证，非意外之效也。（《伤寒论今释·卷四》）

《成绩录》云：一男子，两脚疼痛，不得屈伸，手足寒，腹拘挛，食颇减，羸瘦尤甚，时时痔血二三升，他无所苦。先生令服附子汤，疼痛退，拘挛缓，食亦进，能行步，唯余痔血，乃投黄连解毒散而止。（《伤寒论今释·卷七》）

《建殊录》云：云州医生祝求马，年可二十，一日，忽苦跟痛，如锥刺，如刀刮，不可触近。众医莫能处方者。有一疡医，以为当有脓，刀劈之，亦无效矣。于是迎先生（吉益东洞也，《建殊录》皆记东洞治验）诊之，腹皮挛急，按之不弛，为芍药甘草汤饮之，一服，痛即已。（《伤寒论今释·卷一》）

《险症百问》云：两脚若一脚乍大酸痛，不能步行，如此凡二三日或十日许，用药则止，不用亦止，或每岁一二发作，遂为沉疴。师曰：两脚若一脚大酸痛云云，顷者一妇人患此症，不能步行，数月，痛遂近胸腹，腹挛痛，饮食俱吐，小便不利，唇口干燥，短气急迫，不知人事，自心下至少腹不可近手，医以为脚气，投药数剂，无寸效。予诊之，胸中无动悸，短气有缓急，是非脚气冲心之症，乃用当归芍药散作汤液与之。三服而痛退，腹中雷鸣，小便快利，其色紫黑，忽知人事，好饮不吐，翌日腹满大便不通，兼以消块丸，大便下黑血，腹满顿退，服前剂十余日而行步如常。

渊雷案：当归芍药散，吉益东洞未经试用，其子猷始得其用

法，治验极多，具详《续建殊录》《成绩录》诸书。学者宜细味，并参看妇人杂病篇。(《金匮要略今释·卷七》)

◆ **麻木**

《生生堂治验》又云：丹波屋九兵卫，年三十，遍身麻木，目不能视，口不能言，其人肥大而好酒。先生诊之，脉涩不结，心下急，喜呕。即令饮三圣散（瓜蒂、防风、藜芦）六分，不吐，反暴泻五六次，越三日又服，吐出可三升许，自是目得见，口得言，两手亦渐得动，后与桃花汤百余帖而全已。(《伤寒论今释·卷五》)

◆ **脚气**

《成绩录》又云：一妇人，患脚气水肿，医治不奏效，迎先生疗之。其人两脚内廉及口吻麻痹，胸中悸，大小便秘结，心下痞硬满，与木防己加茯苓汤，兼服消块丸。不日肿消，麻痹尽治，自将停服。先生曰：毒未全尽，而停后服，后必再发。不听，后果短气息迫，凶证稍具，乃狼狈迎先生，复处前方，下咽则吐，更服茯苓饮，呕乃已。又与木防己加茯苓汤，兼服干姜人参半夏丸，不日而治。(《金匮要略今释·卷四》)

《成绩录》又云：一贾人，患所谓脚气，腰以下肿，不仁，小便不利，短气喘息，微呕，自心下至脐上硬满颇甚。与木防己加茯苓汤，数日而痊愈。汤本氏云：余用本方治浮肿性脚气，及心脏瓣膜病代偿机障碍性水肿，得捷效。(《金匮要略今释·卷四》)

《成绩录》又云：一门生罹脚气之疾，两足微肿，通身麻痹，口吻最甚。自作越婢汤服之，后两脚痿弱，不能行步，头痛发热，自汗出，心下痞硬，食不进，胸中悸如奔豚状，绝食既四日。先生令服木防己加茯苓汤，呕且烦悸，恶闻食臭，一日大吐，生命殆危，自谓不复起。先生再诊之，令服茯苓饮，悸即已，但两脚痿弱不差，更服桂枝芍药知母汤，疾痊愈。(《金匮要略今释·卷四》)

《医事小言》又云：一商患脚气，咳嗽甚，一身皆肿，呼吸促迫，有冲心之兆，与越婢加术附，不验，转豁胸汤（桑皮、吴萸、犀角、茯苓），又不验，与甘遂丸（未详），不下利。一日忽呕逆，水药俱不受，气息急迫，不能平卧，倚坐按摩其脊，阴囊肿胀，刻不得安，其呕益甚。投以小半夏加茯苓汤，乃受饮。次日仍少有呕吐，连服三日许，呕逆止，能食粥，小便清利。犹守前方，日以快利，肿亦随消，呼吸稳，得平卧，三十日许而痊愈。(《金匮要略今释·卷四》)

◆ **虫证**

方舆輗云：此方用于蛔虫心腹痛效，京极街美浓屋三郎兵卫之室女，伤寒差后腹大痛，余见其胁下痞硬，与大柴胡柴桂之类，无寸效。于是潜心脉之，寸关洪大，盖蛔所为也。即投鹧鸪菜汤及槟榔鹤虱散，痛犹自若。乃与大建中汤，一帖而知，三帖而始思食，五帖而痛如失。然此女腹中，无大建中汤之定候，乃试之而神应如此，记之以备后考。(《金匮要略今释·卷三》)

◆ **疟病**

《成绩录》云：一男子患疟，他医与药，既一二发之后，一日，大汗出不休，因请先生，先生与小柴胡加石膏汤，乃复故。(《伤寒论今释·卷三》)

《成绩录》云：富士山祝史某，侨居京师，得疾请医，医诊以为外邪，与药即愈。乃梳发浴身，而疾复发，烦渴引饮，胸腹有动，明日即愈，愈后复发，约每六七日而一发，如是数次，医不以为虚，即以为邪热。然药之不愈，遂请先生。先生曰：医误矣，斯病乃疟耳。令服柴胡姜桂汤，不过数帖，疾去如濯。（《金匮要略今释·卷二》）

《橘窗书影》又云：一妇人，外感后，热不解，时时发热如疟，盗汗出，胸腹动悸，目眩耳鸣，或肩背强急，头上如戴大石，耳中如撞大钟。历更诸医，一年余，无寸效。余用柴胡姜桂汤加黄芪鳖甲，数十日，热减，盗汗止，因去黄芪、鳖甲，加吴茱萸、茯苓，兼用六味地黄加铁沙炼，诸证痊愈。（《金匮要略今释·卷二》）

《橘窗书影》又云：一老医曰：有一女子，年三十余，晚春感微邪，发作如疟，至季夏，尚未解，医三四辈杂治而不愈。一日，心下迫塞，如将气绝，余因有经验，与竹叶石膏汤，十余日而寒热去，食进，盗汗亦减。此全由心下有水气，不下利而发此症也。其他胸膈有水气之病，有吐水者，有眩晕者，有动悸者，皆以小半夏加茯苓石膏汤、半夏泻心加石膏汤等而取效，此说颇有理，而与余之治验颇暗合，因附于此。（《伤寒论今释·卷七》）

《医方口诀集》云：坂阳一室女，病疟，热多寒少，一医投药而呕，一医投药反泄。请予诊治时，疟利并作，且呕，脉之但弦，投以本方加芍药，未至五帖，诸证并瘳。（《伤寒论今释·卷三》）

吉益猷《险症百问》云：一妇人病疟，干呕不能食，又恶心，强食之，则必吐。发时，身体疼痛，寒少热多，呕吐益甚，试多与冷水，则呕吐稍止，于是作白虎加桂枝汤，令热服之。忽然振寒发热，大汗出而愈。

渊雷案：此案因白虎证不具而呕吐剧，南涯盖偶忆金匮温疟有时呕之证，故先以冷水试之，得冷水而呕吐稍止，则与本条之时呕正合，故用白虎加桂枝汤。观其得汤而病愈，可知仲景所记证候，皆由积验而来，可为用药之标准，此大论要略之所以可宝也。尤奇妙者，服汤后，振寒发热，大汗出而愈。《千金》不云乎：先寒发热汗出者愈。盖温疟本无寒，服药反先寒，则为瞑眩，瞑眩斯病愈矣。读《金匮》《千金》者，倘于其用药之标准，瞑眩之状况，精思熟虑，则每收奇效。(《金匮要略今释·卷二》)

《橘窗书影》又云：柳泽光邦，外感后，咳嗽声哑，久而不愈，将为肺痿，余与麦门冬汤加桔梗，兼用六味生津炼（六味地黄丸料加莎草、茯苓、干姜，为膏），病减半。一日，冒雨他行，途中即恶寒甚，归家则壮热大渴，身体酸疼，急驰使延余。越翌朝到，则寒热如失，但脉浮弦，腰以下懈怠耳。余曰：恐成疟疾，当俟明日，乃可定处方。其翌，果振寒，发大热，渴而引水，汗出如流，即与小柴胡加知母、石膏。服之四五日，疟邪大解，而头痛，心下支结，小便不利，自汗不止，因转柴胡姜桂汤加黄芪、鳖甲，诸证渐安。但隔日少觉恶寒，精气不爽云，乃以拂晓服反鼻霜，疟全止。后以补中益气汤加芍药、茯苓调理，咳嗽声哑均复常。(《伤寒论今释·卷四》)

◆ 中毒

《成绩录》云：浪华某氏之母，年六十余。乙卯夏，食笋及盐藏之松蕈，尔后常恶心或腹痛，延至丙辰之夏。先生诊之，为作大承气汤饮之，少焉，吐出前夏所食之笋蕈，续服前方，数十帖而复常。(《金匮要略今释·卷三》)

◆ **奔豚**

《橘窗书影》又云：烟田传一郎妹，脐下动悸，任脉拘急，时时冲逆于心下，发则背反张，人事不省，四肢厥冷，呼吸如绝。数医疗之，不验。余诊之曰：奔豚也。与苓桂甘枣汤，服之数旬，病减十之七八，但腹中常拘急，或牵引手足拘挛，因兼用当归建中汤，数月而全治。（《伤寒论今释·卷二》）

《橘窗书影》云：下田之妻，年三十余，少腹有块，时时冲逆于心下，颜色青惨，身微肿，前阴漏下污水，众医疗之，然药汁入口则吐。余诊之曰：病非难治，特药力不达耳，能自誓服药，必可治。病者大悦，因与苓桂甘枣汤加红花，药味淡白，始得纳于胃中，乃连服数日，上冲止，胀气去，兼用龙硫丸（汤本氏云：龙骨硫黄之丸药也），污水减，块大安。（《伤寒论今释·卷二》）

《生生堂治验》云：一男子，年三十，奔豚日发一次或二次，甚则牙关紧急，不省人事，百治无效。先生诊之，脐下悸，按之痛，服苓桂甘枣加大黄汤，兼用反胃丸（方未详）二十丸，每日一次，旬余而愈。（《伤寒论今释·卷二》）

◆ **麻疹**

《麻疹一哈》云：渡边荻之进，年二十有五，发热如燃而无汗，经四五日，疹子不出，腹满拘挛，二便不利，时或腰痛甚（案：王好古云芍药治带脉病，苦腹痛满腰，溶溶如坐水中），因作桂枝加芍药大黄汤饮之。微利二三行，拘痛渐安，其翌，以紫圆下之，水下五六行，其夜熟眠，发汗如洗，疹子从汗而出，疹收后，全复旧。（《伤寒论今释·卷七》）

《麻疹一哈》云：桥本忠介，年三十余。疹子既出，发热犹未减，疹欲收未收，卒尔吐饮食，汤药亦从而吐出，如斯二三日，前医既不能治，更请诊治于余。按其腹状，心下痞硬，胸腹辘辘有水声（参看《三因方》之主疗）。因为大半夏汤饮之，尽二帖，欲吐不吐，胸中愦愦不安。尽三帖后，少间就睡，寐后下利二三行，吐全已，而身热犹未解，烦渴引饮，更作石膏黄连甘草汤饮之。尽七帖，前证渐退，疹子全收，前后十八九日所而如旧。（《金匮要略今释·卷五》）

《麻疹一哈》云：青山次郎太夫之妻，年可二十，伤寒愈后十四五日，又发热三四日，疹子欲出不出，心下痞硬，烦躁不得眠，下利日二三行，因作甘草泻心汤服之。明日大发汗，疹子皆出，诸证自安，疹收后，健食如旧。（《伤寒论今释·卷四》）

《麻疹一哈》云：山田仁右卫门之女，年可十八，未嫁，发热蒸蒸，疹子出后，三四日不收，光彩灿烂，两颧赤如朱，两耳蝉鸣，头疼目眩，经水不利者二三月，按其腹状，胸胁支满，腹中有动，脐边凝结而实，按之则痛达腰脚。因为柴胡姜桂汤及浮石丸服之，大便下利日二三行，经信来倍常，诸证渐减，光彩徐徐而消，疹亦减，无虑二十四五日所，全复故。（《伤寒论今释·卷四》）

《麻疹一哈》云：太夫人龄四旬有五，夏四月，患麻疹，其证或发热，或不发热，时或头目疼，项背强而疼烦（案：即百三条之颈项强也），或如疟状而无汗，郁陶不怡，饮食渐减，如是者六七日。初进葛根汤，不知，按其腹状，胸肋烦闷，胁下微痛，痀瘕如盘，应指而痛，大便秘结，小便短少，更进小柴胡汤及三黄丸，大便快利，汗出如流，疹子随汗而出。疹收后，唯治痀瘕，诸证全退，健履倍故云。（《伤寒论今释·卷六》）

◆暴死复生

《生生堂医谈》又云：一人走来叩门曰：急事，请速来。仓皇未告其故而去，至则堂上堂下男女狂躁，一妇人毙于傍。先生怪问之，则曰：有无赖少年，屡来求货财，不知厌足，我今骂之，无赖狂怒奋起，将殴我，余妻惊遮之，无赖缢其喉，立毙，遂骇走。今事急矣，幸先生来，愿即救治。先生命人汲冷水盈盘，枕之，以水灌颈半时许，而后刺之，即苏。更令安卧，别以巾浸水围其颈，觉温则易之，使瘀血不得凝结。与桃仁承气汤加五灵脂而去，明日复往视之，妇人喜谢曰：幸蒙神术，得免于死，今咽喉尚无恙，惟胸肋体弯，微觉疼耳，饮食如常。师复以冷水灌巾，围胁肋如初，经二三日而愈。（《伤寒论今释·卷三》）

妇科医案

◆ 闭经

《方伎杂志》云：某妇人，经水不来三四个月，一医以为妊娠，至五个月，产婆亦以为妊，施镇带，其人曾产数胎，以经验故，亦信为妊，然至十一月，全无产意，于是乞诊于余。余熟诊之，腹状虽似妊，实非妊也，因告以经闭，夫妇闻之大惊，频乞药，乃与大黄牡丹皮汤，日用四服。服之四五日，下紫血虾血甚夥，二十日许而血止，腹状如常，翌月月信来，自其月妊娠，翌年夏，举一子，此瘀血取尽之故也。(《金匮要略今释·卷五》)

《漫游杂记》云：一妇人三十余岁，月事断而不来，年年肥大，腰带数围，一月一二次大发头痛，药食并吐。余诊之，其腹脉坚实，惟心下硬塞，推之难彻底，医与抵当丸、漆湿丸数百帖。血不来，乃以瓜蒂末一钱，大吐之一日，其翌，按心下硬塞减半，又作抵当汤与之，数日，大便溏泻，日五六次，后十日，再与瓜蒂五分，又与抵当汤如前，以肚腹剧痛，代用以丸，日三五分，三十余日而经水来如常，头痛荏苒而退。(《金匮要略今释·卷七》)

《续建殊录》云：某者之女，年十八，便秘难通，于兹有年，近日经闭及三月，父母疑其有奸私，乃使医察之，医曰：怀孕也。女不自承，乃复使他医察之，医不能断，遂求诊于先生。按其腹，脐下有一小块，手近之则痛，先生曰：是蓄血，非双身也。乃与大黄牡丹皮汤，服汤三帖，下利十数行，杂黑血，尔后块减半，

又兼用当归芍药散，未几，经水来，大便如平日。(《金匮要略今释·卷五》)

◆ 倒经

方舆輗又云：经血错出于口鼻，称为逆经，又谓错经（案：中医名倒经）。先哲说云：此火载血而上也。然龚云林有治验，用四物汤，以大黄代生地黄，加童便，载《万病回春》，甚有理。往年有一女子患此疾，初则吐衄，后眼、耳、十指头皆出血，至于形体麻木，手足强直，余投以泻心汤，不出十日而血止，后与回生汤调理而复故，此为错经中最剧之证。(《伤寒论今释·卷四》)

◆ 月经不调

《古方便览》云：一妇人，平生月经不调，气上冲，两胁急缩，腰痛不可忍，经行时，脐腹痛，下如豆汁，或如米泔水，经水才一日半日而止，如此十二三年。余诊之，胸胁苦满，脐上动悸甚，乃作此方及硝石大圆（大黄、硝石、人参、甘草，又名夹钟丸），杂进之，时时泄赤黑脓血，服之数月，前证得痊愈。

《成绩录》云：远州一农夫，三十余岁，去年来，时郁冒，稍吐血，盗汗出，往来寒热，微渴，脐旁动甚，就先生请治，与之柴胡姜桂汤而愈。(《伤寒论今释·卷四》)

◆ 热入血室

《生生堂治验》云：京师间街五条之北，近江屋利兵卫之妻，伤寒，经水适来，谵语若见鬼状，且渴而欲水，禁弗与，病势益甚。邀先生诊之，脉浮滑，是热入血室，兼白虎证者也，即与水弗禁，而投小柴胡汤。曰：张氏所谓其人如狂，血自下，下者愈，是也，虽病势如此，犹自从经水而解。果五六日而痊愈。

渊雷案：以上三条，论热入血室，以其证有如结胸状者，故次于结胸之下。（《伤寒论今释·卷四》）

◆ 妊娠呕哕

《芳翁医谈》云：一妇人，妊娠数月，适当夏月，下利呕哕，嗳气不已，诸医踟蹰，家人狼狈，无以救疗，寻发晕昏睡，乃以熨斗盛炭火，以酽醋注火上，熏患妇之鼻，别作大柴胡汤服之，晕即止，熟睡而安。（《伤寒论今释·卷五》）

◆ 子痫

清川玄道云：官吏玉井某之妻，年二十八，怀孕八个月，全身水肿，憎寒，肩背强急，心下硬满，短气。乞治于产科某，经四五日，病益甚。因邀余诊之，脉伏弦，面色青惨，舌上滑白，自中脘至小腹，发紫黑斑点，更无胎动，口中带秽气，知其胎已死。然其症时有缓急，缓则能言语，渴而引饮，急则人事不省，角弓反张，三五丈夫不能镇压之。余意若下其死胎，有暴脱之虞，不如先治其痫。连服葛根汤，诸症渐稳，三日乃下其死胎而痊愈。余姊氏十八岁顷，初妊娠八个月，罹此患颇危急，先考泽玄英义用葛根汤，满月而平产。余亦得奏此效。抑此方治外邪项背强急，及痉病痢疾，其神效固不待言。即积年之肩背凝结，往往一汗之后，其病若失。

渊雷案：此二案并是子痫，子痫发热者，此方或可用。（《金匮要略今释·卷一》）

《生生堂治验》云：某女，妊娠至五月，患水肿。及分娩，尚甚，尔后发痫，狂呼妄骂，昼夜无常，将脉则张目举手，势不可

近，因与甘麦大枣汤，服数百帖，渐渐得复故。（《金匮要略今释·卷七》）

◆ 胎死腹中

《漫游杂记》云：有一妇人，每年一产，悉不育，或死母胎中，或产毕而死，乞治于余。余按其腹，有巨块筑筑然在中脘，乃与泻心汤方（二味），并每月二次，灸七八腧及十八九腧五十壮，坚制房事，日佐薪炊，如此十日。临产腹胀一日，无他故，唯新产儿面色青黄而不啼，于是急取大黄、甘草、黄连三味，下黑使。一日夜，面色变赤，啼声彻四壁，遂为佳儿。（《伤寒论今释·卷四》）

《澹寮集验方》云：曾有妇人，热而大便秘，脉实，子死腹中，已致昏不知人，医用备急圆，胎下人活。（《金匮要略今释·卷八》）

◆ 小产

《方伎杂志》云：一妇人请诊，家人云：妊娠已六月，自前日初，下瘀血，众治无效，经三十日许而流产，惟子胎糜烂，体出而头留腹中，百计不得下，幸施救治。诊之，其人柴瘦，身体无血色，唇舌干燥，脉微弱，按抚其腹，胎头碌碌然，游移旋转，如瓜浮水中。余谓其家人曰：若按抚腹部而强出之，必发血晕，不如用药下之。于是一夜尽桃核承气汤三帖，翌早快利，胎头忽下。病者与家人，皆相庆以为更生。余遇此等症，始知古方之妙，诚堪感戴，是以自十三至七十，信仰古方，更不起他念云。（《伤寒论今释·卷三》）

◆ **难产**

舒氏《女科要诀》云：会医一产妇，发动六日，儿已出胞，头已向下，而竟不产。医用催生诸方，及用催生灵符，又求灵神炉丹，俱无效。延予视之，其身壮热无汗，头项腰背强痛，此太阳寒伤营也，法主麻黄汤。作一大剂投之，令温覆，少顷得汗，热退身安，乃索食，食讫，豁然而生。此治其病而产自顺，上乘法也。(《伤寒论今释·卷二》)

◆ **产后眩晕**

《橘窗书影》又云：池野新一妻，产后患头眩，身不能动摇，蓐卧恰如坐舟中，身不得维持，令侍婢扶持之，心下动悸，足心冷汗濈濈然，浸渍蓐上。诊之，无血虚之候，饮食如故，脉亦平，经事不失期，因与柴胡姜桂汤加吴茱萸、茯苓，兼用妙香散（黄芪、茯苓、茯神、薯蓣、远志、人参、桔梗、甘草、辰砂、麝香、木香）。后头汗止，心下动收，虽目眩未止，但不俟人扶持而起居矣，身体血气枯瘦，头中时如戴百斤石，与联珠饮（苓桂术甘合四物汤），间服辰灵散（茯苓、辰砂），头眩日减。一日，右足股间肿起，渐如流注状，余以为头中浊瘀下流，必为肿疡，乃佳兆也。因贴膏，俟脓期，令疡医刺之，后疮门随收，头眩全止，前后历七年而全治。(《伤寒论今释·卷四》)

《橘窗书影》又云：太田之妻，年二十七八，产后发头眩目痛，一西洋医治之而反甚，胸胁微结，小便不利，腹中动悸，饮食不进，时发寒热，或身振振摇，每头眩而目不能开，夜间惊惕不得眠，或如身在大舟中，风波动摇，片时不得安，每令侍婢二人抱持之。众医杂投滋血镇痉抑肝种种药，凡二岁，依然无寸效。余诊之曰：病已沉痛，非急治之候也，先利其胸胁，镇定动悸，心气得旺，则上下之气得交通，头眩身摇自安矣。主人深诺。因与柴胡姜桂汤加吴茱萸、茯苓，夜间服朱砂安神丸（黄连、辰砂、地黄、甘草、当归）。时正严冬，其证虽有动静，主人确乎信服前方，至明春，病自然去，不复卧蓐。(《伤寒论今释·卷四》)

◆ 产后下血过多

松川世德《治验》云：伴藏之妻，产后下血过多，忽唇舌色白，气陷如眠，脉若有若无，殆将死，乃以栀子甘草豉汤，加芎劳苦酒与之，半时许，尽五六帖，忽如大寐而寤。(《伤寒论今释·卷三》)

◆ 产后胞衣不下

《续建殊录》又云：一妇人小产后，胞衣不下，忽然上攻，喘鸣促迫，止气昏冒，不知人事，自汗如涌，众医以为必死，因迎先生诊视之。心下石硬，而少腹濡，眼中如注蓝，乃与桃仁承气汤，须臾，胞衣得下，至明日，爽快如常。(《伤寒论今释·卷三》)

◆ 产后腹满

《续建殊录》云：一妇人，产后忽烦闷，二便秘闭，少腹硬满，按之则痛，不可近手，两足洪肿，不能屈伸，干呕短气，命迫旦夕。与八味汤，兼用大黄甘遂汤，两便快利，小便昼夜六七行，恶露续下，尔后少腹满大减，按之不痛，经日浮肿不去，乃与木防己汤，兼以夷则丸，诸证痊愈。(《金匮要略今释·卷七》)

《成绩录》云：一妇人，产后烦闷，二便秘闭，少腹硬满，不可近手，两足洪肿，不可屈伸，干呕短气，命迫旦夕。先生诊之，投桃仁承气汤，兼以大黄甘遂汤，二便快利，小便昼夜六七行，恶露续下，少腹满去，按之不痛，经日足肿未除，更用木防己加茯苓汤，诸证痊愈。

渊雷案：以上两条，当是一案而记者异辞，前条用八味汤，似是八味丸作煎剂，于证不对，此条作桃仁承气为是。(《金匮要略今释·卷七》)

◆产后发热

《橘窗书影》云：某妇人，产后发烦热，头痛如破，饮食不进，日渐虚羸，医以为褥劳，辞去，余与以《金匮》三物黄芩汤，服之四五日，烦热大减，头痛如失，时恶露再下，腰痛如折，与小柴胡汤合四物汤，兼服鹿角霜，全安。余治血热，用竹皮大丸料三物黄芩汤，屡奏奇效。往年吾友尾台榕堂女，寒热久不解，遂如劳状，诸药无效，父母深患，乞诊于余，余以有血热之候，处三物黄芩汤，服此数日，热渐解，后服当归建中汤而全治，尔后发血热时，自制此方服之云。(《金匮要略今释·卷七》)

《橘窗书影》云：某女，年二十三四，产后得外感，咽喉肿塞，痰喘壅盛，口中臭气甚，绝粒食者数日，手足微冷，脉无力，疲劳极。麦门冬汤加桔梗，令徐徐咽下，又煎驱风解毒加桔梗、石膏，冷却，令含漱。如此一昼夜，咽喉始分利，少进粥饮，后经二三日，发热、烦渴、咳嗽，脉虚数，现外感之状，与竹叶石膏汤加桔梗、杏仁而愈。(《金匮要略今释·卷三》)

◆产后呕吐

《生生堂治验》云：一妇人，产后呕吐不止，饮食无味，形貌日削，精神困倦，医者皆以为产劳。师诊之，正在心下，酸痛不可按，曰水饮也，与小陷胸汤，佐以赫赫圆，乃愈。

《麻疹一哈》云：一步兵，年四十余，发热三四日，发疹未半，心下结痛一日夜，头出冷汗，两足微厥，喉中痰鸣，胸满短气，大便不通，与小陷胸汤及滚痰丸，下利二三行。其翌，发热甚，炎炎如燃，大汗若洗，疹子皆发出而安。（《伤寒论今释·卷四》）

◆ 产后泄泻

《橘窗书影》又云：某女，产后下利不止，虚羸不足，诊之，脉数无力，舌上无苔而干燥，有血热，便色亦茶褐色，带臭气，因与白头翁加甘草阿胶汤，下利逐日减，血热大解。（《金匮要略今释·卷七》）

《橘窗书影》云：某女，年二十五六，产后数月，下利不止，心下痞硬，饮食不进，口糜烂，两眼赤肿，脉虚数，羸瘦甚，乃与甘草泻心汤。服之数十日，下利止，诸证痊愈。（《伤寒论今释·卷四》）

◆ 乳岩

华冈青州《医谈》云：某之母，患乳癌。初视之，核大如梅核，而腋下有块，服魔药（麻醉药也）一时许，割出之，核重六钱五分。越八日，发热，且疮口大肿痛，是为破伤湿，转用越术附，六七帖而愈。盖以其乳围赤色，左臂及腋下同时赤肿，乃流注之证，而是越术附证也。凡金疮及诸疮疡，有如此之证者，皆因外袭，越术附汤皆主之。越术附治破伤湿，古人所未言，记之以待后人试效焉。汤本氏云：破伤湿，即蜂窝组织发炎。因疮口消毒不净，细菌侵入所致。流注，即淋巴管及淋巴腺发炎也。破伤湿流注用越术附汤，诚华冈氏之伟迹，然此方非治一切破伤湿流注者。盖师（谓仲景也）之方剂，统治万病，方之所治，无一定之病，而有一定之证。故破伤湿流注而有越术附之证者，得越术附而愈，越术附非专治破伤湿流注之方，破伤湿流注，亦非专宜越术附之病也。余近顷，治八岁儿右肘淋巴腺炎，其证寒热往来，体温三十九度，烦渴，口舌干燥，舌上白苔，口苦，食机不振，恶心，右肘腺部发赤肿痛，不可屈伸，因与小柴胡汤半帖，加石膏三十克。服之三日，脱然而愈。知治病非可预定方剂矣。（《金匮要略今释·卷二》）

◆ 阴肿

尾台氏云：癫同癀，阴囊肿大也。刘熙《释名》曰：阴肿曰隤气下隤也。然则隤亦与癫通，按《本草纲目》鲮鲤条引《摘玄方》曰：妇人阴癫硬如卵状云云。余尝治一妇人，自言牝户左边突起凝辄者十余年，年年发痛，众治无效。诊之，形如鹜卵，即癫疝也，发则大倍于常，坚硬疼痛，寒热交作，痛自少腹达脐旁，甚则及于心胸，苦楚不可忍，年必二三发，每发用桃核承气汤大黄附子汤芍药甘草汤合方，则痛退肿消。（《金匮要略今释·卷七》）

尾台氏云：又一妇人，年十七，牝户上边隆起，形如睾丸，亦阴癫也，与大黄牡丹皮汤而愈。可见男女俱有阴癫。

渊雷案：二案皆为大阴唇之纤维肿，西医疗此，惟有切除，今以内服药取效，可见古方之妙。依解剖学之观察，女子大阴唇，相当男子之阴囊，故大阴唇之肿疡亦为阴癫。（《金匮要略今释·卷七》）

◆ 阴吹

丹波氏云：阴吹非罕见之病，简前年疗一诸侯夫人，患此证，

寻为瘵，药罔效而殁。(《金匮要略今释·卷七》)

◆ 交接腹痛

《生生堂治验》又云：一妇人，年三十余，每交接则小腹急痛，甚则阴门出血，而月事无常，腹诊脉象，亦无他异，医药万方，一不见效。先生曰：所谓病在下者，当吐之于上。乃与瓜蒂散六分，吐黏痰升许迄，更与大柴胡汤缓缓下之，后全瘥。(《伤寒论今释·卷五》)

◆ 脏躁

《洛医汇讲》云：一妇人，年二十四五，尝患痎疟，愈后，乃患一种奇症，请予诊之。诊脉候腹无大异，饮啖便溲亦如常，但其月水，时或愆期云，于是诊毕。俟少顷，病妇自告曰"今病方将发矣"，趋就枕席，则其喉内有一种声响，非喘非哕，非呕非噫，不可名状，作甚苦闷烦扰之态，继而左手拇指自然回转旋戾，如木偶戏之机关，渐次遍及五指，互相回转，次则腕臂肩，而上足跗胫腿，而上手，而左脚，以及眼球、鼻尖、两耳、头颈、腰髋，皆顺次回转振摇。予于是提其掌曰：有是哉，汝之病情，余今尽得之矣。征之仲景所说妇人脏躁，若合符节，而兰医（案：日本先与荷兰人通商，其西医亦先从荷兰传入，故曰兰医）乃谓之子宫痛，即投以甘麦大枣汤，一二日而神志条畅，不旬日即不复发。其后两三年中，更试治二妇，亦随愈。(《金匮要略今释·卷七》)

丛桂亭《医事小言》云：一士人妇，猝患积，饮食不入口。夜中，延予门人，脉平稳，惟滴水下咽，则烦躁欲死，腹满，不能进药食。门人归，问方于予，予以所言考之。得非喉痹欤？曰：

非也，咽不痛。问之看护人，则云昨日食饼后发，初，一医官治之，谢去，门人谓得非食滞乎，欲与中正汤，任令与之。次日，乞予往诊，即至其家，问之，则前夜饮医官之药，下咽难，吐之不出，大发汗而烦闷，饮门人药，则不如是之甚，苦痛似稍减，虽以一滴润喉，亦留滞难下云。诊之，无异状，仍与水试之，下喉如噎如呛，如欲从鼻孔出。问昔尝患此否，则病属猝起，见其暂时甚苦，旋即下去，问痛否，则不痛，但觉在咽中心口。看护者三四辈，抚胸按背，皆为之流汗，云心下有逆上之物，其呛势令腹气引张。因决为喉中之病，然窥其喉，又无他异。殆穷于处方，姑与半夏厚朴汤，得小快，更投之，经三四日，竟愈。

渊雷案：此亦脏躁之一证，心下逆上之物，即西医书所谓癔病也。(《金匮要略今释·卷七》)

◆ 狐惑病

《生生堂治验》云：近江大津人某，来见先生，屏人私语曰：小人有女，年甫十六，有奇疾。每夜至亥初，俟家人熟睡，窃起舞跃，其舞曼妙娴雅，虽才妓不能过，至寅末，始罢而就寝，如是以为常。余常窃窥之，每夜辄异其舞，从无雷同，而皆奇妙不可名状，明朝，动止食饮，不异于常，亦不自知其故。或告之，则愕然不信。不知是鬼所凭，抑狐所惑也，闻先生门多奇疾，幸赐存视。先生曰：此证盖尝有之，即所谓狐惑病者也。往诊之，果然。与之甘草泻心汤，不数日，夜舞自止。(《金匮要略今释·卷一》)

儿科医案

◆心下痞硬

《建殊录》云：山下谒先生曰：有男生五岁，哑而痫，痫日一发或再发，虚怔羸惫，旦夕待毙，且其闷苦之状，日甚一日矣。父母之情，不忍坐视，原赖先生之术，幸一见起，虽死不悔。先生因为诊之，心下痞，按之濡，乃作大黄黄连汤饮之。百日所，痞去，而痫不复发，然而胸肋烦胀，胁下支满，哑尚如故，又作小柴胡汤及三黄丸与之，时以大陷胸丸攻之。可半岁，一日，乳母拥儿倚门，适有牵马而过者，儿忽呼曰：乌麻。父母喜甚，乃襁负俱来，告之先生。先生试拈糖果以挑其呼，儿忽复呼曰：乌麻伊（日语呼马乌麻，呼甘味乌麻伊）。父母以为过愿，踊跃不自胜，因服前方数月，言语卒如常儿。（《伤寒论今释·卷三》）

◆伛偻

《古方便览》又云：一男儿十岁，脊梁曲而伛偻，两脚挛急不能起，已二年，余作此方及紫圆饮之，两月而痊愈。（《伤寒论今释·卷七》）

◆便秘

《成绩录》又云：一小儿十余岁，夏月不大便十余日，终则烦闷不语，一医以为喝病，与白虎汤，一医以为外邪，与发表剂，皆无效。请先生诊之，胸满太甚，腹中虚软，但胸腹热如烙，他处无热，舌上微黄而无苔，问曰：胸满几日矣？家人曰：不过三日。先生曰：此病非有外袭，乃血气由内上迫使然。凡内发之病，初多吐下。家人曰：实然。乃与干姜黄连黄芩人参汤，兼用解毒散，服之二日，大便一行，烦闷止，更与紫圆少许，复与前方如故，遂痊愈。(《伤寒论今释·卷七》)

◆ 痫证

《漫游杂记》云：一儿年五六岁，病天行痢二日，发惊痫，直视挛急，身冷脉绝，医将用三黄汤。余止之曰：痫发于初病时，腹气坚实，虽危不死。今外证未散，而用三黄汤，则痢毒郁积（案：当云表热内陷），将迁延数十日而不愈，彼时腹气虚竭，再发痫，则不可救矣。今日之政，唯须发散耳，乃以葛根汤发之，稍加熊胆，经五日而痢愈，痫不再发。

渊雷案：观于此案，有当注意者二事焉。其一，小儿得急性热病，热高者，往往发痉挛，时医谓之急惊风，其实非真正脑病，急解其表热，则痉挛自止。其二，病有表里证者，当先解其表，表解而里未和，然后乃攻其里。此皆治病之大法，学者宜拳拳勿失者也。太阳与阳明合病，不下利，但呕者，葛根加半夏汤主之。胃肠为津液之策源地，在肠之津液被迫，则下注而为利，在胃之津液被迫，则上逆而为呕，各从其近窍出也。下利者，得麻桂之启表，葛根之升津，而利自止。呕者，犹恐升津之力助其逆势，故加半夏以镇之，皆非所谓合病也。(《伤寒论今释·卷二》)

◆ 经早

《方伎杂志》云：尝疗七岁女儿经行，服药十余日而治，此女至十四五岁，始经行无滞，十七岁时，初产一子。又疗二岁女子经行，初疑为小便下血，因检视阴户，真为经水，洵希有之事，二人并无特异之证，因但见血妄行，用桂枝茯苓丸煎汤，皆不日而愈。（《金匮要略今释·卷七》）

◆ 痘疹

方舆輗云：余壮年时，四条街越后屋利兵卫男，年甫五岁，病痘，初发，与葛根加大黄汤，自第三日放点，至第四日，痘皆没，但欲寝，绝饮食，脉沉，热如除，宛然有少阴病状，因劝转他医。病家不听，强请治，于是潜心细诊，觉沉脉中神气犹存，乃作麻黄附子细辛汤服之。翌日，痘再透发，脉复，气力稍振，起胀灌脓，皆顺利，结痂而愈。因思此儿本无热毒，不过寻常之痘，以多用葛根加大黄汤，发汗过多，大便微溏，致有此变，此皆余初年未熟之咎也。（《伤寒论今释·卷七》）

《麻疹一哈》云：豚儿年二旬，发热三四日，疹子咸发，稠密干燥，紫黑色，唇焦舌裂，烦渴引饮，烦闷不能眠，谵语如见鬼状，不省人事，按其腹状，热如灼手，胁腹微满，大便难，小溲不利，因作白虎汤饮之。尽十帖，诸症渐安，疹子收，身热犹未退，胁膈满闷，大便不通五六日，两目黯然，昼不见物。更作大柴胡汤服之，又兼与芎黄散，时以紫圆攻之，每服下利数行，无虑五十日所，乃全复故。（《伤寒论今释·卷三》）

◆ 发斑

《医方口诀集》又云：一室女，十四岁，天癸未至，身发赤斑而痒痛，左关脉弦数，此因肝火血热也，以本方（指小柴胡汤，编者注）加生地、山栀、丹皮治之而愈。（《伤寒论今释·卷三》）

◆疮疡

　　《古方便览》又云：一女子十四岁，初左腿发毒肿，溃后余毒未消，脓汁淋沥不瘥，脚强直如棒，不能登厕，已及六年，诸医疗之不得，求治于余，即作此方（指大黄牡丹皮汤，编者注）饮之，时时以虎黛丸（未详）攻之，两月余而痊愈。(《金匮要略今释·卷五》)

外科医案

◆ 疮疡

《续建殊录》云：忠二郎者，其项生疡，医针之而治。其明日，如寒疾状，发热炽盛，或恶寒，尔后疮根亦凸起，自项至缺盆，悉见紫朱色，谵语，大便不通，病状甚危笃。一医以为温疫，疗之而不愈，乃请先生。先生曰：此非疫也，其所以似疫者，疮毒上攻耳，乃与葛根加桔梗汤，兼用梅肉散，得汤稍瘥。后再诊之，转与桃仁承气汤，以梅肉散峻下五六行，热乃退，盖此人谵语烦闷，眼中碧色，是血证也。（《伤寒论今释·卷三》）

《建殊录》又云：京师东洞街贾人大和屋吉五郎，每岁发生之时，头面必热，头上生疮，痒瘙甚，搔之即烂，至凋落之候，则不药自已，如是者数年，来求诊治。先生诊之，心下微动，胸胁支满，上气殊甚，为柴胡姜桂汤，及芎黄散饮之，一月所，诸证全已，尔后不复发。（《伤寒论今释·卷四》）

《生生堂治验》又云：一妇人年三十，久患头疮，臭脓滴流不止，或发黏结，不可梳。医因以为梅毒，攻之不愈，痛痒不止。先生诊之，其脉弦细，小腹急痛引腰腿，曰"瘀血也"，投桂枝茯苓丸加大黄汤，兼以坐药，不出月而全瘥，后一夜，腹痛二三阵，大下蓄血云。（《金匮要略今释·卷七》）

《续建殊录》又云：今桥贾人升屋某之子，年十七岁，毒发脑户，十余日后针之，脓出肿减，寝食稍复于平日，然疮口不闭，脓水如涌。一日，大战栗，身热殊甚，肿复凸起，施及颜颊，疮头结口，脓滴不出，谵语烦躁，大便秘涩，众医以为伤寒，治之无效，因迎先生请治。其父问曰：儿病，众医皆以为伤寒，不知先生所见亦然否。曰：否，此疮毒所致，非伤寒也。乃与葛根加桔梗汤，及应钟散，下利三四行，诸证顿减。尔后困眠，脉细数，热不去，饮食大减，于是与梅肉散，大便快利，热去肿减。居半日许，渐昏冒，不识人事，唇燥舌干，时时妄言狂语，坐为演戏之状，乃以桃仁承气汤攻之，下利臭秽，而后微觉人事。三日后，下黑血，饮食渐进，神气爽然，服之二月余，后转当归芍药汤（即《金匮》当归芍药散），数日而全瘳。（《伤寒论今释·卷三》）

《古方便览》云：一男子，病风毒肿，愈后，疮口未收而出水，后脚挛急，疼痛不可忍，余用此方（指大黄牡丹皮汤，编者注）而痛除，疮口亦全治。（《金匮要略今释·卷五》）

◆ 疔

《建殊录》云：某者，壬午秋，左足发疔。疡医治之，后更生肉茎，其状如蛭，用刀截去，不知所痛，随截随长。明年，别复发疔，治则如初，尔后岁以为常。生肉茎者凡五条，上下参差，并垂于胫上焉。众医莫知其故，先生诊之，心胸微烦，有时欲饮水，脚殊濡弱，为越婢加术附汤及伯州散饮之，时以梅肉散攻之。数日，茎皆脱下而愈。（《金匮要略今释·卷二》）

◆ 流注

《橘窗书影》又云：一男子，左脚肿痛挛急，难以屈伸，数月不愈，医多以为风湿。余诊之曰：非热非痹，病偏在筋脉，恐是病毒流注所为。乃合芍药甘草汤、大黄附子汤服之，以当归蒸荷叶矾石为熨剂，数旬而愈。（《金匮要略今释·卷三》）

华冈青州《医谈》又云：一人腋下漫肿，按之微痛，塾生诊以为痞癖，投大黄牡丹皮汤。后先生云是流注，视其左手，果有疵，因与越术附汤，兼用紫圆。凡水血凝滞，而肿痛不移者，可与越婢汤。(《金匮要略今释·卷二》)

◆ **疥疮**

《漫游杂记》云：一男子，病疥癣，以散药摩擦数日而愈，后作汤药浴焉，浴后中风，发寒热，毒气内攻，满身暴胀，两便断而不下，气急脉数，不能移一步，请余。余谓家人曰：斯症死不旋踵，非峻攻之药，则难与争锋。与备急圆五分，快利三行，其明，作东洋先生赤小豆汤（赤小豆、商陆、麻黄、桂枝、反鼻、连翘、生姜、大黄），使服三大碗，又利二行，其明又与备急圆，利十余行，毒气渐减，疮痕发脓，续与赤小豆汤，二十余日而痊愈。(《金匮要略今释·卷八》)

◆ **斑疹**

《生生堂治验》云：近江之妻，周身发斑，大者如钱，小者如豆，色紫黑，日晡所必发痛痒，又牙龈常出血。先生诊之，脐下拘急，彻于腰，与桃核承气汤，兼用坐药，前阴出脓血，数日乃愈。(《伤寒论今释·卷三》)

◆ **瘟症**

《漫游杂记》云：一衲子，年三十余，来寓于浪华之逆旅，卒感外邪，寒热往来（案：当是恶寒发热），头痛如劈，腰背疼痛，四肢困倦，脉洪数，饮食不进，酷似伤寒，急作大剂葛根汤，一日夜进五剂，温覆取汗，如此者三日，恶寒仅减，余证如前。余谓塾生曰：此疫将为大患，慎勿轻视。是夜五更起诊，其脉如转索，来去不自由，余以为受邪太深，殆将不起，益进葛根汤，增其铢两。经五日，塾生来告，病人发红痘，满面见点矣。余抵掌曰：有是哉，此衃生矣。翌日，热去食进，脉亦复常，复二十日而痊愈。可知年长患痘者，透出较难，而葛根、桂枝，实拯其死。（《伤寒论今释·卷二》）

◆ **癞疾**

《古方便览》云：一妇人，年三十，患癞疾三年，眉毛脱落，鼻梁肿大，一身肿，赤斑如云，手足麻痹，月经不通。余乃作抵当丸饮之，日服三钱，三十日，血下数升，后一百日而治。

渊雷案：此所记癞疾及其证候，乃大麻风也，抵当丸能治麻风耶？存疑。（《金匮要略今释·卷七》）

◆ **疝气**

《古方便览》云：一男子年四十三，患疝气数月，腰冷如坐水中，大抵每旬必一发，发则脐腹大痛，手足不能屈伸，与此方（指桂枝汤，编者注）二十剂。病者大吐水，病减大半，更以控涎丹下之而痊愈。（《金匮要略今释·卷三》）

《建殊录》云：一男子，年七十余，自壮年患疝瘕，十日五日必一发。壬午秋，大发，腰脚挛急，阴卵偏大，欲入腹，绞痛不可忍。先生诊之，作大乌头煎饮之（原注每帖重八钱），斯须，瞑眩气绝，又顷之，心腹鸣动，吐出水数升，即复故，尔后不复发。（《金匮要略今释·卷三》）

《橘窗书影》云：海老原保，年四十余，少腹左旁有坚块，时时冲逆于心下而刺痛，或牵腰股痛，不可屈伸俯仰，大小便不利，医以为寒疝，疗之，益甚。余诊之，脉沉紧，舌上黄苔而干燥，与大柴胡汤加茴香、甘草，大小便快利，痛大减，霍然而愈。汤本氏云：寒疝投乌附辛温之剂而益剧者，用此方，屡奏效。(《伤寒论今释・卷三》)

《橘窗书影》云：某人，过食鱼肉，心腹刺痛欲死，与备急圆。吐利数行，痛稍安，因与黄连汤，一夜，大发呕吐，饮食不能入口，苦闷甚，乃服甘草粉蜜汤。呕吐渐收，后发寒疝，少腹急痛雷鸣，甚则迫于胸中，白汗出欲死，先与附子粳米汤，发则兼用大建中汤。数旬而诸证全和，其人始苏息。(《金匮要略今释・卷三》)

《橘窗书影》云：一病人，腰脚拘急，痛甚，两脚挛急不能起，昼夜呻吟。余与芍甘黄辛附汤（本方合芍药甘草汤），经二三日，痛全安。盖此证属寒疝，而寻常疝剂缓慢难奏效。余平昔治寒疝，用此方及附子理中汤，治热疝，用四逆散加茴香、茯苓，及大柴胡加茴香、甘草，皆咄嗟奏效，古方之妙如此。(《金匮要略今释・卷三》)

《漫游杂记》云：一壮夫，病梅毒七年，两足拘挛不起，易医三十余人而不愈，遂废汤药。余诊之，气韵饮食如常，其脉迟缓，腹无他病，惟脐下有癖筑筑然。余曰：是疝也，频年攻湿，为药所胁，沉结不解耳。与附子粳米汤，三十日许，徐徐脚伸。时余将去，书方与之曰：服之无怠。尔后一年，有便肛来言，经二百日许而复旧云。(《金匮要略今释・卷三》)

◆ 下疳

《古方便览》云：一男子，年四十二岁，患下疳疮，后左半身不遂，手足颤掉欲掷地，且兼痫，十日五日必发，食则须人代哺，仰卧蓐上，已三年矣。余诊之，自少腹至心下硬满，心悸拘挛，乃作此方及三黄丸与之，时时以备急圆攻之，服之一月所，痛不复发，又作七宝丸，每月服一次，凡七次而痊愈。（《伤寒论今释·卷七》）

《漫游杂记》又云：一男子，病下疳疮，服水银而愈。后三年，骨节无故疼痛，肢体有时肿满，喜怒无常，百事悉废。请余诊之，心下硬塞，脉弦而涩，盖驱毒太急，余毒不尽所致也。乃作再造散（治大风梅毒不拘新久，郁金、皂角刺、大黄、牵牛子、反鼻）数十剂，兼服大黄黄连泻心汤（二味），徐徐得瘳。（《伤寒论今释·卷四》）

《漫游杂记》云：长门府一男子患下疳，修治不顺，如愈如不愈，荏苒经数月。秋间，浴于温泉，二十日，毒气大发，骨节如刺，遍身肿胀，不能起作，遑遽还家。过十余旬，经三医师之手而不治。其兄移居在赤关，就余谋之，于是买舟往访其居。其人不出一室百余日，脉数气促，夜夜不睡，目光荧然，常怀悲愁，发乱面肿，溃烂如桃花之新发，诊其腹，则脓汁涂手。乃作再造散六十钱，三黄汤二十帖，与之，曰：此后十日间须服尽。十日后，一人来乞药，且曰：曾下秽物六七行。又经十日，往再诊之，病形半退，寤寐徐静矣，乃作五宝丹（飞白霜、真珠、滴乳粉、琥珀、朱砂），如法服之，二剂而得愈。余曰：吾子勿太喜，五宝丹能散毒而不能尽毒，今之得愈，非痊愈也，乍散而已，遍身犹有多毒，不日必再发。弗信，居三十日，果再发，于是逮服前方。自秋至冬，迁延越春夏，渐得克平，而疮根坚凝者未散，余曰：是余毒未尽也，宜益服前方。服之又一年以上，三十余月而痊愈。噫，湿毒之浸润，难以急除如此。（《伤寒论今释·卷四》）

◆ 梅毒

加古坎主水征疮治方论云：安田清助者，患梅毒五六年，诸药皆无效。予诊之，其证脉沉数，面色黧黑，骨立身焦，历节疼痛，时时往来寒热，喘咳特甚。众医以为不起，因先作乌头汤，饮之三十有余日，以运动其毒，更作曾津比留丸（水银、硝石、砒石、矾石、胆矾、绿矾、食盐）。服之十日，诸证悉退，但脚挛急，不能起居。因作芍药甘草附子汤饮之，四十日，好许而全瘥，肥满壮健，能行百里。（《金匮要略今释·卷二》）

《橘窗书影》又云：某人，患梅毒，数年不瘥。咽喉糜烂，声音嗄而不出，虚羸骨立，来都下，乞药于诸医，无寸效。余与麦门冬汤加桔梗、山豆根，兼用结毒紫金丹，数日而音声朗亮，咽喉复常。肺痈，喘不得卧，葶苈大枣泻肺汤主之。（《金匮要略今释·卷三》）

《续建殊录》又云：赞州引田浦一妇人，苦梅毒十余年，诸药皆不效。请治于予，其证：脉沉数，面色憔悴，四肢拘急，肩腕腹背结毒，常出脓汁，臭气触鼻。因先作乌头汤及伯州散（蝮蛇、蟹、鹿角各烧为霜），服之四十余日，更作化毒丸（薰陆、大黄、雄黄、乱发霜生生乳）服之。凡八日，诸患减半。后二十日，再作化毒丸服之如前，至八日而止服，以紫圆隔日攻之，病减十之八九。毒犹未尽，周身微肿，因作越婢加术附子汤饮之，时以梅肉散攻之，五十日许，毒乃尽除。（《金匮要略今释·卷二》）

◆ 痔疮

《橘窗书影》云：山本藤兵卫母，以痔疾，不大便一月余，燥结不能通，肛门如火，痛甚。余令服大承气汤，加黄芩、乳香，

以猪胆汁和醋灌肛门，且涂肿处，越一昼夜，下燥屎七八枚，痔痛亦安，数年之患，脱然如洗云。(《伤寒论今释·卷六》)

《橘窗书影》云：某妇人，产后下血久不止，肛门疼痛，日夜不能忍，颜色青惨，短气有微热，脉数无力。余诊曰：肠中湿热酿内痔，血管破裂，故苦痛，非真下血也。即与白头翁甘草阿胶汤，兼用蜡矾丸（熔黄蜡二两和明矾三两为丸，治内外诸痛，止痛，预防溃透），疼痛大减，下血亦随止，后不疼痛，时时下血，因与温清饮（四物汤加芩、连、柏、栀）而全治。(《金匮要略今释·卷七》)

◆ 肠痈

《橘窗书影》云：某人，年六十余，少腹凝结，觉微痛，小便淋沥不通快，步行则小腹挛急，苦汗出，身无寒热，饮食如故，邸医以为寒疝，以为淋毒，疗之数旬不效。余诊之曰：肠间有一种累累凝固之物，然非疝块，亦非积聚，按之濡活，似肠痈之状，宜温和以观其进退。因与归芪建中汤，以温熨熨脐下，四五日，脐中忽突出成赤色，其夜，脐中喷出白脓一合余，即投薏苡附子败酱散，二三日而脓尽，小腹之块如失。

渊雷案：此证当是化脓性腹膜炎，惟不剧痛不发热为可疑，古人亦混称肠痈，虽方剂多可通用，不无措施失当之处，故西法之病理及诊察，吾人在所必学。(《金匮要略今释·卷五》)

《生生堂治验》云：某男人，年二十有一，一日更衣，忽腹痛，施及四肢，急缩不能屈伸，家人闻其闷呼，就视之，昏绝，四肢厥，即扶之卧于室内，延医针灸，徐徐厥反脉应。腹复进痛，闷呼不忍闻，肛门脱出，直下腐烂如鱼肠者，脓血交之，心中懊憹，食饮不下咽，医以为噤口痢，疗之数日，时闻先生多奇术，遂走人迎先生。往诊之，脉迟而实，按之阖腹尽痛，至脐下，则挠屈拗闷，自言痛不可堪。先生曰"此肠痈也"，先以冷水渍食食之，病者鼓舌尽一盂，因与大黄牡丹皮汤，五六日而痊愈。(《金匮要略今释·卷五》)

◆ 外伤

《蕉窗杂话》引摄州原村云：有农女入山采艾，失足颠坠，遍体鳞伤，呼吸闷绝，急足招家兄诊之。六脉似有若无，按其胸腹，有自下部上冲胸中者。此物上冲，必烦闷而脉伏，当其上冲时，按之使下，则腹中雷鸣。家兄因谓之曰：凡打扑损伤之证，多主瘀血，今此证所主，皆水气也。乃作走马汤饮之，视其所吐下，果水多而血少，每吐下一次，上冲稍平，烦躁亦静。至翌朝，上冲悉止，惟腹底邪水未尽，更服残药，越日而精神了了，乃用调理剂经日而痊愈。自后益信水气之变动不居，知打扑伤损之证，非苏木、桃仁辈所能悉治也。(《金匮要略今释·卷三》)

◆ 冻疮

清川玄道(《温知医谈》作织田贯)云：冻疮(原书作冻风)治法，未见有神效者。余壮年西游时，访古田玄道翁于远州见付驿，翁笃信仲景氏之方法，伤寒无论也，至于杂病，亦但以《金匮》《伤寒论》为规矩。见翁治冻疮，用当归四逆汤，奏效奇速。余寻其所以，翁曰：《伤寒论》厥阴篇云：手足厥寒，脉细欲绝者，当归四逆汤主之。余因大有所得。别后殆三十余年，每于冻疮用此方，必见效。庚辰二月，数寄屋町绸布商上总屋吉兵卫之妻，年三十许，左足拇指中指紫黑溃烂，肿自跗上及脚膝，寒热烦疼，昼夜苦楚，不得寝食，一医误认为脱疽之类症，种种施治而无效，

394

主人仓皇邀余。余问旧年曾患冻疮否，曰：多年有之。余曰：是决非脱疽之类，即冻疮也，全由误治而致此。乃与当归四逆汤，外贴破敌中黄膏等，一月余而痊愈。此冻疮之最重者，若平常紫斑痒痛，前方四五帖，即时奏效，捷于桴鼓，真神方也。

渊雷案：古田诚深思妙悟，然药证互参，不难得之于言外。盖当归四逆汤明是肌表调血之剂，于是知手足厥寒、脉细欲绝云者，谓手足因寒冷所迫，使血脉细涩欲绝，脉盖通指血脉，不必斥寸口脉搏也，冻疮多在手足，其原因无非外寒凝血，治以本方，诚心安理得哉。(《伤寒论今释·卷七》)

五官科医案

◆ 不能久视

《建殊录》云：僧某者，请诊治曰：贫道眼目非有外障碍明，然但望物不能久视，或强之，则无方圆大小，须臾渐杀，最后如锥芒辄射目中，则痛不可忍，如此者凡三年。先生为诊之，上气烦热，体肉动，为桂苓术甘汤及芎黄散服之，数十日，其视稍真，无复锥芒（下文用小柴胡汤）。（《伤寒论今释·卷二》）

◆ 失明

《建殊录》又云：服部久左卫门女，初患头疮，瘳后两目生翳，卒以失明。召先生，求诊治。先生诊之，上逆心烦，有时小便不快利，为苓桂术甘汤及芎黄散杂进，时以紫圆攻之，障翳稍退，左目复明。于是其族或以为古方家多用峻药，虽障翳退，恐至有不讳也，久左卫门亦然其言，大惧之，乃谢罢，更召他医，服缓补之剂。久之，更复生翳，漠漠不能见。于是久左卫门复谒曰：向我女赖先生之庇，一目复明，而惑人闲阻，遂复失明，今甚悔之，幸再治之，先生之惠也。请甚恳，先生因复诊之，乃服前方数月，两目复明。（《伤寒论今释·卷二》）

◆ 耳聋

《麻疹一哈》又云：太夫人之侍婢，年十七岁，疹后患耳聋，用药数十日而不知，乞予诊治。按其腹状，胸胁满闷，小腹有坚块，大便四五日一次，经信不来者二三月，因作大柴胡汤及承气丸饮之。无虑三十日所，大便日二三行，经信倍常，时或下黑块血数枚，两耳复聪。(《伤寒论今释·卷三》)

《建殊录》又云：良山和尚，年七十余，其耳聩者数年，尝闻先生之论，百疾生于一毒也，深服其理，因来求诊治。先生诊之，心胸微烦，上气殊甚，作苓桂术甘汤及芎黄散服之，数月而未见其效，乃谢罢。居数日，复谒曰：谢先生来，颇得通听，意者上焦毒颇尽邪。先生诊之曰：未也，设再服汤液，当复不能听，然后更得能听，其毒信尽也。因复服前方数月，果如先生之言。汤本氏云：以上数证，东洞翁俱兼用芎黄散，余则自信黄解丸(黄连、黄芩、大黄、栀子，一方无大黄，有黄柏)为优。(《伤寒论今释·卷二》)

《成绩录》又云：一男子，患耳聋，胁下硬，时时短气上冲，发则昏冒不能言，两脚挛急，不能转侧，每月一二发，先生诊之，投小柴胡汤，兼以硫黄丸而愈。(《伤寒论今释·卷三》)

◆ 鼻渊

《蕉窗杂话》又云：某者，患鼻渊三年，诸医以为肺虚，百治不效，其后于役东武，过京师，求治于予。其人两鼻流浊涕甚多，自言官书甚急，不能久留，予答云：凡疗病，本不能限期日，今此证不然，可径往东武。与四逆散加吴茱萸、牡蛎，令途中日服三帖，未抵品川，鼻水自止。此证自古以为肺家之病，多用白芷、辛夷之类，又谓风邪后余邪所成，皆无稽之谈也，实由肝火上熏肺部，上下之气隔塞所成耳。(《伤寒论今释·卷七》)

◆鼻内息肉

《麻疹一哈》云：一女子，年可二十许，疹后经十四五日，鼻内生息肉，如赤小豆粒大，不愈五六十日所，医疑为梅毒，用药而不知，更请诊治于余。按腹状，脐腹有块如盘，按之坚硬，腰脚酸痛，小便淋沥，大便难，经水不利，因作大黄牡丹汤饮之。无虑百日所，大便下利二三行，经利綦多，息肉徐销，鼻内复故，诸证自宁。（《金匮要略今释·卷五》）

◆鼻不闻香臭

《病因备考》云：一男子，年六十余，鼻不闻香臭者四年，来请治。余曰：病已积年，药无益也。翁曰：某自少壮，即苦气易上逆，幸得治逆气，足矣。余乃漫然作参连白虎汤（即人参、白虎，加黄连）与之，六十余日，忽闻香臭，即而平复。汤本氏云：鼻疾患多石膏剂之证，宜注意焉。（《伤寒论今释·卷一》）

◆牙龈肿痛

《麻疹一哈》云：伊势某，丙申夏，患麻疹，疹后经数十日，自舌本左边至牙龈，肿痛如刺，又自耳后连左额，痛楚殆不可耐，呻吟发屋。四邻来进医，更医十一人，与芎黄梅肉（梅肉散也，梅肉霜、栀子霜、巴豆、轻粉）辈，不知。或缓或急，迁延自苦，至戊戌春三月，请予诊治。予就诊之，舌本强直，且肿痛不能言，妻为告其苦楚状，因按其腹，自心下至脐上，腹皮拘急甚，又无它异，乃作芍药甘草汤饮之，下利日二三行（案：所饮非下剂而下利，乃所谓瞑眩也），三日而痛楚减半。二十日所，肿痛痊愈，能言语，再详其腹候，胸腹微满，时或微痛，时以紫圆下之，每

服，下利如倾，十日一次，凡五六次，无虑百日所，诸证全治，健食倍故云。（《伤寒论今释·卷一》）

◆ 口吃

《成绩录》又云：长门一士人，居恒口吃，谒先生曰：仆之吃久矣，自知医治所不及，而亦来叩先生，幸先生勿罪。先生问曰：其吃日日同乎？士曰否，时有剧易，心气不了了，则必甚。先生曰可，乃诊之，心胸下无力，胸腹动甚，因与柴胡姜桂汤，谕之曰：服之勿惰。士受剂而去，后贻书谢曰：积年之病，追日复故。（《伤寒论今释·卷四》）

◆ 喉痹

《成绩录》云：巽屋之家人，卒然咽痛，自申及酉，四肢厥冷，口不能言，如存如亡（案：犹言气息仅属耳），众医以为必死，举家颇骚扰。及戌时，迎先生请治。脉微欲绝，一身尽冷，呼吸不绝如缕，急取桔梗白散二钱，调白汤灌之，下利五六行，咽痛始减，厥复气爽，乃与五物桂枝桔梗加大黄汤（桂枝、地黄、黄芩、桔梗、石膏、大黄）须臾，大下黑血，咽痛尽除，数日而平复。（《伤寒论今释·卷四》）

《古方便览》云：一男子，咽喉肿痛，不能言语，汤水不下，有痰咳，痛不可忍。余饮以白散一撮，吐稠痰数升，痛忽愈，愈后用排脓汤而痊愈。（《伤寒论今释·卷四》）

《橘窗书影》云：野村之子，一夜，咽喉闭塞，不得息，手足微冷，自汗出，烦闷甚，走急使迎余。余诊之曰：急喉痹也，不可忽视。制桔梗白散，以白汤灌入，须臾，发吐泻，气息方安，因与桔梗汤而痊愈。世医不知此证，缓治而急毙者，见数人焉，

故记之以为后鉴。(《伤寒论今释·卷四》)

《续建殊录》云：一男子，当食时，忽咽痛，少间，手足厥冷，如死者状。二医诊之，一医以为寒疾，一医以为缠喉风。曰：此证宜备急圆，然未之试。故辞不疗，乃迎先生审之。先生曰：备急圆固的当也。与之，一时许，大便快通，疾如洗。(《金匮要略今释·卷八》)

附录　方剂组成

H /

黑锡丹：沉香、附子、胡芦巴、阳起石、茴香、补骨脂、肉豆蔻、金铃子、木香各30g，肉桂15g，黑锡、硫黄各60g。温壮下元，镇纳浮阳。主治真阳不足，肾不纳气，浊阴上泛，上盛下虚，痰壅胸中，上气喘促。

R /f

人参再造丸：白花蛇、藿香、母丁香、细辛、元参、香附、地龙、熟地、檀香、三七、乳香、青皮、肉豆蔻、防风、首乌、川芎、片姜黄、黄芪、甘草、寄生、茯苓、赤芍、黄连、大黄、葛根、麻黄、全蝎、附子、荜茇、龟板、沉香、申姜、虎骨、僵蚕、琥珀、白术、天麻、肉桂、当归、白芷、草蔻、没药、威灵仙、乌药、羌活、红参、神曲、橘红、血竭、天竺黄、朱砂、牛黄、冰片、麝香、犀角。温阳补气，滋阴养血，疏风祛邪，舒筋活络。主治中风病半身不遂，口眼歪斜，语言謇涩。

W /

无价散：公猪粪500g，漂净十天左右，再晒露，以无臭气为度，炙灰研末备用。透发痧痘，主治痧痘透发不足。现已不用。